# 神经精神常见病诊治与康复

郑金洋　等 主编

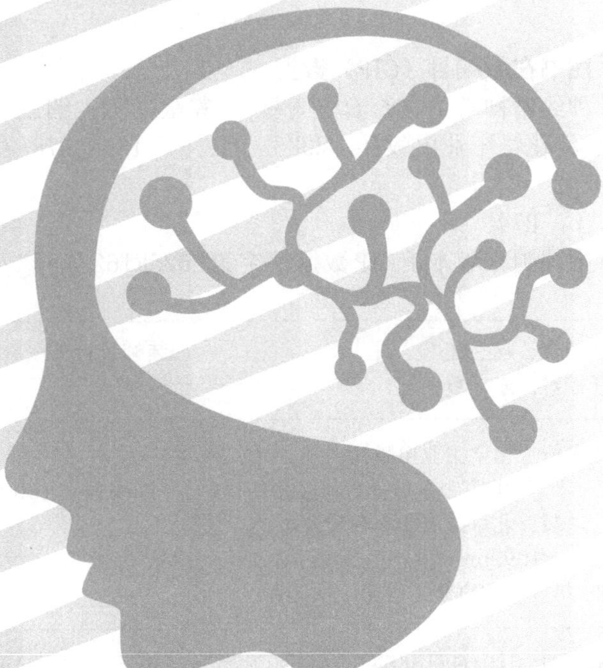

化学工业出版社
·北京·

**内容简介**

本书主要内容包括神经系统疾病、精神疾病的病因与发病机制、临床表现、辅助检查、诊断与鉴别诊断、治疗，以及临床常用康复治疗技术、颅脑损伤的康复、帕金森病的康复、脑卒中的康复等。本书介绍的疾病包括脑血管疾病、中枢神经系统感染性疾病、脱髓鞘疾病、运动障碍疾病、癫痫、头痛、痴呆、脊髓疾病、周围神经疾病、常见精神疾病等，内容全面、系统、实用，具有较高的参考价值。本书可供神经、精神专业临床医师及医疗康复师、全科医师、社区医师参考使用。

**图书在版编目（CIP）数据**

神经精神常见病诊治与康复 / 郑金洋等主编.
北京 : 化学工业出版社，2025. 12. -- ISBN 978-7-122-49355-2

Ⅰ. R74

中国国家版本馆CIP数据核字第2025KT6277号

责任编辑：赵兰江　　装帧设计：张　辉
责任校对：宋　夏

出版发行：化学工业出版社
（北京市东城区青年湖南街13号　邮政编码100011）
印　　装：北京建宏印刷有限公司
787mm×1092mm　1/16　印张13½　字数332千字
2026年3月北京第1版第1次印刷

购书咨询：010-64518888　　售后服务：010-64518899
网　　址：http://www.cip.com.cn
凡购买本书，如有缺损质量问题，本社销售中心负责调换。

定　　价：98.00元

# 编写人员名单


**主　编**　郑金洋　任　莉　胡　帅　胡洪菱　于晓娜

**副主编**　廖　嘉　阴智群　王庆伟　郑丽媛　于春雷　李玉安　姜婷馨

**编　者**

郑金洋　山东省泰山医院

任　莉　枣庄市立医院

胡　帅　青岛市黄岛区中心医院

胡洪菱　南昌市第一医院

于晓娜　济南市优抚医院

廖　嘉　吉林省一汽总医院

阴智群　第九六四医院

王庆伟　长春中医药大学附属第三临床医院

郑丽媛　吉林省前卫医院

于春雷　吉林省一汽总医院

李玉安　吉林省一汽总医院

姜婷馨　吉林省中医药科学院

陈　林　十堰市人民医院

罗　振　郑州人民医院

胡火有　深圳市第二人民医院

# 前言

神经精神疾病主要是指以神经系统病变、行为、精神紊乱为主要表现的一组疾病，主要分为神经疾病与精神疾病。虽然神经精神疾病在病因与发病机制的探索、诊断技术和治疗方法等方面取得了突飞猛进的发展，但由于神经系统解剖结构复杂、致病因素多样、病情多变，且致残率高，其诊疗与康复依然存在着相当大的难度。这就需要临床医生与神经康复团队紧密合作，不断钻研，勤于总结，努力提升诊治水平。早期积极地进行康复治疗可减轻甚至消除疾病导致的功能障碍，帮助患者最大程度地恢复生活自理能力，从而提高生活质量。

本书首先详细地介绍临床常见的神经精神疾病，主要有脑血管疾病、中枢神经系统感染性疾病、中枢神经系统脱髓鞘疾病、常见精神疾病等；然后介绍常见神经系统疾病的康复。书中不仅深入探讨了这些疾病的诊断和治疗方法，还提供了实用的康复训练方法，旨在帮助医疗专业人员更好地理解和支持患者的康复需求。本书内容新颖且全面，理论与实践紧密结合，可操作性较强，具有较高的参考价值。

本书在编写过程中，由于时间仓促，疏漏和不足之处在所难免，恳请广大读者提出宝贵意见，以期再版时改进、提高，使之逐步完善。

编 者

2025 年 8 月

# 目录

# 第一章
# 神经系统疾病的诊断原则

## 第一节　定位诊断

根据病史和神经系统检查的资料，很重要的一步是做出神经系统的定位诊断。首先确定其病变部位，是在脑、脊髓、周围神经还是在神经肌肉接头或肌肉。在肢体检查时可根据肌力、肌张力、腱反射、病理征来确定其有无上或下运动神经元病变。如果有肌张力增加、腱反射亢进和病理反射则考虑为上运动神经元病变，其病变部位可涉及脑、脑干和脊髓；反之，肌张力下降、腱反射减低或消失、无病理征则考虑为下运动神经元病变，提示有周围神经病、神经肌肉接头或肌肉病变。当然，脑神经症状的有无对定位也起着重要作用。

### 一、大脑

**1. 半球病变**

一侧半球病变可有对侧中枢性面瘫和偏瘫、偏身感觉障碍，如影响优势半球可有运动性失语。

**2. 脑叶病变**

（1）额叶：有运动障碍、局灶性癫痫发作、运动性失语及精神障碍（以智力障碍为主）。

（2）顶叶：有中枢性感觉障碍，如形体觉、两点辨别觉受损和命名性失语。

（3）颞叶：有精神障碍（以情感障碍为主）、复杂部分性癫痫发作（精神运动型癫痫）、视野缺损和感觉性失语。

（4）枕叶：视野缺损及皮质盲。

**3. 基底节病变**

常有肢体异常运动，如震颤、舞蹈样动作、指划症或投掷症。

**4. 广泛性全脑病变**

如果有双侧大脑广泛性病变，常有意识、智力、精神异常并伴有各种运动感觉障碍。

### 二、脑干

单侧病变可表现为病灶侧脑神经障碍、对侧肢体中枢性运动或感觉障碍。如为一侧动眼神经麻痹，对侧肢体偏瘫，病变常在中脑。如果一侧面部的三叉神经、展神经、听神经、面神经的某一脑神经受累，对侧肢体瘫痪，病变可能在脑桥。如果一侧面部和对侧肢体感觉障碍，病变可能在延髓后外侧。如果延髓有广泛性损害，则可以有吞咽困难、构音障碍、舌肌萎缩和咽反射消失等症，亦称球麻痹。如果脑干有病变，往往有双侧脑神经、锥体束和感觉传导束损害，甚至影响呼吸、心率等生命体征。

### 三、小脑

小脑病变表现为共济失调，半球损害时有同侧肢体共济失调，往往一侧肢体指鼻试验和跟膝胫试验异常。蚓部损害有躯干共济失调，常表现为不能直线行走。小脑病变其他体征可有构音障碍和眼球震颤。

### 四、脊髓

脊髓病变常有肢体截瘫或四肢瘫和传导束感觉障碍，常伴自主神经症状，有大小便障碍，单侧病变表现为Brown-Sequard综合征。

### 五、周围神经

周围神经疾病的定位诊断不仅仅要定位在周围神经，定位在哪一根神经，更要定位是运动损害、感觉损害还是自主损害。

### 六、神经肌肉接头

肌张力、腱反射、感觉常无异常，但肌张力呈斑片状分布，并常累及脑神经支配的肌肉，无力程度可有波动，常与运动有关，见于重症肌无力、肌无力综合征。

### 七、肌肉

多见肌萎缩，感觉和深浅反射无异常，可见于肌营养不良、肌炎。

## 第二节　定性诊断

病变部位确定后，则需要探明病因，凡疾病的病理改变无论在哪个系统均大同小异，可逐一予以推断，得出一个较为符合的可能性病因，随后可提出一些辅助检查予以佐证。

### 一、感染性疾病

病因众多，可由细菌、病毒、真菌、螺旋体、寄生虫、蛋白粒子或人体免疫缺陷病毒（human immunodeficiency virus，HIV）等所致。不同的病因可呈急性或慢性发病。临床可表现为脑炎、脑膜炎、抽搐、颅内高压、意识障碍等。因此常需要选择多种辅助检查例如微生物学、血清学、免疫学、寄生虫学、头核磁共振成像（magnetic resonance imaging，MRI）、脑脊液等予以鉴别。

### 二、血管性疾病

发病可在几分钟到几天内达到高峰，可由脑梗死、脑出血、动脉炎、血液病、脑内血栓性静脉炎、动脉瘤等所致。临床上以偏瘫为多见，其次可有交叉性偏瘫、共济失调等症，常可伴有不同程度的意识障碍、昏迷，故需采用计算机体层摄影术（computerized tomography，CT）或 MRI、核磁共振血管造影术（magnetic resonance angiography，MRA）及颈部血管超声等检查，必要时做数字减影血管造影术（digital subtraction angiography，DSA）以了解颅内和颈部血管的情况，并且脑血管性疾病常涉及血压、心脏、动脉和静脉、血液流变学、血凝机制和代谢疾病等方面。故更要再结合心功能、血化学等以全面评估血管病的病因。

## 三、肿瘤

起病大多缓慢，严重时可有头痛、呕吐、颅内高压症或可伴有偏瘫、偏身麻木、共济失调等症，但有时亦可急性发病，可因肿瘤内出血或脑内结构移位所致。其部位可因大脑、脑室、小脑、脊髓等不同而症状各异，其症状可单发或多发，可原发或转移，因此疑有占位性病变时需做全面检查，目前手段较多，如 MRI、MRA、正电子发射断层照相术（position emission tomography，PET）、肿瘤免疫指标等可予以选择应用，以作出正确的诊断。

## 四、外伤

急性头、脊柱外伤所致神经系统损害较易识别，但还应注意慢性硬膜下血肿常在受伤数月后才出现偏瘫、癫痫、智能障碍。如有慢性脊柱压迫性病变可出现截瘫或四肢瘫。因此有外伤史者要引起注意，必要时做头、脊柱 MRI 以排除病变。

## 五、脱髓鞘性疾病

可急性亦可慢性进展，更多见缓解或复发。症状可局限在脑或脊髓，亦可呈多灶性，可涉及脑、脑干、小脑、脊髓和视神经等部位，常见的有多发性硬化、视神经脊髓炎、急性播散性脑脊髓炎等。通过头和颈 MRI 可呈现多发性异常信号。脑脊液（cerebrospinal fluid，CSF）的免疫功能检查，可发现寡克隆带及 IgG 指数增高等情况。视、听觉诱发电位亦可有异常。

## 六、遗传代谢性疾病

往往同胞中或近亲中有相同类型的神经疾病，症状大多为进行性发展，有共济失调、锥体外系症状、难治性癫痫、精神障碍、痉挛性无力、肌肉萎缩，或有小头、耳聋、眼盲等。其病因中有碳水化合物、脂肪、氨基酸、血浆蛋白等先天性代谢异常。其疾病有 Tay-Sachs 病、Gaucher 病、Niemann-Pick 病、Krabbe 病等。

## 七、发育性疾病

大多在出生时即可发现有躯体畸形和局限性神经系统发育异常。随着年龄的增长，症状日渐明显，其外观可有头颅畸形、脊柱裂、眼耳畸形、结节性硬化、神经纤维瘤等，其相应症状可有瘫痪、癫痫、精神发育迟缓等。

## 八、变性性疾病

是神经系统并不少见的疾病，病因复杂尚未完全了解，临床上可表现为进行性痴呆［阿尔茨海默病（Alzheimer's disease，AD）、Lewy 小体痴呆、Pick 病、额颞叶痴呆（WD）］、姿势和运动异常（帕金森病、多系统萎缩、进行性核上性眼肌麻痹、Meige 病）、进行性共济失调［脊髓性小脑共济失调、橄榄-脑桥-小脑变性（OPCA）］、感觉和感觉运动障碍（腓骨肌萎缩症、Refsum 病）、眼外肌和视力障碍［遗传性视神经病（Leber）］等。

## 九、获得性代谢性疾病

凡缺血、缺氧、低血糖、高血糖、肝肾衰竭、糖尿病、血钠水平紊乱、甲状旁腺功能亢进或减退、高血钙症、高胆红素血症等均涉及一些系统性疾病，因此，临床上要熟知它们可能产生的神经系统损害。

## 十、营养缺乏性疾病

发病很慢，病程较长，往往有消化系统疾病或长期静脉补充营养史，亦可见于较严重的妊娠呕吐孕妇。较常见的如维生素 $B_1$ 缺乏易发生多发性神经病、Wernicke 脑病，维生素 $B_{12}$ 缺乏易发生亚急性联合变性，烟酸缺乏易致 Korsakoff 病等。

## 十一、中毒性疾病

常有长期接触酒精、工业制剂和药物史。酒精中毒是一种常见疾病，其可有急性中毒（昏迷、兴奋）、戒断综合征（震颤、谵妄、抽搐）和慢性中毒等。尤其是慢性中毒者往往可继发神经系统多种疾病，如 Wernicke-Korsakoff 综合征、周围神经病、视神经萎缩、小脑变性、Marchiafava-Bignami 病、肌病、痴呆、脑萎缩、脑桥中央髓鞘溶解症和肝脑变性等。

长期应用镇静药、抗精神病药物、抗肿瘤和免疫抑制药、氨基糖苷类抗生素、β 受体阻滞剂、胺碘酮等均可产生神经系统中毒。

工业毒物和重金属亦可产生中枢或周围神经系统毒性征。

## 十二、风湿病

是一组系统性自身免疫病，本组疾病对中枢、周围神经系统和肌肉有广泛损害，因此在定性诊断中尚需考虑本病。其常见的有系统性红斑狼疮、干燥综合征、白塞综合征、进行性系统性硬化症和血管炎等，尚需通过特异性抗体和影像学检查以明确病因。

## 十三、离子通道病

本组肌病均是由肌细胞膜上编码氯、钠或钙离子通道的基因突变所致。如氯离子通道病有先天性肌强直、全身性肌强直和 Levair 肌强直；钠离子通道病有高钾性周期性麻痹和正常钾性周期性麻痹；钙离子通道病有低钾性周期性麻痹。

## 十四、损伤性疾病

有放射线暴露和治疗史，其病变部位与照射区相符，有一定的潜伏期，在接触后 3 个月到 5 年可出现症状，与照射量大小有关。脑部 MRI 常表现为脑白质病变。

## 十五、脑脊液及其循环障碍

随着影像学的发展，目前对脑脊液循环障碍所致的病变日渐了解，下列几种类型常见。

**1. 脑积水**

（1）梗阻性：临床上可有颅内高压症状及梗阻部位的相关症状，其病因可为感染、先天畸形、出血和肿瘤。在头颅 CT 或 MRI 上可显示阻塞近端脑室扩大，并能了解梗阻病变的组织学特点和范围。

（2）交通性：临床上亦可有颅内高压症状及锥体束和小脑等受累的神经征。常发生于蛛网膜下隙出血、脑膜癌症、脑膜感染、外伤或颅脑手术后。在影像学上发现整个脑室系统呈对称性扩大，脑沟正常或消失。

（3）正常压力性：临床表现有痴呆、尿失禁和步态障碍。但无颅内高压症，脑脊液压力正常。影像学示脑室扩大，脑沟加深。同位素脑池造影见脑室内同位素清除延迟。

**2. 特发颅内压增高（大脑假瘤）**

症状有头痛、呕吐和视乳头水肿等颅内高压症状，但无神经系统局限性受损症状。CSF 压力可增高，头 CT 或 MRI 无占位性病变。其病因较多，归类可有内分泌疾病、代谢障碍、颅内静脉窦血栓形成、药物和中毒、血液病、风湿病或脑脊液蛋白增多等。

**3. 自发性低颅压**

直立体位性头痛为本病的特征。本病可为自限性，其原因可能为脉络丛分泌减少、脑脊液重吸收增加或脊神经根的硬膜瘘隐性漏。钆强化的脑 MRI 可示弥漫性硬膜强化伴下垂“脑”（脑桥向斜坡靠近，小脑扁桃体在枕骨大孔之下）。

# 第二章
# 脑血管疾病

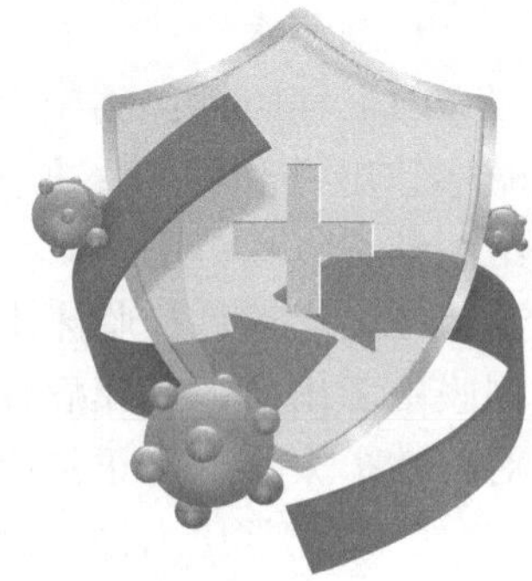

## 第一节　脑梗死

脑梗死（CI）是指由于脑部血液供应障碍引起的局部脑组织的缺血性坏死或脑软化。脑梗死的临床常见类型有脑血栓形成、脑栓塞、腔隙性脑梗死等。

### 一、脑血栓形成

是指在颅内外供应脑部的动脉壁病变基础上形成血栓，血管腔狭窄或闭塞，导致其供血范围内的脑组织缺血性坏死，而产生相应的神经系统症状和体征，是急性缺血性脑血管病中最常见的类型。

#### （一）病因与发病机制

最常见的病因为脑动脉粥样硬化，常伴有高血压。其他病因有脑动脉炎、结缔组织病、先天性脑血管畸形、真性红细胞增多症、血液高凝状态、脑血管淀粉样变性、心脏病等。另外还可见于蛛网膜下隙出血、脑外伤后引起的血管痉挛等。个别病例病因不明。

动脉粥样硬化最常见的病变部位多在血管的分叉处或转弯处。这些斑块可导致血管腔狭窄、痉挛和血栓形成、脱落，使管腔闭塞。近年来研究发现，脑缺血、缺氧后钙离子的转运异常，大量自由基的产生以及梗死后引起的炎症反应等因素，均可促使神经细胞死亡。

#### （二）临床表现

**1. 临床特点**

（1）本病多见于 50 ～ 60 岁有动脉粥样硬化者，多伴有高血压、冠心病或糖尿病，男性稍多于女性。

（2）部分患者发病前曾有短暂性脑缺血发作病史，或某些未注意的前驱症状，如头昏、头痛等。

（3）常于睡眠中或安静状态下发病，大多数病例无明显的头痛和呕吐。

（4）发病可缓慢，但多数逐渐进展或呈阶段性进展。典型病例在 1 ～ 3 天内达到高峰，患者一般意识清楚，少数可有不同程度的意识障碍，生命体征一般无明显改变。

（5）有神经系统定位体征。

**2. 临床类型**

（1）按病情进展的速度分类

① 完全型：是指在发病 6 小时内病情即达高峰，一般较重，可有昏迷。

② 快速进展型：是指发病后 48 小时内病情逐渐进展，呈阶梯式加重。

③ 缓慢进展型：指在发病 2 周后临床症状仍然进展。常与全身或局部因素所致的脑灌注减少、侧支循环代偿欠佳、血栓向近心端逐渐扩展等因素有关。此型易与颅内肿瘤、硬膜下血肿等混淆。

④ 可逆性缺血性神经功能缺损：指患者症状体征较轻，持续时间超过 24 小时，但在 3 周内完全恢复，不留后遗症。可能的机制为侧支循环迅速而充分地代偿，缺血尚未导致不可逆的神经细胞损害，形成的血栓不牢固，或血管痉挛及时被解除等。

（2）按影像学的改变分类

① 大面积脑梗死：是由于较大的动脉或广泛性梗死而引起，往往伴有明显的脑水肿、颅内高压，易发生出血性梗死。患者意识丧失，病情严重，常难与脑出血鉴别。

② 出血性脑梗死：是由于梗死区内的小动脉通透性增加，血液渗漏所致，多见于大面积脑梗死的病例。

③ 多发性脑梗死：颅内出现两个或两个以上部位的梗死，是由于不同血管闭塞所致。

**3. 不同动脉闭塞后的临床综合征**

（1）颈内动脉系统

① 颈内动脉闭塞后，其临床表现复杂多样。常见症状为对侧肢体不同程度及不同范围的瘫痪和（或）感觉障碍，优势半球受累时可有失语，少数严重病例可伴有颅内压增高和昏迷。如眼动脉供血受阻，则有一过性患侧视力丧失或患侧霍纳综合征，此为颈内动脉系统梗死的特征。检查可发现患侧颈动脉搏动减弱或消失、局部有收缩期杂音。

② 大脑中动脉皮层支供应大脑半球外侧面，主要包括额叶、顶叶、颞叶，深穿支（豆纹动脉）供应尾状核、豆状核、内囊前 3/5。a. 主干闭塞时引起三偏征，即病灶对侧中枢性面舌瘫和偏瘫、偏身感觉障碍以及偏盲，并有不同程度的意识障碍，优势半球受累时还可有失语，非优势半球受累时出现体象障碍。b. 皮层支闭塞出现相应部位功能缺损的症状，以及偏瘫、偏身感觉障碍，以面部及上肢为重，优势半球受累可有失语，非优势半球受累可引起对侧感觉忽略等体象障碍。c. 深穿支闭塞时引起对侧上下肢同等程度的偏瘫、面瘫和舌瘫，对侧偏身感觉障碍及同向偏盲。

③ 大脑前动脉皮层支供应大脑半球内侧面前部的皮质，深穿支供应内囊前肢和尾状核。a. 皮质支闭塞时产生对侧下肢运动及感觉障碍，可伴有小便功能障碍（旁中央小叶受累），面部及上肢很少受累。b. 深穿支闭塞时常出现对侧中枢性面舌瘫及上肢瘫痪。c. 双侧大脑前动脉闭塞时可出现淡漠、欣快等精神症状，大小便失禁、强握等原始反射。

（2）椎-基底动脉系统

① 椎-基底动脉：a. 主干闭塞时出现脑干广泛性梗死，表现为眩晕、耳鸣、呕吐、构音障碍、吞咽困难、共济失调、瞳孔缩小、四肢瘫、肺水肿、消化道出血、中枢性高热、昏迷等，常迅速死亡。b. 脑桥基底部梗死时可产生闭锁综合征，患者神志清楚，但由于四肢瘫痪、双侧面瘫及延髓麻痹，不能讲话，只能以眼球上下活动表达意思。c. 基底动脉个别分支闭塞，则视脑干梗死的部位而出现相应的交叉性瘫痪。d. 内听动脉闭塞可引起同侧听力减退、耳鸣及眩晕等。

② 小脑后下动脉引起延髓背外侧及小脑供血不足，表现复杂：a. 突然眩晕、恶心、呕吐、眼球震颤。b. 病变侧霍纳综合征、小脑性共济失调。c. 交叉性感觉障碍：同侧面部及对

侧半身痛温觉障碍。d. 吞咽困难、声音嘶哑，称为延髓背外侧综合征（瓦伦贝格综合征），是脑干梗死中最常见的类型。

③ 大脑后动脉供应大脑半球后部、丘脑及脑干上部。a. 主干闭塞表现为对侧偏盲、偏瘫和偏身感觉障碍，丘脑综合征，优势半球受累伴有失读。b. 皮层支闭塞表现为对侧同向偏盲或象限盲，优势半球受累可伴有失读、失认等，意识不受影响。c. 深穿支受累则表现为丘脑综合征，病侧小脑性共济失调、意向性震颤、不自主运动、对侧偏身感觉障碍、丘脑性疼痛等。

④ 小脑梗死：常表现为眩晕、恶心、呕吐、眼震、共济失调、平衡障碍、肌张力降低等，可伴有脑干受压和颅内高压的症状，严重者出现昏迷、死亡。

## （三）实验室检查

### 1. 头颅 CT 与 MRI

一般脑梗死在发病 24 小时内 CT 无明显变化，24 ～ 48 小时后可见低密度梗死区。如果梗死面积大，则占位效应明显。当梗死灶内并发出血时，CT 可出现高低密度混杂的改变。如果病灶较小或者是脑干和小脑的病变，CT 可不显示，这时需要做 MRI 检查进行确诊。MRI 能早期发现大面积梗死灶和微小病灶。

### 2. 腰椎穿刺检查

脑脊液多正常，可与脑出血进行鉴别。但出血性梗死的脑脊液中可见红细胞，一般出现在发病 24 小时后。大面积梗死时脑脊液压力可增高，细胞数和蛋白在发病数天后稍高于正常值。

### 3. 其他检查

血、尿常规、血液流变学检查以及血糖、血脂、肝肾功能、心电图等检查，必要时可做钩端螺旋体凝溶试验。其他检查还有脑血管造影、脑超声检查、脑电图、放射性同位素脑扫描、脑血流量测定、多普勒超声检查等。

## （四）诊断

本病的临床特点，结合实验室检查尤其是头颅 CT 检查，确诊一般不难。但对于年轻患者应注意查找引起脑梗死的其他少见病因，如动脉炎。

## （五）治疗

### 1. 急性期治疗

脑梗死早期的治疗原则为：a. 超早期溶栓治疗，及时改善缺血区的血液供应，尽早阻断脑梗死的进展。b. 保护边缘地带即缺血性半暗带，以避免病情进一步加重。c. 预防和积极治疗缺血性脑水肿。d. 降低脑代谢，增加血氧的利用和供应，改善脑缺氧的状态。综合治疗和个体化治疗相结合，防治各种并发症。总之，脑梗死的处理要争分夺秒，尤其是超早期，要争取在治疗时间窗内进行溶栓治疗，以获得最佳疗效。

（1）一般处理：卧床休息，加强皮肤、口腔、呼吸道及大小便的护理，防治各种并发症。注意水电解质平衡，发病 24 ～ 48 小时后仍不能自行进食者，应及时给予鼻饲流质饮食，并进行心电监护等。

（2）调整血压：应特别注意控制血压，使其维持在比患者病前平日或患者年龄应有的稍高的水平，除非血压过高，一般不主张在急性期使用降压药，以免血压过低而导致脑血流量锐减，脑缺血加重，梗死面积扩大，使病情恶化。如血压过低，可加强补液或给予适量药物升高血压，以维持正常脑灌注。

（3）溶栓治疗：目的是溶解血栓，使血管再通，改善脑缺血。适用于超早期患者和进展性卒中患者。

（4）抗凝治疗：用于进展性非出血性梗死及溶栓治疗后短期应用，可防止血栓扩展、血管再闭塞，以限制梗死的进展，对完全性中风作用不大。抗凝治疗期间须监测凝血酶原时间和出凝血时间，并备有维生素 K、鱼精蛋白等拮抗剂，以便有出血并发症时能及时处理。有出血倾向、溃疡病史、严重高血压、肝肾功能障碍和年龄过大者禁用。

（5）血液稀释疗法：是在不减少有效循环血容量的情况下，适当使用扩容剂或放血、补液等方法，以改变红细胞压积，降低血液黏稠度，降低血管阻力，增加脑血流量。常用低分子右旋糖酐或 706 代血浆 500mL 静脉滴注，1 次 / 天，7 ～ 14 天为一疗程。但有颅内压增高及心功能不全者禁用。

（6）血管扩张剂：目前认为发病 3 周以后，血管自动调节功能已恢复正常者可用。

① 盐酸罂粟碱 30 ～ 90mg 加入低分子右旋糖酐注射液 500mL 中静脉滴注，1 次 / 天。

② 己酮可可碱 200 ～ 250mg 加入生理盐水 250 ～ 500mL 中静脉滴注，1 次 / 天，或 100 ～ 200mg，3 次 / 天，口服。

③ 盐酸倍他司汀注射液 500mL 静脉滴注，1 次 / 天，或 10mg，3 次 / 天，口服。

④ 脑通片 5mg，3 次 / 天，口服，烟酸 50 ～ 100mg，3 次 / 天，口服。

（7）治疗脑水肿：梗死面积大或发病急骤时可产生脑水肿，加剧病灶区灌注不足而加重缺血缺氧，甚至导致脑组织移位而产生脑疝。脑水肿的高峰期一般在发病后 48 小时至第 5 天，临床常用 20% 甘露醇 250mL 快速静脉滴注，6 ～ 8 小时 1 次；也可用 10% 甘油 500mL 静脉滴注，1 ～ 2 次 / 天；或白蛋白 50mL、呋塞米 40mg 静脉注射。在应用脱水药物时，需注意水电解质平衡。

（8）脑保护剂：如细胞色素 C、三磷酸腺苷、γ-氨基丁酸、维生素 E、纳洛酮、盐酸氟桂利嗪、尼莫地平、胞磷胆碱、脑活素等，特别适用于有意识障碍的患者。最近的研究资料表明，脑梗死急性期应用能量代谢药物，可增加脑细胞耗氧，加重脑缺氧和脑水肿。故主张在急性期过后使用这类药物。

（9）病因治疗：如调整血压、治疗糖尿病和高脂血症等。

（10）高压氧治疗：是用 2 个大气压的高压氧舱治疗 1.5 ～ 2 小时，1 次 / 天，10 次为一疗程，对部分患者有一定疗效。

（11）中医中药治疗：可用丹参、川芎、红花等活血化瘀、通经活络药物。

**2. 恢复期治疗**

主要目的是促进神经功能恢复。应及早给予瘫痪肢体被动运动及按摩，防止关节挛缩及足下垂等。此外，可继续选用理疗如超声波疗法、针灸等，应用促进神经代谢的药物及活血化瘀的中药等，坚持进行肢体功能锻炼。失语者应进行言语训练。并长期应用阿司匹林等抑制血小板聚集的药物，以防止再梗死。

## 二、脑栓塞

脑栓塞是指各种栓子随血流进入脑动脉而致血管腔闭塞，引起相应供血区脑组织缺血性坏死及脑功能障碍。

### （一）病因和发病机制

按栓子来源可分为三类。

**1. 心源性**

最常见，占脑栓塞的60%～75%。其中，风湿性心脏病尤其是二尖瓣狭窄合并心房颤动时，左心房壁血栓脱落是最常见的原因。细菌性心内膜炎时瓣膜上的炎性赘生物脱落、心肌梗死的附壁血栓、心房黏液瘤、二尖瓣脱垂、心脏导管、心脏手术等也可为栓子来源。

**2. 非心源性**

动脉粥样硬化斑块的脱落，肺静脉血栓，骨折或手术时脂肪栓和气栓，癌性栓子，寄生虫虫卵栓子，异物栓子，败血症，肺部感染性脓栓均可引起脑栓塞。

**3. 来源不明**

有些病例虽经仔细检查仍不能明确原因。

### （二）临床表现

常因原发病和栓塞部位不同而表现不一，多具有以下特点。

（1）本病可发生于任何年龄，但以青壮年最多见。由风湿性心脏病引起者年龄较轻，由动脉粥样硬化、心肌梗死引起者多见于老年人。

（2）多在活动中发病，无前驱症状，突然起病是其主要特征，临床症状和体征在数秒或数分钟内发展到高峰，是所有脑血管疾病中发病最快者。多表现为完全性卒中，个别病例可逐渐进展，可能与血栓向近端延伸、梗死范围扩大或脑水肿加剧有关。

（3）常有不同程度的意识障碍，但持续时间比脑出血短，可有头痛、抽搐等神经系统局灶症状，常因栓塞的血管不同而表现不一。大脑中动脉的栓塞最多见，常表现为偏瘫、失语、偏身感觉障碍、偏盲等。椎-基底动脉系统出现栓塞时表现为眩晕、复视、吞咽困难、共济失调、交叉性瘫痪等。

（4）原发病的表现，如心源性脑栓塞，可有心脏病的症状和体征，脂肪栓塞多发生于长骨骨折或手术后，部分病例除脑部症状外，可有脑外器官栓塞的表现，如肺栓塞出现胸痛、气短、咯血、呼吸困难等，肠系膜动脉栓塞可有腹痛、便血，肾动脉栓塞出现腰痛、血尿等，其他如皮肤黏膜出血点、瘀斑等。

### （三）实验室检查

**1. 头颅 CT 和 MRI 检查**

在发病 24～48 小时后即可见低密度梗死区，如果为出血性梗死，则在低密度区内出现高密度出血影，呈混杂密度改变。因多数脑栓塞患者易发生出血性梗死，所以应定期复查头颅 CT，尤其是在发病 3 天内，以早期发现梗死灶内出血，及时调整治疗方案。

**2. 脑脊液检查**

可完全正常，也可增高。出血性梗死者脑脊液中红细胞增高，感染性梗死者脑脊液中白细胞增高。脂肪栓塞时脑脊液中可有脂肪球。

**3. 其他检查**

心电图检查可了解有无心律失常、心肌梗死、风湿性心脏病等，可作为常规检查。胸部 X 线检查有助于了解肺部有无占位。超声心动图有助于显示二尖瓣的病变。颈动脉超声和脑血管造影检查可发现主动脉弓或颈部血管的斑块、狭窄及血流情况。

### （四）诊断和鉴别诊断

**1. 诊断要点**

（1）有脑栓塞典型的临床特点，如突然起病，病情在数秒至数分钟内达高峰，迅速出现神经系统的局灶症状等。

（2）有栓子来源的原发病如心脏病、心房纤颤等。

（3）CT 或 MRI 有助于确诊。

**2. 鉴别诊断**

见急性脑血管病鉴别表。有抽搐者需与癫痫进行鉴别。

### （五）治疗

脑栓塞的治疗包括两方面，即对脑部病变的治疗和对引起栓塞的原发病治疗，治疗原则与脑梗死相同。

**1. 改善脑循环，缩小脑梗死面积**

急性期可给予脱水治疗，防治脑水肿，适当选用脑保护剂。因脑栓塞容易并发出血，所以在应用抗凝治疗时应特别慎重。如果头颅 CT 排除出血性梗死，可使用血小板聚集抑制剂及抗凝药物，避免新栓子形成及血栓逆向延伸。对于感染引起的栓塞，要给予有效的抗生素治疗，控制感染，防止炎症扩散。

**2. 病因治疗**

治疗原发病，根除栓子来源，预防栓塞复发极其重要。对心房纤颤患者，及时纠正房颤，心脏瓣膜病患者选用外科手术治疗，应用抗生素治疗感染性心内膜炎等。

# 第二节　脑出血

脑出血是指非外伤性脑实质内血管破裂引起的出血，占全部脑卒中的 20% ～ 30%，急性期病死率为 30% ～ 40%。发生的原因主要与脑血管的病变有关，与高脂血症、糖尿病、高血压、血管的老化、吸烟等密切相关。脑出血的患者往往由于情绪激动、用力时突然发病，早期死亡率很高，幸存者中多数留有不同程度的运动障碍、认知障碍、言语吞咽障碍等后遗症。

## 一、病因和发病机制

高血压病是引起原发性脑出血的最常见原因，尤其是高血压和动脉硬化同时并存。研究发现，长期高血压和动脉硬化可使脑内小动脉或深穿支动脉壁缺氧，发生纤维素样坏死或脂质透明变性，微动脉瘤形成，这种微动脉瘤易发生在基底节区、丘脑、脑桥及小脑等部位。此外，脑内动脉外膜不发达，且无外弹力层，中层肌细胞少，管壁较薄，也是造成出血的重要原因。当情绪激动、剧烈运动等因素存在时，血压突然升高，血液自血管壁渗出或动脉瘤直接破裂，血液进入脑组织而形成血肿。

其他较少见的病因有：

（1）血管或血管壁异常，如先天性动脉瘤、脑血管畸形、脑梗死继发出血、脑动脉炎、淀粉样血管病或肿瘤侵袭血管壁破裂出血等。

（2）血液成分异常，如各种血液病、凝血因子异常、抗凝或溶栓治疗的并发症等。上述原因易引起继发性脑出血。

## 二、临床表现

**1. 临床特点**

（1）发病年龄常为 50 ～ 70 岁，多数有高血压史，寒冷季节发病较多。

（2）常在体力活动或情绪激动时发病，多数无前驱症状，少数患者可有头昏、头痛、肢体麻木或活动不便、口齿不清等，可能与血压升高有关。

（3）起病突然，病情迅速进展，在数小时内发展至高峰，主要表现为头痛、喷射性呕吐、意识障碍，以及肢体偏瘫、失语、大小便失禁等。

（4）发病时常有显著的血压升高，多数患者脑膜刺激征阳性，双侧瞳孔不等大，眼底可见动脉硬化、出血，常有心脏异常体征。

**2. 不同部位出血的临床表现**

（1）基底节区（内囊）是高血压脑出血最易发生的部位，占 70% ～ 80%，其中壳核出血最常见。根据出血量分为轻型和重型。

① 轻型：多属外侧型出血，出血量小，患者多突然头痛、呕吐，意识障碍轻或无，对侧肢体出现不同程度的中枢性偏瘫、偏身感觉障碍及偏盲，即三偏征，还可有中枢性面瘫和舌肌瘫痪。如优势半球出血，则出现失语。

② 重型：多属内侧型或混合型，起病急、昏迷深、呼吸呈鼾声、反复呕吐、双侧瞳孔不等大，一般为出血侧瞳孔扩大，部分病例两眼向出血侧凝视、对侧偏瘫、肌张力降低、巴宾斯基征阳性等。

（2）丘脑出血：发生率仅次于基底节区出血。该部位出血有两种不同的表现形式。

① 丘脑前部出血：早期意识障碍明显，多有对侧凝视麻痹，偏瘫、偏身感觉障碍相对较轻，易破入第三脑室，并发体温和呼吸异常、内脏功能紊乱及消化道出血等，病情较严重。

② 丘脑后部出血：患者无明显的意识障碍，偏瘫轻，偏身感觉障碍明显，出血量多时可破入第三脑室。

（3）脑叶出血：约占脑出血的 10%，出血部位在大脑皮质下白质内，顶叶最常见，其次是颞叶、枕叶、额叶。以头痛、呕吐等颅内压增高症状及脑膜刺激征为主要表现，同时出现受损脑叶的局灶性定位症状，如额叶出血可有偏瘫、运动性失语、局灶性癫痫等；颞叶出血精神症状明显，并有感觉性失语；枕叶病变可出现视野缺损。

（4）脑桥出血：占脑出血的 8% ～ 10%。小量出血（出血量在 5mL 以下），表现为患侧面神经和外展神经麻痹及对侧肢体偏瘫，即交叉性瘫痪，双眼凝视患侧，可无意识障碍，预后较好。大量出血多累及双侧，患者迅速进入昏迷，四肢瘫痪，双侧瞳孔极度缩小呈“针尖样”，出现中枢性高热，呼吸障碍明显，消化道出血，双侧病理征阳性，去大脑强直等，病情迅速恶化，多数在 24 ～ 48 小时内死亡。

（5）小脑出血：约占脑出血的 10%。好发于一侧小脑半球的齿状核部位，多数表现为突然眩晕、频繁呕吐、后枕部疼痛、一侧肢体共济失调、眼震等，肢体无明显瘫痪是其临床特点，出血可进入蛛网膜下腔。少数呈亚急性起病，逐渐进展，类似小脑占位性病变。大量出血时可直接破入第四脑室，迅速出现进行性颅内压增高，患者很快进入昏迷，多在 48 小时内因急性枕大孔疝而死亡。小脑出血也可波及脑干出现面神经麻痹。

（6）脑室出血：占脑出血的 3% ～ 5%。大多为脑实质出血破入脑室，原发性出血者少见。小量出血表现为头痛、呕吐、脑膜刺激征，一般无意识障碍和神经系统的局灶症状，类似蛛网膜下腔出血，预后较好。出血量大时患者常突然昏迷、频繁呕吐、针尖样瞳孔、四肢瘫痪等，可出现阵发性强直性痉挛或去大脑强直状态，生命体征不稳定，预后极差，多迅速死亡。

## 三、实验室检查

**1. 头颅 CT**

应作为首选，发病后 CT 即可显示新鲜血肿，因脑出血发病后立即出现高密度影，并可显示血肿的部位、大小、形态，血肿周围组织水肿情况、脑组织移位及是否破入脑室等，并与脑梗死进行鉴别。但在出血 1 ～ 2 周后，随着血肿的液化和吸收，病灶区密度开始减低，最后可与周围脑实质密度相等或为低密度改变，这时与脑梗死不易鉴别。

**2.MRI**

可鉴别陈旧性出血和脑梗死，对脑干的病变优于 CT。

**3. 脑脊液检查**

多为血性脑脊液，压力增高，有诱发脑疝的危险。因 CT 检查在发病后可迅速确诊，故一般不做腰椎穿刺检查。只有在患者不能做 CT 检查，且无明显颅内压增高的征象时，方可进行。但疑诊小脑出血者忌做腰椎穿刺。

**4. 数字减影脑血管造影**

用于血管瘤和血管畸形的检查，以明确病因。对于年轻的脑出血患者，查明病因后可预防复发。

**5. 重症脑出血者**

急性期可出现一过性外周血白细胞和中性粒细胞增高，血糖、尿素氮增高，心电图异常等。

## 四、诊断和鉴别诊断

**1. 诊断**

典型病例诊断一般不难。对于 50 岁以上的患者，既往有高血压病史，在体力活动或情绪激动时突然发病，进展迅速，早期有意识障碍及头痛、呕吐等颅内压增高症状，并有脑膜刺激征及偏瘫、失语等神经系统局灶性症状和体征，应首先考虑脑出血。结合头颅CT检查，即可确诊。

**2. 鉴别诊断**

（1）如果考虑为脑血管疾病，应与脑梗死及蛛网膜下腔出血等进行鉴别。有时小量脑出血的临床表现类似脑梗死，鉴别很困难，此时须做 CT 检查或腰椎穿刺进行确诊。如无 CT 设备而家属又拒绝做腰椎穿刺时，应暂按脑出血处理，同时要密切观察病情变化。

（2）有明显意识障碍者，应与可引起昏迷的全身性疾病如肝性脑病、尿毒症、糖尿病昏迷、低血糖、药物中毒、一氧化碳中毒等进行鉴别。此类疾病多无神经系统局灶性定位体征。

（3）有神经系统局灶定位体征者，应与其他颅内占位性病变、闭合性脑外伤，特别是硬膜下血肿、脑膜脑炎等进行鉴别。

## 五、治疗

### （一）急性期治疗

急性期治疗原则为适当调整血压、防止进一步出血、降低颅内压、控制脑水肿、预防脑疝和防治并发症。

**1. 内科保守治疗**

（1）就地组织抢救，不宜长途运送及过多搬动，以免加重出血。

（2）减少探视，保持环境安静，卧床休息，并将头位抬高30°，随时清除口腔内分泌物或呕吐物，保持呼吸道通畅，吸氧。严密监测体温、血压、脉搏、呼吸、神志、瞳孔等变化。加强压疮护理，保持肢体功能位。对发病后24～48小时神志不清、不能进食者，如无呕吐及消化道出血，及时给予鼻饲，保证营养供给。

（3）维持水电解质平衡：在发病的最初1～2天，补液量一定要严格控制，一般不超过1500mL，以后每日输液量控制在1600～2200mL，如有高热、多汗、呕吐、消化道出血等并发症，可适当调整入液量。补液以5%葡萄糖盐水、林格液加等量的10%葡萄糖注射液或生理盐水为宜。并记录24小时出入量，以维持水电解质平衡。

（4）调整血压：脑出血后的高血压与颅内压增高有关，是脑血管自动调节的结果，随着颅内压的下降，血压也随之降低，一般在发病1周后逐渐降至正常。所以，在急性期通常不使用降压药物。如果收缩压＞180mmHg或舒张压＞120mmHg，应进行适当调整，以防止进一步出血。但不宜使血压过低，否则可引起脑供血不足而加重病情。常用的降压药物有利血平，0.5～1mg，肌内注射；25%硫酸镁10mL深部肌内注射或卡托普利口服等。如果急性期血压过低，应将血压调至正常，必要时给予升压药物，以维持正常的脑灌注。

（5）降低颅内压、控制脑水肿、防止脑疝形成：是急性期处理的一个重要环节，应立即使用脱水剂。常用20%甘露醇250mL，30分钟内快速静脉滴注，6～8小时一次；10%甘油500mL静脉滴注，1～2次/天；也可将地塞米松10mg加入脱水剂内静脉滴注；或用呋塞米20～40mg，50%葡萄糖注射液40～60mL，静脉注射，6～8小时重复一次。应用脱水剂时须注意水电解质和酸碱平衡，尤其是应注意补钾和监测心肾功能变化。

（6）止血药：对高血压引起的脑出血无效，但如合并消化道出血或有凝血障碍时，建议使用。常用的药物有6-氨基己酸、氨甲苯酸（对羧基苄胺）、氨甲环酸、卡巴克洛、酚磺乙胺等。

（7）防治并发症及对症处理：重症患者应特别注意加强基础护理，定时翻身，保持皮肤干燥清洁，预防压疮和肺部感染。对放置导尿管的患者，每3～4小时开放1次，并定期用1：5000高锰酸钾或1：2000呋喃西林液冲洗膀胱。如果患者昏迷时间较长或已发生肺部或泌尿系感染等，应给予有效的抗生素治疗，必要时做细菌学培养。对于中枢性高热，需进行物理降温或局部使用冰帽。并发消化道出血时，可给予西咪替丁及止血药，同时经胃管鼻饲云南白药、三七粉、氢氧化铝凝胶、冰盐水等做局部治疗。如果发生下肢静脉血栓，除抬高患肢、适当运动外，可酌情给予抗凝剂。

**2. 手术治疗**

目的在于清除血肿，解除脑疝，挽救生命和争取神经功能的恢复。凡一般情况尚好、生命体征稳定、心肾功能无明显障碍者，可考虑手术治疗。

### （二）恢复期的治疗

主要是加强瘫痪肢体的被动与主动运动，配合针灸和物理治疗，以促进神经功能的全面恢复，对失语者积极进行言语训练。调整和稳定血压，给予适当的改善脑循环及代谢的药物等。

# 第三节 蛛网膜下腔出血

颅内血管破裂后，血液流入蛛网膜下腔称为蛛网膜下腔出血（spontaneous subarachnoid hemorrhage，SAH），临床上将 SAH 分为外伤性与非外伤性两大类，非外伤性 SAH 又称为自发性 SAH，是一种常见且致死率极高的疾病。

## 一、病因与危险因素

主要是动脉瘤，约占全部病例的 85%，其他病因包括中脑周围非动脉瘤性出血、血管畸形、硬脑膜动-静脉瘘、凝血功能障碍、吸食可卡因和垂体卒中等。危险因素：高血压、吸烟、酗酒。可卡因和苯丙醇胺与 SAH 的发病相关。

## 二、临床表现

颅内动脉瘤未破裂前多无症状。SAH 常在体力活动或激动时发病，约 80% 的患者会主诉“从未有过的剧烈头痛”，20% 的患者仅有一过性或者先兆性头痛。头痛可伴随恶心、呕吐、颈项强直、意识障碍、局部神经缺损（包括脑神经瘫痪）、痫性发作。

先兆性出血或警示性渗漏，是指严重动脉瘤破裂前的轻微出血。这些轻微出血多发生于 SAH 前 2 ～ 8 周，多伴头痛，可持续数天，但比动脉瘤破裂时的头痛轻。恶心、呕吐也可出现，但脑膜刺激征不明显。

## 三、实验室与影像学检查

**1. 头颅 CT 平扫**

是 SAH 诊断的首选。在 SAH 发病后 12 小时内，CT 的敏感性高达 98% ～ 100%，24 小时内逐渐降至 93%，6 天内降至 57% ～ 85%。腰穿可用于 CT 结果阴性的可疑病例的诊断。腰穿的时机、红细胞及白细胞计数、脑脊液是否黄染及胆红素的检测将影响对结果的判断。CT 平扫结合腰穿检查在多数情况下可明确有无警示性渗漏，并可判断剧烈和 / 或突发头痛的预后。故一般推荐头痛对症治疗前应予 CT 平扫或腰穿检查。

**2. CTA**

CTA 检查相对于 DSA 来说创伤较小，对于较大的动脉瘤敏感性与 DSA 相似。CTA 还可弥补 DSA 的不足，对于动脉瘤壁钙化、动脉瘤腔内血栓、动脉瘤导致脑实质出血的倾向及动脉瘤与骨性结构的关系等方面 CTA 具有一定优势。

**3. MRI 和 MRA**

MRA 对于判断动脉瘤颈与所属血管的关系存在着局限性。但 MRA 无需碘造影、无离子辐射，适用于孕妇，可用于 SAH 的筛查。

**4. DSA**

仍是目前明确 SAH 病因、诊断颅内动脉瘤的“金标准”。DSA 阴性的患者大约占 20% ～ 25%，如一周后再次行 DSA，约有 1% ～ 2% 患者发现之前未发现的动脉瘤。

**5. 实验室和其他检查**

实验室检查主要包括血常规、血糖、出凝血功能等生化指标，其他检查包括对病因的分析，如考虑烟雾病时需做钩端螺旋体抗体检测；另一方面，主要是根据患者的病情选择相应的检查，如血气分析、心肌酶谱、心肌标志物等。

## 四、诊断与鉴别诊断

突发头痛、呕吐、脑膜刺激征阳性以及头颅 CT 发现蛛网膜下腔的高密度影是最经典的诊断标准。对可疑 SAH 患者应首选 CT 检查。当 CT 结果阴性时，腰穿检查有助于进一步提供诊断信息。对于 SAH 患者宜早期行 DSA 检查明确动脉瘤及其解剖学特点。在 DSA 不能及时实施时可予 CTA 或 MRA 检查。

除动脉瘤性 SAH 外，需要鉴别其他导致 SAH 的病因，如 AVM、凝血功能障碍、动脉粥样硬化等。

## 五、治疗

治疗原则是维持生命体征同时，积极寻找 SAH 的病因，尽早进行 CTA、DSA 等检查，明确是否存在动脉瘤。动脉瘤需要尽早行介入或手术治疗，以防止再出血。

**1. 一般治疗**

SAH 需要严密观察与监测。维持生命体征，严格控制血压。进行心电监护，监测电解质。

**2. 动脉瘤介入和外科手术治疗**

早期动脉瘤治疗可降低再出血风险。外科手术夹闭或弹簧圈栓塞均有效，对于同时适用介入栓塞及外科手术的动脉瘤患者，应首先考虑介入栓塞治疗，且应尽可能完全栓塞动脉瘤。

**3. 预防再出血的药物和其他治疗**

明确病因，针对病因治疗是预防再出血的根本措施。早期、短程抗纤溶药物如氨甲环酸 1g/ 次、6h/ 次，静脉滴注，不超过 72h，结合早期动脉瘤治疗，可减少再出血的发生。

**4. 血管痉挛的治疗**

动脉瘤性 SAH 的患者应静脉滴注或口服尼莫地平，可有效改善预后。既往使用“3H”方法（即血液稀释、高血压、高血容量）治疗脑血管痉挛，但通过进一步观察发现等容量、高血压方法似乎更为有效。如果已经发生血管痉挛且对诱导高血压治疗没有反应，可根据临床具体情况选择脑血管成形术和 / 或动脉内注射血管扩张剂治疗血管痉挛。

**5. 脑积水的治疗**

有症状的慢性脑积水患者需临时或永久的脑脊液分流术。脑室引流对脑室扩张的患者有益，并可减轻急性 SAH 的意识障碍水平。

**6. 痫样发作的治疗**

不主张预防性用药。不推荐长期使用抗癫痫药物。但对痫样发作的高风险人群，如既往有癫痫史、实质血肿或梗死、大脑中动脉动脉瘤的患者，可考虑长期使用。

## 六、预后与预防

SAH 患者的预后较差，影响预后最重要的指标是早期出血的严重程度，平均死亡率高达 45%，且主要发生在病后 2 周内，1 个月内再出血的危险为 33%，1 个月后再出血的危险降低，但每年仍有 3% 的再出血危险。存活者中 50% 留有残疾，64% 生活质量未恢复到病前水平。影响预后的因素分为患者因素、动脉瘤因素、医疗机构因素。预防措施包括积极治疗高血压、戒烟。可通过以下因素判断再出血的风险，包括早期出血严重程度、就诊时间、血压、性别、动脉瘤的特点、脑积水、早期血管造影及是否使用了脑室引流。

# 第三章
# 中枢神经系统感染性疾病

## 第一节　结核性脑膜炎

结核性脑膜炎（TBM）是由结核分枝杆菌感染引起的脑膜和脊髓膜的非化脓性炎症性疾病。其在全身性结核病中占比6%左右，是最常见的神经系统结核病。由于结核杆菌的基因突变、抗结核药物的研制滞后、结核杆菌对传统抗结核药物的耐药以及AIDS患者增多，导致难治性结核患者增多，发病率、死亡率均逐渐增高。

### 一、病因和发病机制

**1. 病因**

结核杆菌侵入人体血液后形成菌血症，经血行播散进入软脑膜下种植，形成结核结节，结节破裂后结核分枝杆菌进入蛛网膜下腔，到达脑膜、脉络丛以及脑实质，引起结核性脑膜炎或结核性脑膜脑炎。

**2. 发病机制**

（1）结核性脑膜炎早期脑膜、脉络丛和室管膜炎性反应增加，导致脑脊液生成增多，但蛛网膜颗粒吸收下降，导致颅内压轻至中度升高。如炎症未及时控制，进入晚期，结核性渗出物在蛛网膜下隙中扩散，导致蛛网膜、脉络丛粘连，则出现完全或不完全性梗阻性脑积水，引起颅内压明显增高。

（2）结核性脑膜炎的病变以颅底部最为严重，容易造成视神经、展神经、动眼神经等的功能损害。

（3）因结核性脑膜炎炎性渗出物较多，可使中小动脉受累，血管内层发生纤维素样变化和内皮细胞增生导致血管腔狭窄或闭塞，引起脑梗死。

（4）部分迁延不愈的难治性结核侵犯至脑实质可形成结核性脑炎、结核性脊髓炎、结核结节、结核瘤、结核性脑脓肿等。

### 二、临床表现

（1）通常为急性或亚急性起病，呈慢性病程，常缺乏结核的接触史，早期常表现为发热、头痛、恶心呕吐和体重减轻，常持续1～2周。

（2）如早期未明确诊断及治疗，4～8周时常出现脑实质损害症状，如精神萎靡、淡漠、谵妄或妄想，全身性、部分性癫痫发作或癫痫持续状态，昏迷或意识模糊，如发生结核性血管炎，可致脑梗死，出现偏瘫、交叉瘫、四肢瘫或截瘫等，如因结核瘤或脑脊髓蛛网膜炎引起可出现类似于肿瘤的慢性瘫痪。

（3）并发症包括脊髓蛛网膜下腔梗阻、脑积水、脑水肿等，引起颅内压增高，常表现为头痛、恶心呕吐、视力障碍和视盘水肿，可出现眼肌麻痹、视物重影和轻偏瘫，严重时表现为去脑强直发作或去皮质状态。

（4）年老患者结核性脑膜炎症状常不典型，如头痛、呕吐较轻，颅内压增高症状不明显，约半数脑脊液改变不典型，脑动脉硬化合并结核性动脉内膜炎较易引起脑梗死。

（5）神经系统查体常见颈强直、克尼格（Kernig）征阳性和意识模糊等。

## 三、辅助检查

**1. 脑脊液常规及生化检查**

（1）颅内压大多升高至 200mm$H_2O$ 以上，最高可达 400mm$H_2O$ 或以上，不典型时脉络丛变性、萎缩，分泌脑脊液减少，颅内压可低于正常值，偶可呈低颅压表现。

（2）早期外观可无色透明，症状明显时外观大多呈淡黄绿色，伴有微浑浊，部分静置后脑脊液表面有纤维蛋白膜形成。

（3）细胞数增多，（200 ～ 500）$\times 10^6$/L，也偶有大于 500$\times 10^6$/L，易误诊为细菌性脑膜炎。典型改变是单个核细胞明显增多，早期细胞可正常，分类以中性粒细胞为主，细胞数是诊断及判断疗效、预后的指标。

（4）潘氏试验蛋白定性为阳性，蛋白定量增高，通常 1 ～ 2g/L，如椎管梗阻，蛋白显著增高，可大于 30g/L。

（5）脑脊液中糖和氯化物大多降低，正常人脑脊液糖含量约为空腹血糖的一半，早期和少数结核性脑膜炎患者血糖可正常，如糖和氯化物均降低对诊断意义重大。

**2. 脑脊液涂片和培养**

如脑脊液涂片或培养发现有结核菌可确诊，但临床检出率低，可行脑脊液的 PCR-TB-DNA 检查，阳性率可显著提高，是结核性脑膜炎快速、准确的早期诊断方法。

**3. 血 T-SPOT 检测**

T-SPOT 检测阴性提示患者体内不存在针对结核分枝杆菌特异效应 T 细胞；阳性提示患者体内存在结核分枝杆菌特异效应 T 细胞，患者存在结核感染。T-SPOT 检测方法目前在活动性结核感染的敏感性为 83% ～ 98%，特异性为 65% ～ 100%，该检测方法最好在开始抗结核治疗前留取标本进行检测，使用抗结核药物后再检测可降低阳性率。

**4. 影像学检查**

结核性脑膜炎影像学检查首选 MRI 检查，MRI 平扫在 $T_1$WI 图像上呈等信号，显示不明显，$T_2$WI 及 FLAIR 呈稍高信号，增强后可见颅内脑膜广泛强化，可呈斑片状、结节状、线样强化，特别是环池、鞍上池脑膜强化较明显。

## 四、诊断与鉴别诊断

**1. 诊断要点**

临床上以头痛、发热、恶心呕吐等为主要表现的患者首先应详细询问病史，特别是发热的特点，有无规律性，是否伴有潮热、盗汗、消瘦，其次为查体，是否有脑膜刺激征、视乳头水肿，最后结合腰穿、MRI 等辅助检查做出初步诊断。

**2. 鉴别诊断**

（1）化脓性脑膜炎：患者起病急，发热以高热为主，腰穿颅内压多升高，脑脊液呈乳白色，白细胞计数大于 $1000 \times 10^6$/L，早期细胞分类以中性粒细胞为主（90% 以上），中期免疫活性细胞、单核细胞增多，晚期以激活单核细胞、吞噬细胞为主；蛋白明显升高，可达 10g/L 以上，葡萄糖极低，氯化物大多数正常，脑脊液涂片或细菌培养呈阳性，颅脑 MRI 增强扫描提示颅内脑膜广泛强化。

（2）新型隐球菌性脑膜炎：患者起病隐袭，慢性进展，呈持续性、进行性加重，与结核性脑膜炎的临床表现类似，首发症状主要为发热、剧烈头痛、颈项强直，但临床上有少部分患者虽颅内压高，但颈项无强直表现；腰穿脑脊液呈无色清亮，压力基本大于 330mm$H_2O$，镜下墨汁染色涂片可见隐球菌，荚膜抗原阳性，白细胞（10 ～ 500）$\times 10^6$/L，总蛋白升高，但通常不大于 2g/L，氯化物、葡萄糖含量降低。

（3）病毒性脑膜炎：患者起病急，进展快，主要表现为发热、头痛、脑膜刺激征等三联征，腰穿颅内压基本正常，一般处于正常范围，少数患者可稍增高；脑脊液外观清亮；白细胞数基本处于正常范围（成年人＜ $8 \times 10^6$/L，儿童＜ $15 \times 10^6$/L），细胞分类早期以中性粒细胞为主，8 ～ 48h 后以淋巴细胞为主；蛋白含量可轻度升高，葡萄糖含量正常，如患者为糖尿病患者，脑脊液葡萄糖一般不超过血糖的一半；氯化物正常。颅脑 MRI 增强扫描提示颅内软脑膜广泛强化。

**3. 结核性脑膜炎、化脓性脑膜炎、新型隐球菌性脑膜炎、病毒性脑膜炎的脑脊液鉴别**

在中枢神经系统感染性疾病中以结核性脑膜炎、化脓性脑膜炎、新型隐球菌性脑膜炎、病毒性脑膜炎最为常见，脑脊液检查是其重要的诊断依据，虽然脑脊液的变化有其各自的特点，但临床上有时候并不十分典型，因此，脑脊液的鉴别极其重要。

## 五、治疗

**1. 药物治疗**

（1）治疗原则：应早期、联合、适量、规律、足疗程抗结核治疗，首选容易通过血脑屏障的杀菌药组成标准的化疗方案。

（2）抗结核药物。a. 一线的抗结核药物包括异烟肼（INH）、利福平（RFP）、吡嗪酰胺（PZA）、乙胺丁醇（EMB）以及链霉素（SM），INH 和 PZA 是自由通过血脑屏障的杀菌药，RFP、SM 是部分通过血脑屏障的杀菌药，EMB 是部分通过血脑屏障的抑菌药，抗结核作用与 SM 相似，不良反应比 SM 少，可以替代 SM 组成化疗方案。b. 二线抗结核药物包括莫西沙星、左氧氟沙星、对氨基水杨酸、乙硫 / 丙硫异烟胺、环丝氨酸、利奈唑胺等。c. 部分一、二线抗结核药物的脑脊液通透性。d. TBM 联合用药方案主要为一线抗结核药物。e. 化疗方案的选择：一般的结核性脑膜炎选用 4HRZS/14HRE 方案；重症结核性脑膜炎或合并脑外结核时，可选用 6HRZSE/18HRE 化疗方案，治疗的强化期延长为 4 ～ 6 个月，总疗程延长为 18 ～ 24 个月，强化期应住院治疗，待症状基本消失、脑脊液接近正常后可带药出院继续治疗，定期复查脑脊液及头颅 MRI 等，直到治愈为止。

（3）肾上腺皮质激素：大脑或脊髓被侵犯伴有局灶性神经体征或脊髓蛛网膜下腔粘连阻塞的重症结核，在抗结核的前提下加用肾上腺皮质激素，可改善疗效和预后，应用激素应当遵守早期、小剂量、疗程短、递减法、每日疗法和顿服的原则，常选用泼尼松，成人每日 60mg，儿童 1 ～ 3mg/（kg · d）口服，3 ～ 4 周后逐渐减量，2 ～ 3 周后停药，如果不能排除真菌性脑膜炎，可与抗真菌药合用。

**2. 降颅压**

（1）脱水药物：高颅压特别是出现脑疝时必须使用脱水药物迅速降低颅内压，首选高渗性脱水药，如 20% 甘露醇快速静脉滴注，为预防颅内压升高，可间隔 6 ～ 8h 重复使用，如出现脑疝可同时使用甘露醇、呋塞米脱水，需要注意的是预防电解质紊乱，在脱水的同时应补充电解质，并定期复查。

（2）腰大池引流：颅内高压经脱水后可使颅内压下降，但持续时间短，且长期使用容易造成肾功能损害及电解质紊乱，外科干预如侧脑室引流创伤大、风险相对高，为此，在充分脱水降低颅内压的前提下可行腰大池置管持续引流脑脊液，充分引流后可减少或停用脱水药。

**3. 鞘内注射药物**

（1）适应证：常规抗结核治疗 1 个月后仍无好转或继续恶化；耐药、延误治疗、晚期、复发；脑脊液出现蛋白细胞分离现象；腰穿脑脊液流出不畅有椎管梗阻趋势；脊髓结核出现双下肢截瘫、大小便失禁等。

（2）方法：异烟肼（50 ～ 100mg）+ 地塞米松（1 ～ 2mg），2 次 / 周，15 ～ 20 次 1 个疗程，脑脊液蛋白、细胞数恢复正常可提前结束鞘注，如 1 个疗程无效应停止，有效可持续 2 个疗程；腰穿脑脊液流出不畅有椎管梗阻趋势或蛋白较高时可鞘注完异烟肼 + 地塞米松后继续鞘注透明质酸酶 1500U（用生理盐水稀释后用），每周 2 次，脑脊液恢复正常后停用。

# 第二节　病毒性脑膜炎

病毒性脑膜炎是一组由各种病毒感染引起的软脑膜（软膜和蛛网膜）弥漫性炎症综合征，主要表现为头痛、发热、脑膜刺激征，是临床最常见的无菌性脑膜炎。病毒性脑膜炎可发病于任何年龄，但好发于年少儿童。

## 一、病因和发病机制

**1. 病因**

目前，所有的病毒性脑膜炎中 80% ～ 90% 是由肠道病毒经粪-口途径传播引起的，属微小核糖核酸病毒科，包括脊髓灰质炎病毒、柯萨奇病毒 A、B 各型，埃可病毒以及未分类的肠道病毒。虫媒病毒和 HSV-1、HSV-2 也可引起，腮腺炎病毒、淋巴细胞性脉络丛脑膜炎病毒、水痘-带状疱疹病毒及流感病毒少见。

**2. 发病机制**

病毒经胃肠道（肠道病毒）、呼吸道（流行性腮腺炎病毒、腺病毒、肠道病毒、淋巴细胞脉络丛病毒等）、皮肤（虫媒病毒、HSV-1）或结膜（某些肠道病毒）等侵入机体，侵入机体后在侵入部位的局部淋巴结内复制，在病毒血症初期通过血源性传播途径播散至中枢神经系统以外的组织，偶尔进入中枢神经系统，中枢神经系统的感染多发生在病毒血症的后期，病毒在中枢神经系统以外的部位多次复制后经脉络丛进入脑脊液，引起脑膜炎。

## 二、临床表现

（1）急性或亚急性起病，任何年龄均可发生，青少年常见。

（2）全身中毒症状：发热、畏光、肌肉酸痛、全身乏力、纳差，体温一般不超过40℃。

（3）脑膜刺激征表现：剧烈的头痛（主要位于前额部或双颞侧）、呕吐、轻度颈项强直等，凯尔尼格（Kernig）征和布鲁津斯基（Brudzinski）征可有可无。

（4）婴幼儿病程超过1周，可仅表现为发热、易激惹及淡漠，成年人可持续2周或更长。

## 三、辅助检查

### 1. 脑脊液检查

病毒性脑膜炎腰穿颅内压一般处于正常范围，少数患者可稍增高；脑脊液外观清亮；白细胞数基本处于正常范围（成年人＜ $8\times10^6$/L，儿童＜ $15\times10^6$/L），细胞分类早期以中性粒细胞为主，8～48h后以淋巴细胞为主；蛋白含量可轻度升高，葡萄糖含量正常，如患者为糖尿病患者，脑脊液葡萄糖一般不超过血糖的一半；氯化物正常。

### 2. 影像学检查

头颅CT或MRI平扫一般无异常，但头颅MRI增强扫描后可发现颅内软脑膜有异常强化，脑实质无明显异常。

### 3. 脑电图检查

病毒性脑膜炎因脑实质无病灶一般表现为正常脑电图。

### 4. 病毒检测

如能从脑脊液中分离出病毒则可确诊，因病毒血症出现在脑膜炎之前，所以从血液中分离出病毒的可能性极小，50%以上的肠道病毒脑膜炎可以从脑脊液中分离出病毒。

## 四、鉴别诊断

### 1. 化脓性脑膜炎

起病急，发热以高热为主，腰穿颅内压多升高，脑脊液呈乳白色，白细胞计数大于 $1000\times10^6$/L，早期细胞分类以中性粒细胞为主（90%以上），中期免疫活性细胞、单核细胞增多，晚期以激活单核细胞、吞噬细胞为主；蛋白明显升高，可达10g/L以上，葡萄糖极低，氯化物大多数正常，脑脊液涂片或细菌培养呈阳性，颅脑MRI增强扫描提示颅内脑膜广泛强化。

### 2. 结核性脑膜炎

起病时一般有反复低热、盗汗、消瘦等前驱症状，腰穿颅内压升高，部分可大于330mm$H_2O$，脑脊液呈淡绿色或黄绿色，白细胞多在（200～500）$\times10^6$/L，分类以单核细胞为主，早期细胞可正常，分类以中性粒细胞为主，中后期以淋巴细胞为主；蛋白多在1～2g/L，如有椎管梗阻时蛋白可显著升高，葡萄糖及氯化物均降低，脑脊液的PCR-TB-DNA检查阳性可确诊，颅脑MRI增强扫描提示脑膜广泛强化，颅底脑干周围强化较其他脑炎更明显。

### 3. 无菌性脑膜炎

无菌性脑膜炎也称良性复发性脑膜炎或Mollaret脑膜炎，临床少见，病因不明，主要表现为头痛、发热、恶心呕吐、颈项强直，重者有意识障碍、精神行为异常、全身性强直阵挛发作、瞳孔不等大、巴宾斯基征阳性等，急性起病，症状可在数小时达高峰，持续2～7d后好转，发作次数2～15次，病程短则1年，最长可达28年，发病过后一般不遗留任何神经系统后遗症。腰穿脑脊液淋巴细胞增多，蛋白轻度升高而糖含量正常，病后最初24h内可发现Mollaret细胞，并在24h后迅速减少。

## 五、治疗

病毒性脑膜炎为一种自限性疾病，主要是对症治疗、支持治疗和防治并发症。

**1. 对症治疗**

如严重头痛可用镇痛药，癫痫发作可首选卡马西平或苯妥英钠，伴有颅内压增高可适当使用 20% 甘露醇脱水降颅内压。

**2. 抗病毒治疗**

阿昔洛韦：10mg/kg 配入液体静脉滴注，每 8h 1 次，疗程 2 ～ 3 周。

更昔洛韦：5mg/kg 配入液体静脉滴注，每 12h 1 次，疗程 2 ～ 3 周。

免疫球蛋白：主要用于预防和治疗肠道病毒感染，可减少体内病毒数量，提高抗病毒抗体滴度。

# 第三节　脑寄生虫病

神经系统寄生虫感染（nervous system parasitic infection）是指寄生虫引起的脑、脊髓及周围神经的损害，可以分为中枢神经系统（CNS）寄生虫感染和周围神经系统寄生虫感染。本节重点介绍以脑损害为主的常见 CNS 寄生虫感染。

## 一、脑囊虫病

脑囊虫病（cerebral cysticercosis）是由猪绦虫蚴虫（囊尾蚴）寄生脑组织形成包囊所致。50% ～ 70% 的患者可有 CNS 受累，是最常见的 CNS 寄生虫感染。

### （一）病因与发病机制

人是猪绦虫的中间和终末宿主。感染途径有两种，最常见的是外源性感染，即人体摄入被虫卵污染的食物，或是因不良卫生习惯虫卵被摄入体内致病；少见原因为内源性感染，即肛门-口腔转移而形成的自身感染，或者是绦虫的节片逆行入胃。虫卵进入十二指肠内孵化溢出六钩蚴，蚴虫经血液循环分布全身并发育成囊尾蚴，寄生在脑实质、脊髓、脑室和蛛网膜下腔形成囊肿。

### （二）病理

典型的包囊大小为 5 ～ 10mm，有薄壁包膜或多个囊腔。囊虫寄生在脑部，产生异体蛋白和异物反应，出现病灶周围炎性细胞浸润、水肿、血管增生和成纤维细胞增生，随后幼虫被纤维包裹，导致脑组织肿胀、坏死和神经纤维脱髓鞘改变。慢性期导致脑萎缩、视神经萎缩、囊虫机化和钙化。机化和钙化的囊虫可以使慢性炎症持续，成为对周围脑组织机械和化学刺激的根源。

### （三）临床表现

脑囊虫病自感染到出现症状，需数日至 30 年不等，临床表现与囊虫数量、大小及感染部位有关。根据包囊存在的位置不同，临床表现分为五种基本类型。

**1. 脑实质型**

临床表现与包囊的位置有关。皮质的包囊可以引起全身性或部分性癫痫发作，也可以突然或缓慢出现偏瘫、感觉缺失、偏盲和失语；小脑的包囊引起共济失调；血管受损后可引发卒中，出现肢体无力、瘫痪、病理反射阳性。极少数患者包囊的数目很多，并分布于额叶或颞叶等部位，可发生精神症状和智能障碍。罕见的情况是，在感染初期发生急性弥漫性脑炎，引起意识障碍直至昏迷。

**2. 蛛网膜型**

脑膜的包囊破裂或死亡可引起脑膜刺激症状、交通性脑积水和脑膜炎等表现；包囊在基底池内转化为葡萄状后不断扩大，引起梗阻性脑积水；脊髓蛛网膜受累出现蛛网膜炎和蛛网膜下腔完全阻塞。

**3. 脑室型**

在第三和第四脑室内的包囊可阻断循环，导致梗阻性脑积水。包囊可在脑室腔内移动，并产生一种球状活瓣作用，可突然阻塞第四脑室正中孔，导致颅内压突然急骤增高，引起眩晕、呕吐、意识障碍和跌倒，甚至死亡，即布隆征发作，少数患者可在没有任何前驱症状的情况下突然死亡。

**4. 脊髓型**

罕见，可在颈胸段出现硬膜外损害。

**5. 眼部损害**

较少见，主要累及眼外肌，也可累及眼内，如玻璃体腔及视网膜下。

### （四）辅助检查

**1. 血和脑脊液检查**

血常规检查嗜酸性粒细胞数可增多。脑脊液检查可能正常，也可为压力升高、淋巴细胞数增多，蛋白含量正常或轻度升高，糖、氯化物正常。ELISA 检测脑脊液囊虫抗体可为阳性，猪绦虫糖蛋白抗原血清酶联免疫电泳转印技术检测血清抗体可为阳性，脑脊液 mNGS 可有病原学提示。

**2. 颅脑 CT 检查**

能显示囊虫的位置、数量、大小、是否钙化以及脑水肿、脑积水和脑室形态。脑囊虫在 CT 所见主要为集中或散在的直径为 0.5 ～ 1.0cm 的圆形或类圆形阴影，可呈低密度、高密度或高低混杂密度影；增强扫描头节可强化。

**3. 颅脑 MRI 检查**

根据囊虫感染的先后时间不同，可分为不同时期，有不同表现。特征性的表现为多发小囊型，多散在分布于脑实质的皮质区，能见到囊壁内侧偏于一侧有一点状影为头节，增强后囊壁或头节不增强或轻度增强。

**4. 小腿 X 线平片**

由于脑囊虫常伴有皮下或肌肉（特别是腓肠肌）囊尾蚴结节，因此应对临床疑诊脑囊虫的患者拍小腿 X 线平片，可显示已经钙化的囊尾蚴结节。

### （五）诊断与鉴别诊断

**1. 诊断**

曾居住在流行病区，有绦虫病史或食用生猪肉史，并有癫痫、脑膜炎或颅内压升高等表现，皮下软组织包囊或粪便中发现虫卵可提示诊断。血清和脑脊液囊虫抗体试验、皮下结节的囊虫活检、脑脊液 mNGS、颅脑 CT 和 MRI、小腿 X 线平片检查有助诊断。

**2. 鉴别诊断**

孤立的囊虫须与巨大单发的蛛网膜囊肿或脑脓肿鉴别；多发囊泡型囊虫须与多发性脑转移瘤、多发性腔隙性脑梗死鉴别。另外还须与各种脑膜炎及其他病因所致的癫痫鉴别。

### （六）治疗

**1. 药物驱虫治疗**

常用药物有阿苯达唑和吡喹酮。可以单药，也可以联合用药。

（1）阿苯达唑：又称丙硫咪唑，为广谱驱虫药物，可以通过血-脑屏障并渗透到脑脊液中杀灭蛛网膜下腔和脑室的囊虫。因此，可用于治疗脑实质型、蛛网膜型或脑室型脑囊虫病。国际上对于该药的推荐：存在 1 ～ 2 个囊肿时可单药使用，囊肿＞ 2 个时的治疗方案为阿苯达唑联合吡喹酮。

（2）吡喹酮：常用于脑实质型脑囊虫病的治疗，由于吡喹酮难以通过血-脑屏障进入脑脊液，因此，该药对于蛛网膜下腔型和脑室型脑囊虫病疗效欠佳。

完成抗寄生虫治疗后，应每6个月进行1次神经影像学随访检查，直至影像学表现缓解。如果随访影像学检查显示病变持续存在，建议再给予 1 次抗寄生虫疗程。

**2. 对症及支持治疗**

对单个病灶（尤其是在脑室内者）可手术摘除，有脑积水者可行脑脊液分流术以缓解症状，有癫痫发作者可使用抗癫痫药物。

**3. 注意事项**

开始治疗脑囊虫病之前，应对所有患者进行眼科检查，以排除眼部囊虫病。此外，给予抗寄生虫治疗后，死亡的囊尾蚴可引起严重的急性炎症反应和脑水肿，导致颅内压急骤增高，甚至形成脑疝，用药过程中必须严密监测，应给予糖皮质激素或脱水剂治疗，因此在患者可能需要长期使用糖皮质激素时，应筛查有无潜伏结核感染和类圆线虫病，或经验性治疗类圆线虫病。

## 二、脑型血吸虫病

我国脑型血吸虫病（cerebral schistosomiasis）大多数由日本血吸虫引起，3% ～ 5% 的日本血吸虫病患者 CNS 受累，多发于青壮年，男性多于女性。血吸虫卵由粪便污染水源，在中间宿主钉螺内孵育成尾蚴，人接触疫水后经皮肤或黏膜侵入人体，在门静脉系统发育为成虫，成虫侵入末梢小血管或淋巴管，逆行到达肠系膜上、下静脉，在肠壁黏膜下产卵，部分虫卵异位沉积于脑的小静脉可引起大脑损害，或经血液循环进入脑内。

脑血吸虫病的主要病理改变为以虫卵为中心的肉芽肿性炎性病变，多侵犯大脑皮质。

临床可分为急性型和慢性型两型。急性型较少见，在感染后 4 ～ 6 周出现症状，临床主要表现为脑膜脑炎症状。轻者有发热、嗜睡、认知障碍、躁动不安、精神症状；重者昏迷、抽搐、肢体瘫痪、锥体束征阳性、大小便失禁。慢性型一般发生于血吸虫感染后 3 ～ 6 个月，长者达 1 ～ 2 年，主要表现为慢性血吸虫脑病。主要有以下几种临床类型：a. 癫痫型：本型占慢性型中的大多数，因虫卵积聚在大脑皮质所致。表现为各种类型的癫痫发作，其中以部分性发作多见，也有部分患者表现为全面性发作。b. 脑瘤型：表现为逐渐加重的头痛、呕吐、视物模糊、复视等颅内压增高症状。局灶性神经定位体征有偏瘫、偏身感觉障碍、失语、偏盲、共济失调等。c. 脑卒中型：血吸虫的虫卵栓塞脑血管，表现为卒中样发病，可骤然出现肢体无力、偏瘫、失语、昏迷，常伴有癫痫发作。d. 脑炎型：虫卵中毒和过敏导致脑膜及脑实质损害，引起弥漫性脑膜脑炎表现。e. 脊髓压迫型：引起急性不完全脊髓横贯型损害症状和体征，此型仅见于埃及血吸虫和曼氏血吸虫感染。全身表现可为腹痛、腹泻及肝脾大，晚期可出现脾功能亢进和门静脉高压表现，如巨脾、腹水、贫血和食管静脉曲张等。

急性脑型血吸虫病患者的外周血嗜酸性粒细胞、淋巴细胞数均增多。便检可直接查到血吸虫的虫卵。如脑内肉芽肿病灶较大或由脊髓损害引起部分性蛛网膜下腔梗阻，使脑脊液压力升高，脑脊液可有轻至中度淋巴细胞数增多和蛋白质增高。免疫学检查可检测出特异性抗体。CT 和 MRI 检查可见脑和脊髓病灶。

根据患者来自血吸虫病疫区，并有疫水接触、胃肠不适史，临床表现有颅内压增高、癫痫发作等，血中嗜酸性粒细胞增多，血及脑脊液免疫学检查可检测出特异性抗体，粪便和尿液中检出血吸虫卵可诊断。直肠活检亦有助于诊断。

药物治疗首选吡喹酮，对人类常见的三种血吸虫（日本、埃及和曼氏血吸虫）感染都有效。癫痫可给予抗癫痫药物。巨大肉芽肿病灶可行外科手术切除。若有蛛网膜下腔梗阻时常须用糖皮质激素和椎板切除减压术治疗。本病经治疗后预后较好。

## 三、脑型肺吸虫病

脑型肺吸虫病（cerebral paragonimiasis）是肺吸虫侵入人体后，移行入脑导致 CNS 损害所引起的疾病，我国的肺吸虫以卫氏并殖吸虫和斯氏并殖吸虫分布最广。脑型肺吸虫病发病率为肺吸虫病的 2% ～ 27%，青少年多见。通常在食用生的或未煮熟的水生贝壳类如淡水蟹或蝲蛄（均为肺吸虫的第二中间宿主）后被感染。感染后幼虫在小肠脱囊而出，穿透肠壁进入腹腔移行，穿膈肌入肺发育为成虫，成虫从纵隔沿颈内动脉周围软组织和破裂孔入颅，侵犯脑部。肺吸虫幼虫和成虫可穿过后腹壁，侵入腰大肌和背肌深层，然后穿过胸椎间孔进入脊髓腔。成虫定居、幼虫游走和虫卵刺激均可造成人体损害，虫体代谢产物可引起机体的免疫病理反应。

病理为脑实质内出现互相沟通的多房性小囊肿，呈隧道样破坏，为虫体移行破坏脑组织引起，多位于颞、枕、顶叶，邻近的脑膜呈炎性粘连增厚；镜下可见病灶内组织坏死和出血，坏死区见有多数虫体或虫卵。

患者多先出现咳嗽、咳铁锈色痰、气促等肺部症状，随后出现神经系统表现。通常伴有全身症状如低热、乏力、盗汗、消瘦等。由于病变范围多变，症状常视其侵犯脑组织的部位和病理改变的程度而定，以头痛、癫痫、运动障碍较为常见，其临床表现有以下几方面：a. 高颅压症状：头痛、呕吐、视力减退、视神经乳头水肿等；b. 炎症性症状：畏寒、发热、脑膜刺激征等；c. 脑组织刺激性症状：癫痫、视幻觉、肢体异常感等；d. 脑组织破坏性症状：瘫痪、失语、偏盲、感觉消失等。

辅助检查：a. 血常规中白细胞计数增加，嗜酸性粒细胞常增多，可伴有血沉增快。b. 脑脊液中白细胞增多，可发现嗜酸性粒细胞增多，蛋白含量可增高。在组织破坏期尚可出现血性脑脊液，在囊肿形成期脑脊液压力增高，蛋白增多，而其他正常，这种脑脊液的多变性是本病的特点之一。c. 影像学检查中，颅骨平片可见脑内钙化的囊壁；颅脑 CT 可见混杂密度的肿块，增强扫描可见环状或结节状强化，后期可呈现等密度混杂片状或不规则钙化影；颅脑 MRI 可显示病变部位和范围，病变多数位于大脑皮质和皮质下灰白质交界处，病变大小与水肿范围不相称，呈现小病灶大水肿改变。病变形式多样，并可同时存在，如水肿、出血、小囊腔、隧道征等，增强后可见结节状、斑片状、环状强化。d. 病原学检查包括痰、粪便、脑脊液以及任何体液和组织活检标本，可检出肺吸虫成虫、幼虫或虫卵，但阳性率不高。e. 血清和脑脊液的肺吸虫抗体检测常为阳性，尤其是脑脊液的抗体阳性对本病有特异性诊断价值。

诊断脑型肺吸虫病应首先确定是否患肺吸虫病。曾在流行区生食或半生食河蟹、蝲蛄，饮用过生水者，病史中曾有咳嗽、咳铁锈色痰，继之出现不明原因的头痛、呕吐、癫痫发作及瘫痪者均应考虑本病可能。实验室检查发现病原体或肺吸虫抗体阳性，结合临床症状及影像学检查，则能确定诊断。

本病的治疗包括病因治疗、手术治疗和对症治疗。在病因治疗中，吡喹酮是本病的首选药物，具有疗效好、疗程短、不良反应小、服药方便等特点。若病变较大、病变局限且定位明确、出现重症高颅压或用药后病情继续发展，应考虑手术；对已形成包膜或囊肿者，可考虑手术。对症治疗包括针对癫痫发作及高颅压的治疗等。

在早期进展过程中，病死率可达 5% ～ 10%；晚期慢性肉芽肿形成则预后较好。绝大多数脑型肺吸虫病临床治疗有较好疗效。

## 四、脑型疟疾

脑型疟疾（cerebral malaria）是一种由疟原虫感染引起的急性弥漫性脑病，是指高热伴有 CNS 受损症状的凶险型疟疾，成人死亡率达 10% ～ 50%。

疟原虫经按蚊叮咬传播进入体内，并在肝和红细胞中生长繁殖，破坏红细胞而引起疟疾。各种疟原虫均可导致脑型疟疾，以恶性疟原虫最为常见。脑型疟疾的发病机制目前仍不十分清楚，一般认为，脑血管中广泛充满了含疟原虫的红细胞并黏附于血管内皮，引起毛细血管阻塞、弥散性血管内凝血；同时，过度免疫应答和大量炎症因子释放，即促炎-抑炎反应失衡，从而导致脑型疟疾。

本病临床表现主要包括全身性症状和脑部症状，亦可有脑膜、脊髓及周围神经症状等。全身性症状有间歇性寒战、高热、大汗，伴贫血和脾大等。脑病症状多发生于病后 2 ～ 7 天，可出现头痛、呕吐、意识障碍、反应迟钝、癫痫发作等症状；局灶性症状较少，如失语、肢体瘫痪等卒中表现，可累及锥体外系、小脑和脑干引起相应症状，亦可累及脑膜、脊髓及周围神经等。

血液学检查示白细胞总数和嗜酸性粒细胞偏高，网织红细胞增加。病原体检查通常采用厚血膜法检测外周血的疟原虫滋养体和配子体，但骨髓涂片的检查阳性率更高。脑脊液检查可有压力增高、细胞数增加（以淋巴细胞为主）、蛋白质含量升高。多数患者颅脑 CT 或 MRI 无异常变化，部分患者显示脑水肿、脑室变小或类似脑梗死病灶。

临床首先要确定疟疾诊断，主要结合疫区旅居史、近期疟疾发作史及病原学检查进行综合判断，发作过程中多次进行血涂片或骨髓涂片检查发现疟原虫是诊断的重要依据。脑型疟疾主要根据伴发的神经系统症状和体征进行诊断，疟疾发作期神经系统症状加重，病情凶险，抗疟治疗通常疗效良好。须与中暑、钩端螺旋体脑膜炎、败血症、流行性乙型脑炎等相鉴别。

治疗上主要为病因治疗和对症支持治疗，病因治疗的药物有奎宁、青蒿素及其衍生物（如青蒿琥酯、蒿甲醚、蒿乙醚）等，可联合使用多西环素。我国科学家屠呦呦因研究青蒿素的杰出贡献，荣获 2015 年诺贝尔生理学或医学奖。蒿乙醚是我国研制的一种青蒿素衍生物，对恶性疟疾疗效较佳。对症支持治疗主要针对伴发的颅内压增高、脑水肿、高热、癫痫发作、贫血、肺水肿等。

# 第四章
# 中枢神经系统脱髓鞘疾病

## 第一节　多发性硬化

多发性硬化（multiple sclerosis，MS）是最常见的中枢神经系统特发性炎性脱髓鞘疾病（idiopathic inflammatory demyelinating diseases）之一。

### 一、病因与发病机制

多发性硬化本质上是一种自身免疫性疾病，环境因素和遗传易感性也共同参与发病。

“炎症”和“变性”贯穿多发性硬化的整个疾病病理生理过程。在某些诱因，特别是非特异性病毒感染激发的自身反应性 T 细胞介导的免疫性炎症，这些炎症反应的消退和再发与临床上的反复发作、缓解有关。而随着患病时间延长，逐渐加剧的轴索断裂、缺失和脑萎缩这一“变性”过程则与患者不断累积的神经功能残疾相关。

#### （一）遗传因素

多发性硬化患者的一级亲属发病风险约为正常人群的 7 倍。双胞胎研究显示：单卵双生的共患率（20% ～ 35%）比双卵双生的共患率（约 5%）显著提高。分子水平的研究提示：本病在一定程度上与 HLA Ⅱ类分子有关，特别是 HLA-DRB1*15 和 HLA-DRB1*06。

#### （二）环境因素

遗传易感性是多发性硬化发病的内因。此外，环境因素作为外因在本病的发病中也扮演着重要的角色。主要的环境因素包括：a. 病毒感染。长时间的观察研究发现，多发性硬化患者在疾病早期血清抗 EB 病毒抗体的阳性率较正常人群高；脑组织的多发性硬化斑块中，EB 病毒抗原表达水平较高。b. 维生素 D 和日照。维生素 D 和日照不足可能是多发性硬化特殊地理分布的潜在原因。流行病学及实验室数据证实高水平维生素 D 可以降低罹患多发性硬化的风险，甚至发现使用维生素 D 可减少多发性硬化的复发。c. 吸烟会增加多发性硬化的患病风险。

### 二、病理

多发性硬化典型的组织病理特征：散在于中枢神经系统白质（脑、脊髓和视神经）内多发的脱髓鞘斑块、血管周围炎症细胞浸润和星形胶质细胞增生。病灶多分布于视神经、脑室周围白质、胼胝体、脑干、小脑、颈段脊髓白质等。

传统的观点认为，多发性硬化病灶内轴索相对保留，中枢神经系统灰质很少受累。临床病理学最近发现很多新的组织病理特征包括轴索的病变、皮质和深部灰质的病灶、脑白质和灰质变性、软脑膜炎症细胞浸润，不同程度的髓鞘再生等。这些发现提示 MS 的多元病理机制，不仅仅是一种免疫相关的炎性疾病，还存在神经变性的病理生理过程。

## 三、临床表现

青壮年女性好发，发病年龄在 20 ～ 40 岁之间。部分患者有感染等前驱病史。

### （一）临床类型

根据病程特点，MS 的临床类型有：

**1. 缓解复发型（relapsing remitting MS，RRMS）**

以反复发作、缓解为临床特征。发病初期约 85% 的 MS 患者属于这一类型。

**2. 继发进展型（secondary progressive MS，SPMS）**

病初为 RRMS，经过数年至数十年的时间有 75% ～ 85% 的 RRMS 患者会出现持续进展，临床发作次数虽然减少，但神经功能残疾却逐渐加重。

**3. 原发进展型（primary progressive MS，PPMS）**

起病隐匿，无明显的临床发作，表现为逐渐进展的神经功能障碍。10% ～ 15% 患者属此型。目前 PRMS 已归入 PPMS 范畴。

**4. 进展复发型（progressive relapsing MS，PRMS）**

起病隐袭，神经功能障碍逐渐进展，在此背景下出现少量的急性发作，此型不到 5%。

### （二）临床症状

**1. 视神经炎**

急性视神经炎（optic neuritis，ON）是最常见的临床表现之一，约 20% 的患者以视神经炎为首发表现。通常急性起病，单眼受累多见；表现为视力减退，色觉缺失，视野缺损，眼球活动时疼痛。

**2. 急性脊髓炎**

表现为受累脊髓节段以下急性运动、感觉及自主神经功能障碍。从脊髓横断面上看，部分受损的脊髓炎较完全横贯性脊髓炎多见。深感觉损害往往会出现行走不稳、步态异常、精细动作笨拙等感觉性共济失调表现。一些患者可以仅累及脊髓后索，出现 Lhermitte 征（患者屈颈时出现自上肢沿脊柱向下肢放射的触电样感觉）。脊髓炎常导致偏瘫、截瘫和四肢瘫等上运动神经元性瘫痪和传导束性深浅感觉障碍。尚可出现节段性症状，如节段性分布的感觉异常及手肌萎缩等。胸背部束带感亦较为常见。脊髓炎以颈段脊髓最为多见。

PPMS 表现为慢性进展性脊髓病时，患者呈现隐匿的运动障碍、进行性肌张力增高和痉挛性截瘫的表现。

**3. 疲乏感**

患者最常见的表现之一，75% 的患者主诉乏力。表现为倦怠感、体力下降或精神萎靡不振，以致影响到日常事务的处理。

**4. 认知和情感障碍**

40% ～ 70% 的患者存在不同程度的认知功能缺陷，包括信息处理、注意力集中和抽象能力、操作能力，以及词语记忆能力减退等。皮质性失语、失用和失认少见。早期常有言语流畅性和词汇记忆障碍以及阅读困难等表现。情感障碍包括焦虑、抑郁、双相情感障碍以及情感失禁等，此外患者自杀的比例是一般人群的 2 ～ 3 倍。

**5. 疼痛**

约 30% ～ 50% 的患者在疾病过程中有疼痛。疼痛的形式多样，包括骨骼肌源性疼痛、痉挛性疼痛、神经痛、中枢性疼痛等。虽然疼痛程度与疾病的预后好坏无明显关联，但会严重降低患者的生活质量。

**6. 自主神经功能障碍**

大约 50% 患者有自主神经功能障碍。最常见的是膀胱、直肠功能障碍和性功能障碍。尿失禁、尿潴留及便秘常见，严重时会影响患者的家庭生活、社会和职业角色能力。

**7. 眼球活动障碍**

核间性眼肌麻痹最常见，这是特征性的脑干受累体征，由脑桥背内侧或中脑被盖区的内侧纵束受累导致；表现为同向侧视时患侧眼内收不能及对侧眼外展时出现眼球震颤。

**8. 小脑症状**

有各种形式的眼球震颤、眩晕、行走不稳。随病程进展，患者可出现严重的意向性震颤、协调困难、躯干共济失调、轮替动作不能和吟诗样言语。“Charcot 三联征”是指眼球震颤、意向性震颤和吟诗样言语，通常见于进展期患者，治疗较为困难。

**9. 发作性症状较少见**

三叉神经痛、发作性言语障碍和共济失调、痛性痉挛、发作性瘙痒和癫痫等。痛性痉挛又称痛性肌张力障碍样姿势异常，是 MS 最常见的发作性症状。痛性痉挛一般在 MS 急性发作后的恢复期多见。

**10. 热不耐受**

当暴露于较高的环境温度时，患者常会出现疲乏、无力或视物模糊等症状的一过性加重，此称 Uhthoff 现象。常见于炎热的天气、剧烈锻炼、洗热水澡或发烧时。此时躯体温度上升。一般脱离高温环境或体温恢复正常后，上述加重的症状会自行消失。此时应该注意与疾病复发或加重相鉴别。

## 四、辅助检查

**1. MRI**

敏感性高，能检出 MS 患者的亚临床病灶。典型的病灶主要分布在脑室周围、胼胝体、紧贴皮质的弓状纤维处、脑干、小脑和脊髓。病灶通常较小（直径 3 ～ 10mm），呈圆形或椭圆形。侧脑室周围的病灶其长轴常垂直于侧脑室表面，被称为“Dawson finger 征”。脊髓病灶多在一侧脊髓的后部和侧面，长度不超过 1 个椎体节段。急性病灶均可被钆造影剂增强。每次发作常能在 MRI 中发现新的 $T_2$ 病灶或 $T_1$ 增强病灶，所以 MRI 被普遍用于疾病的监测和随访。

**2. 脑脊液检查**

急性期脑脊液细胞数可轻至中度增高，一般不超过 $50/mm^3$，以淋巴细胞为主。蛋白质可轻度增高，并以球蛋白增高为主。

出现特异性的寡克隆带（OB）和 IgG 指数增高（＞ 0.7 为升高），说明存在鞘内中枢神经系统的免疫反应。

**3. 诱发电位**

应用视觉诱发电位、脑干听觉诱发电位和体感诱发电位，分别能检出视神经、听神经和周围神经传入中枢通路的亚临床病变。

## 五、诊断与鉴别诊断

诊断主要根据临床表现的时间和空间的多发，时间多发即病程多次缓解复发，空间多发即中枢神经系统内散在的多发病灶。MRI 检查、脑脊液寡克隆带和 IgG 指数测定及视觉、听觉、体感诱发电位检查可作为支持诊断的手段。MS 的诊断标准随辅助检查特别是影像学检查的发展而演变。

本病需与急性播散性脑脊髓炎相鉴别，急性播散性脑脊髓炎常发生于出疹性感染性疾病后或疫苗接种后，急性起病、发热、脑神经麻痹、瘫痪、精神症状等，病程较短，多无缓解复发病史。

## 六、治疗

### （一）急性发作期的治疗

目的是缓解急性加重的或新发神经系统症状。

**1. 糖皮质激素**

急性发作的首选治疗。甲泼尼龙 500mg/d 连用 5 天，或甲泼尼龙 1000mg/d 连用 3 天。之后可直接停用，或口服递减：如甲泼尼龙 60mg/d，口服 1 周，随后每 5 日减 10mg 直至减完，4 ～ 6 周为一疗程。注意激素不良反应的预防和处理。但激素治疗不能预防疾病复发，也不能改变疾病的进展趋势。

**2. 血浆交换**

对激素治疗反应不好的患者可将其作为二线治疗措施。血浆交换量通常为每次 40mL/kg 体重，进行 3 ～ 5 次。

**3. 大剂量免疫球蛋白（immunoglobulin，Ig）**

静脉滴注剂量为每天 0.4g/kg 体重，连用 5 天。对激素治疗反应不好者，可联合激素使用免疫球蛋白静脉滴注。

### （二）预防复发和防止疾病进展的治疗

又称疾病修正治疗。口服药有富马酸二甲酯、特立氟胺、芬戈莫德、西尼莫德等；注射剂有干扰素、醋酸格拉替雷、米托蒽醌、那他珠单抗、阿仑单抗和奥法妥木单抗。对无法获得上述治疗或有禁忌者，则选用环磷酰胺、硫唑嘌呤或氨甲蝶呤。

### （三）对症及康复治疗

疼痛者用卡马西平等。用 5-羟色胺再摄取抑制剂等抗抑郁。排尿障碍者通过尿流量测定和尿道括约肌肌电、决定用药或留置导尿。

# 第二节　视神经脊髓炎

视神经脊髓炎（NMO）也称为 Devic 病，是一种独特的 CNS 炎性脱髓鞘疾病。病变主要累及视神经和脊髓，引起严重的视力损害和肢体功能残疾，病程可以单相也可以反复发作，发作后多不能完全缓解，预后不佳。长期以来，NMO 被认为是 MS 的一个变异类型。近年来，越来越多的临床和基础研究的结果显示了 NMO 的独特性。

NMO 的确切发病率和患病率均不清楚，原因之一是以往缺乏统一的诊断标准，常常与 MS 混为一谈。在西方白种人中 NMO 占中枢神经系统脱髓鞘疾病的比例不足 1%。而在非白种人群，NMO 明显增多，如日本 NMO 占中枢神经系统脱髓鞘疾病的比例是 20% ～ 30%，新加坡 48%，印度 10% ～ 20%。NMO 平均发病年龄 39 岁左右，不同人种女性患病均明显多于男性。

## 一、病因与发病机制

NMO 的病因及发病机制还不清楚。在 CNS 脱髓鞘疾病中，西方常见的 MS 患者以大脑、脑干病损为主，而东方常见的 NMO 患者以视神经和脊髓损害为主，这提示疾病的发生与遗传素质及种族差异有关。临床、病理学以及免疫学的特征提示 NMO 的发病可能不同于 MS，抗体和补体介导的免疫损伤可能是导致 NMO 发病的主要因素。

NMO-IgG 是针对水通道蛋白 4（aquaponn-4，A-IgG，AQP4）的抗体。AQP4 是位于星形胶质细胞质膜上的一种整合蛋白，集中分布于血-脑脊液屏障星形胶质细胞足突部位，在维持 CNS 内的水平衡过程中起重要作用，与水中毒或局灶脑缺血后脑水肿形成有关。Pittock 等发现部分 NMO 患者脑部 MRI 异常信号主要位于下丘脑，偶尔也会延伸至围绕第三、四脑室旁的脑组织，而这些部位也正是 AQP4 富含区域。NMO-IgG 对 NMO 诊断具有高度特异性，90% 的 NMO 患者可以检出 NMO-IgG（检测体系不同，阳性率不同），而经典的 MS 不存在该抗体的表达。

## 二、临床表现

NMO 好发于青年，男女均可发病，女性多见［男 : 女为 1 :（3 ～ 9）］。往往呈急性或亚急性起病，病情进展迅速，可有缓解-复发。急性严重的横贯性脊髓炎和双侧同时或相继出现的球后视神经炎是本病特征性的临床表现，可在短时间内连续出现，导致截瘫和失明。除此之外，还有视神经和脊髓以外的症状和体征。

**1. 视觉症状**

首发的视觉障碍常为眼球后疼痛，尤其在转动眼球时明显，随即出现视力减退、视物模糊，严重者很快失明，双眼可同时发病，也可单眼发病，以后再累及另一侧视神经。检查时可见视野出现中心暗点或中心视野缺损，还可伴有周边视野缺损。眼底改变可表现为视神经炎或球后视神经炎，后期则出现视神经萎缩，对光反射减弱。眼外肌功能正常。

**2. 脊髓症状**

以横贯性脊髓病变首发的患者通常表现为双下肢无力、麻木，由远端开始，数日内逐渐上升至胸段甚至颈段脊髓水平而出现双下肢截瘫或四肢瘫，以胸段受累多见。双下肢瘫痪可为完全性，也可为不完全性。急性期为脊髓休克症状，表现为双下肢松弛性瘫痪，伴尿潴留，病变水平以下各种感觉缺失。至恢复期则瘫痪肢体的肌张力增高，腱反射亢进，出现病理反射等痉挛性瘫痪的体征。此外，不少患者可伴有痛性痉挛和 Lhermitte 征（屈颈时，自颈部出现一种异常针刺感沿脊柱向下放射至大腿或达足部）。病变水平以下也可伴有自主神经损害的症状，如少汗、皮肤划痕异常等。

**3. 视神经脊髓以外症状**

除了典型的视神经和脊髓受累的症状之外，很多 NMO 患者还会出现胃肠道症状，包括反复恶心呕吐以及顽固性呃逆等；内分泌功能紊乱症状，如闭经、催乳素增高并异常泌乳，个别甚至发生尿崩症，可有下丘脑功能障碍引起肥胖和贪食、嗜睡、低血钠和低体温等；脑病症状，如缄默、记忆力减退以及幻觉和精神症状等。这些非视神经和脊髓症状与部分 NMO 患者存在的脑内病灶相关。

多数 NMO 患者为单相病程，70% 的病例数日内出现截瘫，约半数患者受累眼发生全盲。少数患者为复发型病程，其中约 1/3 发生截瘫，约 1/4 视力受累，临床事件间隔时间为数月至半年，以后的 3 年内可多次复发孤立的 ON 和脊髓炎。

单病程 NMO 和复发型 NMO 临床特征也存在一些差别。Wingerchuk 等报道，单病程 NMO 平均发病年龄 29 岁（1 ～ 54 岁），复发型 NMO39 岁（6 ～ 72 岁）。复发型 NMO 女性比例更高，达 80% 以上。首次临床事件发展成为双侧视神经炎和脊髓炎的平均时间，单相病程 NMO 是 5d（0 ～ 151d），复发型 NMO 是 166d（2 ～ 730d）。单相病程 NMO 临床事件表现更为严重，54% 的患者受累眼睛经历过视力完全丧失，而复发型 NMO 中只有 28%，单相病程 NMO 中 70% 的患者出现过截瘫，复发型 NMO 中仅有 31%。虽然单相病程 NMO 临床事件比复发型 NMO 严重，但绝大多数单相病程 NMO 以后不会复发，并长期保持稳定，没有累积损伤，疾病恢复和神经功能保持会更好，5 年生存率 90%，往往死于其他病因。复发型 NMO 的复发频率个体之间差异很大，有的数月内出现多次发作，也有的缓解期超过 10 年。55% 的患者 1 年以内出现视神经炎或脊髓炎复发，3 年内增加至 78%，5 年内达 90%。虽然首次视神经炎和脊髓炎事件后功能恢复比单相病程 NMO 更好，但反复发作的累积效应使得复发型 NMO 的神经功能残疾反而更为严重。病程 5 年的患者，超过半数有单眼盲或需要辅助行走，5 年生存率 68%。严重颈脊髓炎导致呼吸衰竭在复发型 NMO 更常见，几乎 1/3 的患者会出现，也是此类患者死亡的主要原因。

## 三、实验室检查

**1. 血清与脑脊液**

大约 85% 的 MS 患者脑脊液中可检测到寡克隆带，而在 NMO 患者中出现率仅 15% ～ 35%。IgG 合成指数 NMO 也同样明显低于 MS。NMO 急性期脑脊液白细 IgG 胞数可超过 50/mm$^3$，可有中性粒细胞，这种脑脊液改变在典型 MS 非常少见。NMO-IgG 作为 NMO 特异性的生物学标志物，该抗体诊断 NMO 的敏感性达到 50% ～ 80%，特异性是 85% ～ 100%。

**2. MRI**

NMO 脊髓炎急性发作脊髓 MRI 会出现明显异常。最显著的特征是大多数病灶超过 3 个椎体长度，呈长 $T_1$ 和长 $T_2$ 信号改变，增强可见斑片状强化，病变主要位于脊髓中央，受累节段可见脊髓肿胀。随着时间推移，脊髓肿胀和强化变为持续髓内 $T_2$ 异常信号或（和）脊髓萎缩。而典型 MS 病灶一般不超过 1 ～ 2 个椎体长度，轴位上显示病灶局限，位于脊髓髓内偏外侧。NMO 视神经炎急性发作时，头颅 MRI 可有受累视神经或视交叉肿胀或（和）强化。头颅 MRI 扫描可以发现 60% 左右的 NMO 患者存在脑内病灶，病灶的分布和形态不同于经典的 MS 病灶，可以划分为两类：a. 沿脑室系统分布的病灶。脑室系统周围 AQP4 集中分布，针对 AQP4 局灶性免疫炎症反应导致病灶的形成。b. 片状分布的血管源性水肿病灶。病灶形成与丧失了 AQP4 对水稳态调节的功能有关，可以有云雾状增强。

**3. 视觉诱发电位**

多出现波形正常，时程明显延长。

## 四、诊断

**1. Wingerchuck 诊断标准**

（1）必要条件：a. 视神经炎；b. 急性脊髓炎；c. 除视神经和脊髓外，无其他中枢神经系统受累的证据。

（2）主要支持条件：a. 发作时头颅 MRI 阴性；b. 脊髓 MRI 异常延伸 3 个椎体节段以上；c. 脑脊液中白细胞数＞ 50 个 /$mm^3$ 或者中性粒细胞数＞ 5 个 /$mm^3$。

（3）次要支持条件：a. 双侧视神经炎；b. 严重视神经炎伴有视敏度低于 20/200；重的、持续的一个以上的肢体肌力＜ 2 级。

近来认为，NMO 也可以出现视神经和脊髓以外的其他中枢神经系统结构的累及，包括脑干、小脑、大脑半球等部位的病变，但不符合 MS 的 MRI 诊断标准。NMO-IgG 是视神经脊髓炎特异的免疫标志物，其特异性甚至高于脊髓内超过 3 个节段的异常信号。基于上述新的认识，2006 年出现了改版的 Wingerchuck NMO 诊断标准。

**2. 改版的 Wingerchuck（2006）NMO 诊断标准**

（1）必要条件：a. 视神经炎；b. 急性脊髓炎。

（2）支持条件：a. 脊髓 MRI 异常病灶延伸 3 个椎体节段以上；b. 头颅 MRI 不符合 MS 诊断标准；c. 血清 NMO-IgG 阳性。

具备全部必要条件和支持条件中的 2 条，即可诊断 NMO。改版的 NMO 诊断标准删除了“除视神经和脊髓外，无其他中枢神经系统受累的证据”的必要条件，增加了 NMO-IgG 血清学检测阳性的支持条件。对相同 NMO 患者，老版诊断标准的敏感性为 85%，特异性仅为 48%；而新版诊断标准的敏感性为 94%，特异性为 96%。

**3. NMO 疾病谱**

由于 NMO-IgG 诊断 NMO 具有高度特异性，在有视神经和脊髓受累表现的 CNS 脱髓鞘疾病中诊断出 NMO 的敏感性为 99%，特异性为 90%。Wingerchuk 等还提出了 NMO 疾病谱的概念，该疾病谱涵盖：a. NMO（2006 年定义）；b. NMO 限定形式：包括原发性单次发作或复发性纵向延伸性脊髓炎（脊髓 MRI 病灶长度≥ 3 个椎体）及复发性或双侧同时发生的视神经炎；c. 亚洲视神经脊髓型多发性硬化；d. 伴有系统性自身免疫性疾病的视神经炎或纵向延伸性脊髓炎；e. 伴有 NMO 特征性脑部病灶（下丘脑、胼胝体、脑室旁或脑干）的视神经炎或脊髓炎。

## 五、鉴别诊断

**1. 多发性硬化（MS）**

MS 可表现为 NMO 的临床模式，脑脊液及 MRI 检查可鉴别。CSF-MNC 计数＞ 50/$mm^3$ 或中性粒细胞增多在 NMO 很常见，但 MS 罕见，90% 以上 MS 的患者脑脊液存在寡克隆带，但 NMO 不常见；MRI 所见也有助于 NMO 与 MS 的鉴别。NMO 发病初期头部 MRI 多正常，复发-缓解型 MS 多有典型病灶；NMO 患者脊髓纵向融合病变超过 3 个脊柱节段，通常 6 ～ 10 个节段，而 MS 的脊髓病变极少超过 2 个脊椎节段；NMO 脊髓肿胀和钆强化也较常见。

**2. 特发性视神经炎和脊髓炎**

特发性视神经炎和脊髓炎可以作为NMO和MS发病的表现，但大部分（80%～90%）患者并不转化成NMO或MS，需要综合评估头颅和脊髓MRI、CSF白细胞、OB、IgG指数，NMO-IgG以及随访复发的情况进行鉴别诊断。

**3. 其他**

如Leber视神经病、横贯性脊髓炎、亚急性坏死性脊髓病、亚急性联合变性、脊髓硬脊膜动静脉瘘、脊髓小脑性共济失调、遗传性痉挛性截瘫、脊髓肿瘤、脊髓血管病、热带痉挛性瘫痪、肝性脊髓病等，也应与NMO相鉴别。

## 六、治疗

以往由于NMO被认为是MS的亚型，因此NMO的治疗以MS作为参照，然而近年来研究发现提示NMO与MS存在不同的免疫病理致病途径，因此越来越多的临床试验开始针对NMO患者以求寻找更为有效的治疗。

**1. 急性期治疗**

（1）糖皮质激素：采用大剂量甲泼尼龙冲击疗法能加速病情缓解，是首选的急性期治疗方法。而激素的具体用法用量，需要考虑疾病累及的部位、严重程度以及患者的机体状况来综合考量。由于视神经和脊髓的累及都会引起严重的后果（失明或瘫痪），笔者建议最初治疗需要采用大剂量的冲击治疗，具体应用的疗程也应该视疾病进展和治疗反应的情况而定，与典型MS发作的治疗相比，NMO急性发作通常需要更长疗程的激素应用。部分NMO，特别是伴发其他自身免疫性疾病的患者，对激素有一定依赖性，在减量过程中病情再次加重甚至复发，对激素依赖性患者，激素减量过程要慢，甚至需要长期的小剂量激素维持。

（2）血浆置换：NMO患者对甲泼尼龙冲击疗法反应不佳时，可以考虑用血浆置换疗法，可能会有意外的疗效，特别是早期应用，在进行2次血浆置换后即有明显改善，进一步证实NMO体液免疫机制的重要性，去除血浆中抗体、免疫复合物及激活的补体，可能减少中枢神经系统的炎性反应。有临床试验表明，用激素冲击治疗无效的NMO患者，用血浆置换治疗约50%的患者仍有效，一般建议血浆置换治疗3～5个疗程，每个疗程用血浆2～3L，多数血浆置换1～2次后见效。

（3）静脉注射大剂量免疫球蛋白：对甲泼尼龙冲击疗法反应差的患者，可选用IVIg，从临床经验看，IVIg治疗NMO较治疗MS效果好。免疫球蛋白用量是0.4g/(kg·d)，静脉滴注，一般连续用5d为1个疗程。

（4）激素联合其他免疫抑制剂：在激素冲击治疗疗效不佳时，尤其合并其他自身免疫疾病的患者，可选择激素联合其他免疫抑制剂治疗方案。有报告系统性红斑狼疮合并NMO女性患者，在口服和静脉使用大剂量激素、免疫球蛋白和麦考酚酯治疗无效后，采用环磷酰胺治疗，终止了复发。

**2. 缓解期治疗**

缓解期治疗的目的为预防复发，对于急性发作后的NMO、NMO高危综合征及血清NMO-IgG阳性者应做早期预防治疗；对于孤立性横贯性脊髓炎合并NMO-IgG阳性的患者，高度预示有复发的可能，应预防治疗。与MS不同，干扰素β不能预防NMO复发。

（1）免疫抑制剂：硫唑嘌呤2～3mg/（kg·d）单用或联合口服泼尼松治疗NMO，有效超过18个月，对于NMO-IgG血清阳性患者应长期应用免疫抑制剂，以防复发（B级推荐）。

其他免疫抑制剂还可选用来氟米特、环孢素、环磷酰胺、吗替麦考酚酯、FK506 等。另有报道每月 1 次静脉滴注米托蒽醌（12mg/m²）6 个月，后每 3 个月 1 次再用 3 次，对预防 NMO 复发有效，对于反复发作的 NMO，其他方法治疗效果不佳者可选用（C 级推荐），但应监测米托蒽醌的心脏毒性。

（2）利妥昔单抗（rituximab）：是一种针对 B 细胞表面 CD20 的单克隆抗体，国内常用于 B 细胞淋巴瘤的靶向治疗，该药对类风湿关节炎等免疫疾病同样有效。应用利妥昔单抗治疗 MS 和 NMO 的Ⅱ期临床试验结果显示 B 细胞消减治疗有显著疗效，现正进行Ⅲ期临床试验。有报道用利妥昔单抗治疗 25 例 NMO 患者，观察 19 个月，复发率显著降低（$P < 0.001$），80% 的功能障碍有改善或病情稳定，2 例在随访中死亡。应用利妥昔单抗要注意预防感染。

（3）其他：部分 NMO 患者对糖皮质激素有一定依赖性，对于这部分患者激素减量要比 MS 慢，有报道小剂量泼尼松维持治疗能减少 NMO 复发，也有报道定期激素冲击，如每 3 个月冲击 1 次，能减少 NMO 复发，但尚无大样本多中心随机对照试验结果，目前尚无充分循证医学证据表明糖皮质激素能预防 NMO 复发。间断静脉滴注大剂量免疫球蛋白是否能预防 NMO 复发，仅有小样本报道有效，尚缺乏大样本随机对照研究。我国 NMO 患者较多，绝大多数为复发型 NMO，应进行多中心随机对照研究，以寻找预防 NMO 复发的有效方法。

**3. 对症治疗**

（1）疼痛及痛性痉挛：可用卡马西平、加巴喷丁、阿米替林、度洛西汀等。

（2）精神症状：可按精神疾病治疗，特别是有严重抑郁者应预防自杀，并选择氟西汀、盐酸帕罗西汀等抗抑郁药物治疗。

（3）疲劳症状：鼓励活动，康复训练。药物可用金刚烷胺，每次 0.1g，每日 3 次。

（4）膀胱直肠功能障碍：尿失禁可选用丙米嗪、奥昔布宁、哌唑嗪等；尿潴留应导尿，便秘可用缓泻药，重者可灌肠。

（5）下肢痉挛：可用巴氯芬口服，重者可椎管内给药，也可用肉毒毒素 A。

**4. 预后**

约 1/3 的视神经炎患者可完全恢复，多数病例包括视力显著减退及视盘苍白者也可显著改善视力。色觉障碍是常见表现，可持续数个月，发病后 2 周内开始恢复。12% ～ 50% 以上的视神经炎患者终将发生 MS 其他体征，视神经脊髓炎，儿童期初次发作的视神经炎演变为 MS 的危险性较低。NMO 临床表现较典型 MS 严重，MS 发作后常进入缓解期或慢性进展期，NMO 患者多因一连串发作而加剧。单相型病损重于复发型，但长期预后如视力、肌力、感觉功能均较复发型好。亚洲国家与西方国家的视神经炎临床特点不尽相同，视神经炎与 MS 及 NMO 的关系不十分明确，也缺乏视神经炎发展成 MS 或 NMO 的研究。对于脱髓鞘性视神经炎宜采用西方国家成熟的研究方法和 MRI 标准对我国视神经炎患者的临床特点、MRI、免疫学检查和 HIA 等特点与发展成 MS 或 NMO 可能的关系及其治疗方法、复发情况、视力预后等进行更深入的研究，观察尽早治疗的疗效和各种疗法的价值，以指导临床实践。

## 第三节　急性播散性脑脊髓炎

急性播散性脑脊髓炎（acute disseminated encephalomyelitis，ADEM）是广泛累及脑和脊髓的急性炎症性脱髓鞘疾病，多为单相病程，儿童和青壮年多见，通常发生在感染后、出疹后或疫苗接种后，又称感染后、出疹后或疫苗接种后脑脊髓炎。

## 一、病因及发病机制

ADEM 的具体发病机制尚未完全明了，起初人们认为 ADEM 的发生与病毒感染或疫苗接种有关。目前认为 ADEM 是一种通过细胞免疫介导、针对中枢神经髓鞘蛋白的自身免疫性疾病。

## 二、临床表现

（1）该病好发于儿童和青壮年，病前 1 个月内常有前驱感染史或疫苗接种史。急性起病，数日达高峰，多为散发，无季节性。

（2）临床出现多灶性神经功能缺损的症状，如脑和脊髓的弥漫性损害。脑实质受累表现为发热、头痛、意识障碍及精神异常等，常伴有局限性或全面性痫性发作，严重者迅速出现昏睡、昏迷、去大脑强直发作，以及偏瘫、失语、视野缺损、脑神经麻痹和共济失调等。脊髓受累出现受损平面以下的四肢瘫痪或截瘫，传导束型感觉障碍及不同程度的括约肌功能障碍。

（3）出疹后脑脊髓炎通常见于发疹后 2 ～ 4 日，患者常在疹斑消退、症状改善时再次出现高热、抽搐、昏睡和深昏迷等。有些患者发生偏瘫或小脑损害综合征，也可发生横贯性脊髓炎。

（4）急性坏死出血性脑脊髓炎（acute necrotizing hemorrhagic encephalomyelitis）又称为急性出血性白质脑炎，被认为是 ADEM 的暴发型。常见于青壮年，病前 1 ～ 2 周内可有上呼吸道感染病史，起病急骤，病情凶险，症状体征在 2 ～ 4 日内到达高峰，死亡率高。表现为高热、意识模糊或昏迷进行性加深、烦躁不安、痫性发作、偏瘫或四肢瘫；CSF 压力增高、细胞数增多；脑电图示弥漫性慢波。

## 三、辅助检查

### 1. 实验室检查

外周血白细胞计数可增多，C 反应蛋白（CRP）可增高。

### 2. CSF

压力增高或正常，CSF 单个核细胞增多，蛋白轻度至中度增高，以 IgG 增高为主，寡克隆带可以阳性。

### 3. 脑电图

多有弥漫性慢波活动变化。

### 4. 神经影像学

CT 显示白质内弥散性多灶性大片或斑片状低密度区，可见环形或结节状强化。MRI 可见脑和脊髓白质内散在多发的 $T_1$ 低信号、$T_2$ 高信号病灶，部分病灶可强化，脑室周围多见，深部灰质亦可受累，有助于 ADEM 与 MS 鉴别。

## 四、诊断

根据儿童及青壮年患者，感染或疫苗接种后急性起病的脑、脊髓多灶性弥漫性损害症状与体征；CSF 压力正常或增高，CSF 细胞增多、蛋白增高；脑电图示广泛中度异常；CT 或 MRI 显示脑和脊髓内多发散在病灶等可作出临床诊断。

## 五、鉴别诊断

**1. 多发性硬化（MS）**

好发于成人，前期感染史不明显，一般呈复发-缓解的多相病程，临床表现以局灶的神经功能损害为主，全脑症状少见，影像学多见脑室周围椭圆形或线形病灶，与脑室邻近或垂直。ADEM 多见于儿童，有感染史或疫苗接种史，急性单相病程，可有发热、意识障碍、精神症状等明显全脑症状。影像学可见弥漫的多灶性大片白质病变，深部灰质受累有助于 ADEM 的诊断。

**2. 单纯疱疹病毒性脑炎**

单纯疱疹病毒性脑炎高热、抽搐常见，急性播散性脑脊髓炎相对较少见，脑脊液检查前者单纯疱疹病毒抗体滴度增高，且单纯疱疹病毒性脑炎 MRI 表现为大脑颞叶、额叶的长 $T_1$、长 $T_2$ 异常信号，而 ADEM 则表现为白质内多灶性病变。

## 六、治疗

**1. 糖皮质激素**

早期足量大剂量冲击治疗是治疗 ADEM 的主要措施，之后改为泼尼松或甲泼尼龙口服递减治疗。

**2. 大剂量免疫球蛋白**

静脉输注 0.4g/（kg · d）3 ～ 5 日，可单独使用或与糖皮质激素合用。

**3. 对症支持治疗**

高热昏迷者可采用物理降温或冬眠疗法；颅内压增高使用脱水剂，同时注意感染、加强营养，维持水电解质平衡。

# 第五章
# 运动障碍疾病

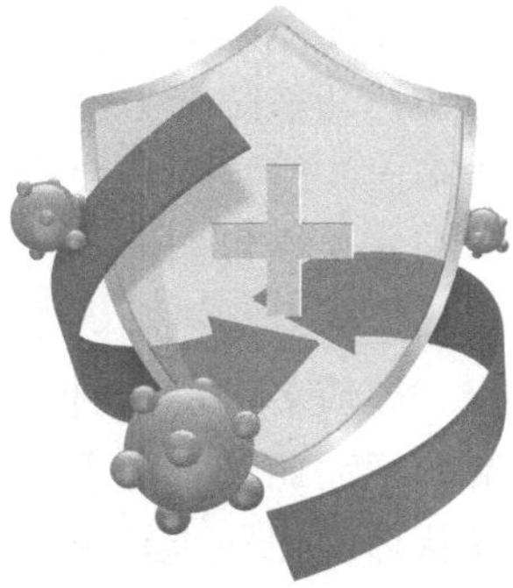

## 第一节　帕金森病

帕金森病（Parkinson′s disease，PD），又名震颤麻痹（paralysis agitans），是一种常见于中老年的神经系统变性疾病，临床上以静止性震颤、运动迟缓、肌强直和姿势平衡障碍为主要特征。我国 65 岁以上人群患病率为 1700/10 万，与欧美国家相似，患病率随年龄增加而升高，男性稍高于女性。

### 一、病因与发病机制

**1. 病因**

主要病理改变为黑质多巴胺（DA）能神经元变性死亡，但其病因尚未完全阐明，可能与下列因素有关。

（1）遗传因素：大部分 PD 病例是散发的，3% ～ 5% 的患者是由遗传原因引起的单基因 PD，而 90 种遗传风险变体共同解释了 16% ～ 36% 的非单基因 PD 遗传风险。少数家族性 PD 患者中存在编码 α-突触核蛋白（α-synuclein）的 SNCA 基因突变，呈常染色体显性遗传。目前已发现二十多种相关基因，有研究发现早发型 PD 患者携带 PD 致病基因突变，且发病年龄越早，携带致病基因突变的概率越高。虽然基因突变仅导致少数 PD 病例，但研究这些基因编码的蛋白功能有助于人们理解 PD 发病机制、判断疾病预后、筛选治疗、遗传咨询。

（2）环境因素：a. 毒物：1-甲基-4-苯基-1,2,3,6-四氢吡啶（MPTP）在人和灵长类动物中均可诱发典型的帕金森综合征。MPTP 可在胶质细胞中转变为强毒性 1-甲基-4-苯基-吡啶离子（$MPP^+$），选择性地摄入黑质多巴胺能神经元内，通过线粒体功能障碍导致多巴胺能神经元变性、丢失。另外某些杀虫剂、除草剂、鱼藤酮、异喹啉类化合物、重金属等也可通过类似的机制引起多巴胺能神经元变性死亡。b. 其他因素：吸烟、咖啡、非甾体抗炎药、高尿酸及体力活动与 PD 发病风险呈负相关。

（3）神经系统老化：帕金森病主要发生于中老年人，40 岁以前发病少见，提示神经系统老化与发病有关。有资料显示，30 岁以后黑质多巴胺能神经元、纹状体多巴胺递质水平随年龄增长逐渐减少。尽管如此，其程度并不足以导致发病，老年人群中患病者也只是少数，所以神经系统老化只是帕金森病的促发因素。

（4）多因素交互作用：目前认为帕金森病并非单因素所致，而是多因素交互作用的结果。除基因突变导致少数患者发病外，基因易感性也可使患病概率增加，但并不一定发病，只有在环境因素、神经系统老化等因素的共同作用下，通过氧化应激、线粒体功能紊乱、蛋白酶体功能障碍、炎性和/或免疫反应、钙稳态失衡、兴奋性毒性、细胞凋亡等机制导致黑质多巴胺能神经元大量变性、丢失，才会导致发病。

**2. 发病机制**

经典发病机制涉及以下生化改变。

黑质多巴胺能神经元通过黑质-纹状体通路将神经递质多巴胺输送到纹状体，参与基底节的运动调节。由于帕金森病患者的黑质多巴胺能神经元显著变性丢失（50%以上），黑质纹状体多巴胺能通路变性，纹状体多巴胺递质水平显著降低，降至70%以下时则出现临床症状。多巴胺递质降低的程度与患者的症状严重度呈正相关。

纹状体中多巴胺与乙酰胆碱（ACh）两大递质系统的功能相互拮抗，两者之间的平衡对基底节运动功能起着重要调节作用。PD患者纹状体多巴胺水平显著降低，造成乙酰胆碱能系统功能相对亢进。这种递质失衡及皮质-基底节-丘脑-皮质环路活动紊乱与PD患者肌张力增高、动作减少等运动症状的产生密切相关。此外，中脑-边缘系统和中脑-皮质系统的多巴胺水平显著降低是智能减退、情感障碍等高级神经活动异常的生化基础。多巴胺替代治疗药物和抗胆碱能药物对帕金森病的治疗原理正是基于纠正这种递质失衡。

## 二、临床表现

发病年龄平均约为55岁，多见于60岁以后，40岁以前相对少见。男性略多于女性。隐匿起病，缓慢进展。

**1. 运动症状**

常始于一侧上肢，逐渐累及同侧下肢，再波及对侧上肢及下肢。

（1）静止性震颤：即肢体处于完全静止状态时出现4～6Hz震颤（运动起始后被抑制）。常为首发症状，静止时出现或增强，随意运动时减轻或停止，紧张或激动时加剧，入睡后消失。典型表现是拇指与屈曲的示指间呈“搓丸样”动作。

（2）肌强直：当患者处于放松体位时，屈肌与伸肌张力同时增高。四肢及颈部主要关节的被动运动缓慢。由于关节被动运动时始终保持阻力增高，似弯曲软铅管，称为铅管样强直；如患者伴有震颤，检查者感觉在均匀阻力中出现断续停顿，如同转动齿轮，称为齿轮样强直。

（3）运动迟缓：即运动缓慢，以及在持续运动中，运动幅度或速度下降或者逐渐出现迟疑、犹豫或暂停。早期以手指精细动作（如解或扣纽扣、系鞋带等动作）缓慢为主，逐渐发展为全面性随意运动减少、迟钝，晚期因合并肌张力增高致起床、翻身均有困难。查体见面容呆板、双眼凝视、瞬目减少，酷似“面具脸”；口、咽、腭肌运动迟缓时，表现为语速变慢、语音低沉、吐字欠清；书写字体越写越小，呈现“小字征”；做快速重复性动作如拇指、示指对指时表现为运动速度缓慢和幅度减小。

（4）姿势步态与平衡障碍：在疾病早期，表现为走路时患侧上肢摆臂幅度减小或消失，下肢拖曳。随病情进展，步伐逐渐变小变慢，启动、转弯时尤为明显，自坐位、卧位起立时困难。有时行走中步伐突然变小或停止，好似双脚突然粘在地上，不能动弹，称为“冻结”现象。有时迈步后，以极小的步伐越走越快，不能及时止步，称为前冲步态或慌张步态。

**2. 非运动症状**

非运动症状也是十分常见和重要的临床症状，可以早于或伴随运动症状发生。

（1）感觉障碍：疾病早期即可出现嗅觉减退，中晚期常有肢体麻木、疼痛。

（2）睡眠障碍：疾病早期即可出现，尤其以快速眼动睡眠行为障碍（rapid eye movement sleep behavior disorder，RBD）常见。有些患者可伴有不宁腿综合征（restless legs syndrome，RLS）。

（3）自主神经功能障碍：临床常见，如便秘、多汗、脂溢性皮炎（油脂面）等。吞咽活动减少可导致流涎。疾病后期也可出现性功能减退、排尿障碍或直立性低血压。

（4）精神和认知障碍：多达半数患者伴有抑郁，其次常伴有焦虑。患者在疾病晚期可发生认知障碍乃至痴呆，以及幻觉，其中视幻觉多见。

## 三、辅助检查

**1. 实验室检查**

常规检查均无异常。在少数患者中可以发现基因突变；可以发现脑脊液和唾液中α-突触核蛋白、DJ-1 蛋白含量增高，脑脊液中的高香草酸（HVA）含量降低。

**2. 嗅觉测试**

嗅觉测试可发现早期患者的嗅觉减退。

**3. 影像学检查**

结构影像如 CT、MRI 检查无特征性改变；正电子发射断层扫描（PET）或单光子发射计算机断层扫描（SPECT）检查在疾病早期甚至临床前驱期即能显示异常，有较高的诊断价值。其中以 $^{18}$F-FP-CIT、$^{18}$F-FP-DTBZ、$^{11}$C-CFT 等示踪剂行多巴胺能神经元功能显像可显示壳核多巴胺能摄取降低，以 $^{18}$F-DOPA 示踪剂行多巴摄取 PET 显像可显示多巴胺合成减少；以 $^{123}$I-IBZM 作示踪剂行 $D_2$ 多巴胺受体功能显像可显示其活性在早期呈去神经超敏，后期低敏。心脏间碘苄胍（metaiodobenzylguanidine，MIBG）闪烁照相术可显示早期 PD 患者心脏交感神经元分布下降，MIBG 摄取量减少。经颅超声（transcranial sonography，TCS）可通过耳前的听骨窗探测黑质回声，可以发现绝大多数 PD 患者的黑质回声异常增强（单侧回声面积＞ $20mm^2$）。

**4. 病理检查**

外周组织如胃窦部和结肠黏膜、下颌下腺、皮肤等部位可以检出α-突触核蛋白异常聚集。

## 四、诊断

参考国际帕金森病及运动障碍学会 2015 年推出的 PD 临床诊断新标准，结合我国实际，我国帕金森病及运动障碍学组和专委会制定了中国帕金森病临床诊断标准。

**1. 必备条件**

① 运动迟缓：启动或在持续运动中肢体运动幅度减小或速度缓慢；

② 至少存在下列 1 项：肌强直或静止性震颤。

**2. 支持标准**

① 患者对多巴胺能药物的治疗具有明确且显著的疗效。在初始治疗期间，患者的功能可恢复或接近正常水平。在没有明确记录的情况下，初始治疗的显著应答可定义为以下两种情况：a. 药物剂量增加时症状显著改善，剂量减少时症状显著加重。以上改变可通过客观评分（治疗后 UPDRS-Ⅲ评分改善超过 30%）或主观描述（由患者或看护者提供的可靠而显著的病情改变）判断。b. 存在明确且显著的开 / 关期症状波动，并在某种程度上包括可预测的剂末现象。

② 出现左旋多巴诱发的异动症。

③ 临床查体观察到单个肢体的静止性震颤（既往或本次检查）。

④ 以下辅助检测阳性有助于特异性鉴别帕金森病与非典型性帕金森综合征：存在嗅觉减退或丧失，或头颅超声显示黑质异常高回声（＞ $20mm^2$），或心脏间碘苄胍（MIBG）闪烁显像法显示心脏去交感神经支配。

**3. 排除标准（不应存在下列情况）**

a. 存在明确的小脑性共济失调，如小脑性步态、肢体共济失调或者小脑性眼动异常（持续的凝视诱发的眼震、巨大方波跳动、超节律扫视）；b. 出现向下的垂直性核上性凝视麻痹，或者向下的垂直性扫视选择性减慢；c. 在发病后 5 年内，患者被诊断为高度怀疑的行为变异型额颞叶痴呆或原发性进行性失语；d. 发病 3 年后仍局限于下肢的帕金森样症状；e. 多巴胺受体拮抗剂或多巴胺耗竭剂治疗诱导的帕金森综合征，其剂量和时程与药物性帕金森综合征一致；f. 尽管病情为中等严重程度［根据 MDS 统一帕金森病评定量表（MDS Unified Parkinson Disease Rating Scale，MDSUPDRS），评定肌强直或运动迟缓的计分大于 2 分］，但患者对高剂量（不少于 600mg/d）左旋多巴治疗缺乏显著的治疗应答；g. 存在明确的皮质复合感觉丧失（如在主要感觉器官完整的情况下出现皮肤书写觉和实体辨别觉损害），以及存在明确的肢体观念运动性失用或进行性失语；h. 分子影像学检查突触前多巴胺能系统功能正常；i. 存在明确可导致帕金森综合征或疑似与患者症状相关的其他疾病，或者基于全面诊断评估，由专业评估医师判断其可能为其他综合征，而非帕金森病。

**4. 警示征象（支持诊断其他疾病）**

a. 发病后 5 年内出现快速进展的步态障碍，以至于需要经常使用轮椅；b. 运动症状或体征在发病后 5 年内或 5 年以上完全不进展，除非这种病情的稳定与治疗相关；c. 发病后 5 年内出现球部功能障碍，表现为严重的发音困难、构音障碍或吞咽困难（须进食较软的食物，或通过鼻胃管、胃造瘘进食）；d. 发病后 5 年内出现吸气性呼吸功能障碍，即在白天或夜间出现吸气性喘鸣或者频繁的吸气性叹息；e. 发病后 5 年内出现严重的自主神经功能障碍，包括：直立性低血压，即在站起后 3 分钟内，收缩压下降至少 30mmHg 或舒张压下降至少 20mmHg，并排除脱水、药物或其他可能解释自主神经功能障碍的疾病；发病后 5 年内出现严重的尿潴留或尿失禁（不包括女性长期存在的低容量压力性尿失禁），且不是简单的功能性尿失禁（如不能及时如厕），对于男性患者来说，尿潴留必须不是由前列腺疾病引起的，且伴发勃起障碍；f. 发病后 3 年内由于平衡障碍导致反复（＞ 1 次 / 年）跌倒；g. 发病后 10 年内出现不成比例的颈部前倾或手足挛缩；h. 发病后 5 年内不出现任何一种常见的非运动症状，包括嗅觉减退、睡眠障碍（睡眠维持性失眠、日间过度嗜睡、快速眼动睡眠行为障碍）、自主神经功能障碍（便秘、日间尿急、症状性直立性低血压）、精神障碍（抑郁、焦虑、幻觉）；i. 出现其他原因不能解释的锥体束征；j. 起病或病程中表现为双侧对称性的帕金森综合征症状，没有任何侧别优势，且客观查体亦未观察到明显的侧别性。

临床确诊的帕金森病需要具备：a. 不存在绝对排除标准；b. 至少存在两条支持性标准；c. 没有警示征象。

临床很可能的帕金森病需要具备：a. 不存在绝对排除标准；b. 如果出现警示征象则需要通过支持性标准来抵消：如果出现 1 条警示征象，必须满足至少 1 条支持性标准来抵消；如果出现 2 条警示征象，必须满足至少 2 条支持性标准来抵消；如果出现 2 条以上警示征象，则诊断不能成立。

## 五、鉴别诊断

本病须与其他原因引起的帕金森综合征鉴别。

**1. 继发性帕金森综合征**

共同特点是有明确病因可循，如感染、药物、中毒、脑动脉硬化、外伤等，相关病史是鉴别诊断的关键。a. 继发于甲型脑炎的帕金森综合征，目前已罕见；b. 多种药物均可引起药物性帕金森综合征，如神经安定剂（吩噻嗪类及丁酰苯类）、利血平、氟桂利嗪、甲氧氯普胺等，一般是可逆的；c. 老年人基底节区多发性腔隙性梗死可引起血管性帕金森综合征，患者有高血压、动脉硬化及卒中史，步态障碍较明显，震颤少见，常伴锥体束征；d. 拳击手中偶见头部外伤引起的帕金森综合征 。

**2. 其他神经变性疾病的帕金森综合征**

不少神经变性疾病具有帕金森综合征表现。这些神经变性疾病各有其特点，包括遗传性和散发性，除程度不一的帕金森样表现外，还有其他征象鉴别点，如垂直性眼球凝视障碍（常见于进行性核上性麻痹）、小脑性共济失调（常见于多系统萎缩小脑型）、早期出现且严重的痴呆和视幻觉（常见于路易体痴呆）、角膜色素环（常见于肝豆状核变性）、皮质复合感觉缺失和失用（常见于皮质基底节变性）等。此外，这些疾病所伴发的帕金森症状，常以强直、少动为主，震颤少见，对左旋多巴治疗不敏感。

**3. 其他**

（1）特发性震颤：以双上肢姿势性或动作性震颤为特点，可伴有下肢、头部、口面部或声音震颤，无肌强直及运动迟缓，30% ～ 50% 的患者有家族史，在各年龄段均可发病，饮酒或服用普萘洛尔后震颤可显著减轻。

（2）抑郁症：可伴表情贫乏、言语单调、随意运动减少，但无肌强直和震颤，抗抑郁药治疗有效。

（3）脑血管病：早期帕金森病症状限于一侧肢体，患者常主诉一侧肢体无力或不灵活，若无震颤，易误诊为脑血管病，仔细查体易于鉴别。

## 六、治疗

**1. 治疗原则**

（1）综合治疗：应对 PD 的运动症状和非运动症状采取综合治疗，包括药物治疗、手术治疗、肉毒毒素治疗、运动疗法、心理疏导及照料护理。药物治疗为首选，且是整个治疗过程中的主要治疗手段，手术治疗则是药物治疗的一种有效补充手段，肉毒毒素注射是治疗局部痉挛和肌张力障碍的有效方法。目前应用的治疗手段，无论药物还是手术，只能改善症状，不能阻止病情的发展，更无法治愈疾病。因此，治疗不仅立足当前，而且须长期管理，以达到长期获益。

（2）用药原则：a. 总体目标，有效改善症状，提高工作能力和生活质量。提倡早期诊断、早期治疗，不仅可以更好地改善症状，而且可以延缓疾病进展。b. 强调个体化，遵循循证医学证据，综合考虑患者的疾病特点（是以震颤为主，还是以强直少动为主）进行选择用药，同时须考虑患者发病年龄、就业状况、有无共病、疾病严重度、有无认知障碍、药物可能的副作用、患者的意愿、经济承受能力等因素。c. 避免、推迟或减少药物的副作用和运动并发症，坚持“剂量滴定”以避免产生药物急性副作用，力求实现“尽可能以小剂量达到满意临床效果”，可避免或降低运动并发症尤其是异动症的发生率。

**2. 早期 PD 的药物治疗**

疾病一旦发生将随时间推移而渐进性加重，疾病早期阶段较后期阶段进展快。目前的观点是早期诊断、早期治疗。早期治疗可以采用非药物治疗（运动疗法等）和药物治疗。药物治疗开始多以单药治疗为主，但也可采用小剂量两药（针对多靶点）联用，力求疗效最佳、维持时间长和降低运动并发症发生率。

（1）首选药物原则

① 老年前（＜ 65 岁）患者，且不伴智能减退，可有如下选择：a. 非麦角类多巴胺受体（DR）激动剂；b.B 型单胺氧化酶（MAO-B）抑制剂，或加用维生素 E；c. 复方左旋多巴；d. 恩他卡朋双多巴片；e. 金刚烷胺；f. 抗胆碱能药。首选药物并非完全按照以上顺序，患者情况不同，选择方案不同。

② 老年（≥ 65 岁）患者，或伴智能减退：首选复方左旋多巴，必要时可加用 DR 激动剂、MAO-B 抑制剂或儿茶酚-O-甲基转移酶（COMT）抑制剂。抗胆碱能药（如苯海索）尽量不用，尤其老年男性患者，因其有较多副作用，除非有严重震颤，并明显影响患者的日常生活能力。

（2）治疗药物

① 抗胆碱能药：主要有苯海索，主要适用于震颤明显且年轻的患者，老年患者慎用，闭角型青光眼及前列腺肥大患者禁用。主要副作用有口干、视物模糊、便秘、排尿困难，影响认知，严重者有幻觉、妄想。

② 金刚烷胺：对少动、强直、震颤均有改善作用，对改善异动症有效。副作用有下肢网状青斑、踝部水肿、不安、意识模糊等。肾功能不全、癫痫、严重胃溃疡、肝病患者慎用，哺乳期妇女禁用。

③ 复方左旋多巴（多巴丝肼、卡左双多巴）：是治疗 PD 最基本、最有效的药物，对强直、少动、震颤等均有良好疗效。小剂量起始，根据病情而渐增剂量至疗效满意且无不良反应为止，餐前 1 小时或餐后 1.5 小时服药。副作用有周围性和中枢性两类，前者为恶心、呕吐、低血压、心律失常（偶见）；后者有症状波动、异动症和精神症状等。活动性消化道溃疡者慎用，闭角型青光眼、精神病患者禁用。

④ 多巴胺受体（DR）激动剂：有麦角类和非麦角类两种类型，因麦角类会导致心脏瓣膜病变和肺胸膜纤维化现已不主张使用，目前大多推荐非麦角类 DR 激动剂为首选药物，尤其适用于早发型患者。非麦角类 DR 激动剂包括普拉克索、罗匹尼罗、吡贝地尔缓释片、罗替高汀和阿扑吗啡，均应从小剂量开始，渐增剂量至获得满意疗效而不出现副作用为止。副作用与复方左旋多巴相似，不同之处是症状波动和异动症发生率低，而直立性低血压和精神症状发生率较高。

⑤ B 型单胺氧化酶（MAO-B）抑制剂：其能阻止脑内多巴胺降解，增加多巴胺浓度。与复方左旋多巴合用可增强疗效，改善症状波动，单用有轻度的症状改善作用。代表药物有司来吉兰和雷沙吉兰。司来吉兰应早、中午服用，勿在傍晚或晚上服用，以免引起失眠。胃溃疡者慎用，原则上禁与 5-羟色胺选择性再摄取抑制剂（SSRI）合用。

⑥ 儿茶酚-O-甲基转移酶（COMT）抑制剂：通过抑制左旋多巴在外周的代谢，增加脑内多巴胺含量。COMT 抑制剂与复方左旋多巴合用，可增强后者的疗效，改善症状波动。代表药物有恩他卡朋、托卡朋和奥匹卡朋，其中恩他卡朋须与复方左旋多巴同服，单用无效。

托卡朋可能会导致肝功能损害，须严密监测肝功能，尤其在用药前 3 个月。

**3. 中晚期 PD 的药物治疗**

中晚期 PD，尤其是晚期 PD 的临床表现极其复杂，其中有疾病本身的进展，也有药物副作用或运动并发症的因素参与。对中晚期 PD 患者的治疗，一方面继续力求改善运动症状，另一方面需要妥善处理一些运动并发症和非运动症状。运动并发症（症状波动和异动症）是中晚期患者常见的症状，也是最棘手的治疗难题。

（1）症状波动的治疗：症状波动（motor fluctuation）主要有两种形式：

① 疗效减退（wearing off）或剂末现象（end of dose deterioration）：指每次用药的有效作用时间缩短，症状随血药浓度波动而发生波动。处理方法为：增加每日服药次数或增加每次服药剂量、改用缓释剂或加用 MAO-B 抑制剂或 COMT 抑制剂，也可加用 DR 激动剂。

②“开-关”现象（on-off phenomenon）：指症状在突然缓解（“开期”）与加重（“关期”）之间波动，“开期”常伴异动症。处理方法为：应用 DR 激动剂、持续皮下注射阿扑吗啡或左旋多巴肠凝胶灌注、脑深部电刺激（DBS）手术治疗。

（2）异动症的治疗：异动症（dyskinesia），常表现为不自主的舞蹈样、肌张力障碍样动作，可累及头面部、四肢、躯干。主要有如下三种形式。a. 剂峰异动症（peak dose dyskinesia）：常出现在血药浓度高峰期（用药后 1 ～ 2 小时），与用药过量或多巴胺受体超敏有关，可适当减少复方左旋多巴单次剂量（若此时运动症状有加重可加用 DR 激动剂或 COMT 抑制剂），加用金刚烷胺或氯氮平。b. 双相异动症（biphasic dyskinesia）：发生于剂初和剂末，若在使用复方左旋多巴控释剂应换用常释剂，最好换用水溶剂，这样可以有效缓解剂初异动症；加用长半衰期的 DR 激动剂或 COMT 抑制剂，可以缓解剂末异动症，也可能有助于改善剂初异动症。c. 肌张力障碍：表现为足或小腿痛性肌痉挛，多发生于清晨服药之前，可在睡前服用复方左旋多巴缓释剂或 DR 激动剂，或在起床前服用左旋多巴水溶剂或常释剂。

**4. 非运动症状的治疗**

（1）感觉障碍：主要有嗅觉减退、疼痛或麻木。其中嗅觉减退最常见，多发生在运动症状出现之前多年，尚无措施能够改善嗅觉障碍。疼痛或麻木在中晚期患者也较多见，如果在抗 PD 药物治疗“开期”疼痛或麻木减轻或消失，“关期”复现，则提示与 PD 相关性大，可以调整治疗以延长“开期”；反之可能由于其他疾病或原因引起，可以选择相应的治疗措施。

（2）睡眠障碍：睡眠障碍主要包括失眠、快速眼动期睡眠行为异常（RBD）、白天过度嗜睡（EDS）和不宁腿综合征（RLS）。伴 RBD 患者的处理首先是防护，发作频繁者可在睡前给予氯硝西泮或褪黑素，氯硝西泮有增加跌倒的风险。失眠和睡眠片段化是最常见的睡眠障碍，首先要排除可能影响夜间睡眠的抗 PD 药物，若与多巴胺能药物的夜间血药浓度过低有关，则加用 DR 激动剂、复方左旋多巴缓释片、COMT 抑制剂。如在每次服药后出现嗜睡，提示药物过量，适当减小剂量；如不能改善，可以换用另一种 DA 或者可将左旋多巴缓释片替代常释剂，也可尝试使用司来吉兰。对顽固性 EDS 患者可以使用精神兴奋剂莫达非尼。伴有 RLS 优先推荐 DR 激动剂。

（3）自主神经功能障碍：最常见是便秘，其次是泌尿障碍和直立性低血压等。对于便秘，摄入足够的液体、水果、蔬菜、纤维素或其他温和的导泻药。对泌尿障碍中的尿频、尿急和急迫性尿失禁的治疗，可采用外周抗胆碱能药。若出现尿潴留，应采取间歇性清洁导尿，若由前列腺增生肥大引起，严重者必要时可行手术治疗。直立性低血压患者应增加盐和水的摄入量，睡眠时抬高头位，可穿弹力裤，首选 α-肾上腺素能激动剂米多君治疗，也可使用屈昔多巴和选择性外周多巴胺受体拮抗剂多潘立酮。

（4）精神障碍：最常见的精神及认知障碍包括抑郁和 / 或焦虑、幻觉和妄想、冲动强迫行为和认知减退及痴呆。首先需要甄别可能是由抗 PD 药物诱发，还是由疾病本身导致。若是前者因素则需根据最易诱发的概率而依次逐渐减量或停用如下药物：抗胆碱能药、金刚烷胺、MAO-B 抑制剂、DR 激动剂；若仍有必要，最后减少复方左旋多巴剂量。如果药物调整效果不理想，则提示可能是疾病本身因素，要考虑对症用药。

**5. 手术治疗**

早期药物治疗显效，而长期治疗疗效明显减退，并发严重的症状波动或异动症者可考虑手术治疗。须强调的是手术仅能改善症状，而不能根治疾病，术后仍须应用药物治疗，但可减少剂量。手术须严格掌握适应证，帕金森叠加综合征是手术的禁忌证。手术对肢体震颤和 / 或肌强直、运动迟缓有较好疗效，但对躯体性中轴症状如步态障碍无明显疗效。手术方法主要有神经核毁损术和脑深部电刺激（DBS），后者因其相对微创、安全和可调控性的特点而作为主要选择。手术靶点包括苍白球内侧部（GPi）和丘脑底核（STN）。

**6. 中医、康复及心理治疗**

作为辅助手段，对改善症状也可起到一定作用。对患者进行言语、吞咽、步态及各种日常生活的康复训练和指导，改善日常生活环境条件（如增设房间和卫生间的扶手、防滑橡胶桌垫、大把手餐具等），可提高生活质量。教育与心理疏导也是不容忽视的辅助措施。

**7. 照料护理**

科学的护理能够有效地防止误吸或跌倒等可能的意外事件的发生。应针对具体症状综合护理，包括药物护理、饮食护理、心理护理及康复训练。

**8. 人工智能及移动技术**

已经应用于帕金森病管理的诸多方面，如远程医疗、可穿戴设备、智能手机应用以及虚拟现实技术，具有一定的应用场景，但也存在一定的局限性。

## 第二节　肝豆状核变性

肝豆状核变性亦称 Wilson 病（WD），是一种常染色体隐性遗传性铜代谢病，在世界各地广泛存在。世界范围发病率约为 1/30000，致病基因携带者频率为 1/90，在亚洲一些国家，如中国、日本和韩国，发病率可能更高。该病起病隐匿，进行性发展，临床表现复杂多样，常易误诊。

### 一、病因与发病机制

1993 年，WD 致病基因 ATP7B 被定位于 13q14.3，共有 21 个外显子，编码 P 型 ATP 酶，N 末端有 6 个铜结合位点，此酶参与铜跨膜转运的代谢过程。近年来，随着国内外学者对不同种族的 WD 患者进行广泛的基因突变研究，突变形式以点突变为主，除了极少数的高频突变热点，大部分为低频散在分布；以复合杂合突变为主，纯合突变少见。不同种族人群的基因突变热点不同。

由于 ATP7B 基因突变，其编码的 ATP7B 蛋白功能发生改变，导致血清铜蓝蛋白合成减少以及胆道排铜障碍，蓄积体内的铜离子在肝、脑、肾、骨关节及角膜等部位沉积，引发进行性加重的肝硬化、锥体外系症状和精神症状、肾功能损害、骨关节病及角膜色素环（K-F 环）等。铜蓝蛋白（CP）的前体并不结合铜，它在肝细胞内经内质网运输到高尔基体并与 ATP7B 的 6 个铜结合成为完整铜蓝蛋白，没有结合铜的前体蛋白分泌入血后即被迅速降解。ATP7B 基因突变导致 ATP7B 蛋白缺陷时，大量铜蓝蛋白前体无法与铜结合成为铜蓝蛋白。因此，绝大多数 WD 患者出现血清铜蓝蛋白降低。

## 二、临床表现

**1. 肝症状**

以肝病作为首发症状者占 40% ～ 50%，儿童患者约 80% 发生肝脏症状。肝脏受累程度和临床表现存在较大差异，部分患者表现为肝炎症状，如倦怠、乏力、食欲缺乏，或无症状的转氨酶持续升高；大多数患者表现为进行性肝大，继而进展为肝硬化、脾肿大、脾功能亢进，出现黄疸、腹水、食管静脉曲张及上消化道出血等；一些患儿表现为暴发性肝衰竭伴有肝铜释放入血而继发的 Coomb 阴性溶血性贫血。也有不少患者并无肝大，甚至肝缩小。

**2. 神经系统症状**

以神经系统症状为首发的患者占 40% ～ 59%，其平均发病年龄比以肝病首发者晚 10 年左右。铜在脑内的沉积部位主要是基底节区，故神经系统症状突出表现为锥体外系症状。最常见的症状是以单侧肢体为主的震颤，逐渐进展至四肢，震颤可为意向性、姿位性或几种形式的混合，振幅可细小或较粗大，也有不少患者出现扑翼样震颤。肌张力障碍常见，累及咽喉部肌肉导致言语不清、语音低沉、吞咽困难和流涎；累及面部、颈、背部和四肢肌肉引起动作缓慢僵硬。起步困难、肢体强直，甚至引起肢体或（和）躯干变形。部分患者出现舞蹈样动作或指划动作。WD 患者的少见症状是周围神经损害、括约肌功能障碍、感觉异常。

**3. 精神症状**

精神症状的发生率为 10% ～ 51%。最常见的为注意力分散，导致学习成绩下降、失学。其余还有：情感障碍，如暴躁、欣快、兴奋、淡漠、抑郁等；行为异常，如生活懒散、动作幼稚、偏执等，少数患者甚至自杀；还有幻觉、妄想等。极易被误诊为精神分裂症、双相障碍（躁狂抑郁症）等精神疾病。

**4. 眼部症状**

具有诊断价值的是铜沉积于角膜后弹力层而形成的 Kayser-Fleischer（K-F）环，呈黄棕色或黄绿色，以角膜上、下缘最为明显，宽 1.3mm 左右，严重时呈完整的环形。应行裂隙灯检查予以确认和早期发现。7 岁以下患儿此环少见。

**5. 肾症状**

肾功能损害主要表现为肾小管重吸收障碍，出现血尿（或镜下血尿）、蛋白尿、肾性糖尿、氨基酸尿、磷酸盐尿、尿酸尿、高钙尿。部分患者还会发生肾钙质沉积症和肾小管性酸中毒。持续性氨基酸尿可见于无症状患者。

**6. 血液系统症状**

主要表现为急性溶血性贫血，推测可能与肝细胞破坏致铜离子大量释放入血，引起红细胞破裂有关。还有继发于脾功能亢进所致的血小板、粒细胞、红细胞减少，以鼻、齿龈出血、皮下出血为临床表现。

**7. 骨骼肌肉症状**

2/3 的患者出现骨质疏松，还有较常见的是骨及软骨变性、关节畸形、X 形腿或“O”

形腿、病理性骨折、肾性佝偻病等。少数患者出现肌肉症状，主要表现为肌无力、肌痛、肌萎缩。

**8. 其他**

其他病变包括：皮肤色素沉着、皮肤黝黑，以面部和四肢伸侧较为明显；鱼鳞癣、指甲变形。内分泌紊乱如葡萄糖耐量异常、甲状腺功能减退、月经异常、流产等。少数患者可发生急性心律失常。

## 三、辅助检查

**1. 铜代谢相关生化检查**

（1）血清铜蓝蛋白（CP）：正常为 200 ～ 500mg/L，患者＜ 200mg/L。血清 CP ＜ 80mg/L 是诊断 WD 的有力证据。WD 患者在妊娠期、接受雌激素治疗、同时患有类风湿关节炎等时，血清 CP 可能大于 200mg/L。而出生后至 2 岁的婴幼儿、20% 的 WD 基因携带者以及慢性肝炎、重症肝炎、慢性严重消耗性疾病患者的血清 CP 亦可小于 200mg/L，在临床上需注意鉴别。

（2）24 小时尿铜：正常＜ 100μg，患者≥ 100μg。

（3）肝铜量：正常＜ 40 ～ 55μg/g（肝干重），患者＞ 250μg/g（肝干重）。

**2. 血尿常规**

肝硬化伴脾功能亢进时其血常规可出现血小板、白细胞和（或）红细胞减少；尿常规镜下可见血尿、微量蛋白尿等。

**3. 肝检查**

（1）肝功能：血清转氨酶、胆红素升高和（或）白蛋白降低。

（2）肝脏 B 超：常显示肝实质光点增粗甚至结节状改变。

（3）肝穿刺活检：早期表现为脂肪变性和炎症，后期为肝硬化改变。

**4. 脑影像学检查**

MRI 比 CT 特异性高。颅脑 MRI 主要表现为豆状核（尤其壳核）、尾状核、中脑、脑桥、丘脑、小脑及额叶皮质 $T_1$ 加权像低信号和 $T_2$ 加权像高信号，壳核和尾状核在 $T_2$ 加权像显示高低混杂信号，还可有不同程度的脑沟增宽、脑室扩大等。

## 四、诊断

**1. 临床诊断要点**

儿童青少年出现 X 形腿或 O 形腿以及突发的精神异常，体检发现不明原因的肝肾功能异常和脾功能亢进者，均应高度疑诊 WD，避免漏诊。临床诊断要点如下：①神经精神症状；②肝病史或肝病症状；③血清铜蓝蛋白显著降低和（或）肝铜增高；24 小时尿铜增高；④角膜 K-F 环阳性；⑤阳性家族史。

符合①或② + ③ + ④或⑤时均可确诊 WD ；符合③ + ④或⑤时可考虑症状前 WD。符合 5 条中任何 2 条，诊断为“可能 WD”，需进一步追踪观察，建议进行下列基因检测，进一步明确诊断。

**2. 基因诊断**

（1）间接基因诊断：在有先证者的情况下，可采用多态标记连锁分析对家系中其他成员进行间接基因诊断。

（2）直接基因诊断：对临床可疑但家系中无先证者的患者，应直接检测ATP7B基因突变进行基因诊断。我国WD患者的ATP7B基因有3个突变热点，即R778L、P992L和T935M，占所有突变的60%左右，根据这3个热点可建立PCR-限制性酶切分析和等位基因特异性PCR等简便快速的基因诊断方法。对未检出热点突变的可疑WD患者需进行ATP7B基因全长编码区及其侧翼序列的突变筛查。

**3. 症状前诊断**

对WD的亲属尤其是同胞最好进行筛查，包括病史、体检、实验室检查，有条件者应尽可能进行基因诊断。如检查发现有类似WD的铜生化异常或角膜K-F环，即使没有明显的临床症状，也应进行症状前随访和相应的治疗。

## 五、鉴别诊断

主要与下列疾病相鉴别：急慢性肝炎和肝硬化、扭转痉挛、舞蹈症、帕金森病、其他原因的精神异常、血小板减少性紫癜、溶血性贫血、类风湿关节炎、骨关节畸形及肾炎、肾病综合征等。

## 六、治疗

治疗原则：早期治疗及症状前治疗，终身治疗，根据患者的临床亚型及基因型给予个体化治疗，药物治疗过程中需定期检测各项指标。

### （一）饮食治疗

低铜饮食对WD患者至关重要，需终身给予低铜饮食。

（1）避免进食含铜量高的食物：各种动物的内脏和血；贝壳类（蛤蜊、蛏子、淡菜、河蚌）；软体动物（乌贼、鱿鱼、牡蛎）；螺类；虾蟹类；坚果类（花生、核桃、芝麻、莲子、板栗）；各种豆类及其制品；蕈类（香菇及其他菇类）；腊肉、鹅肉；燕麦、荞麦、小米、紫菜、蒜、芋头、山药、百合、猕猴桃；巧克力、可可、咖啡、茶叶；龙骨、牡蛎、蜈蚣、全蝎等中药。

（2）尽量少食含铜量较高的食物：鸭肉、马铃薯全麦粉、糙米、黑米、海带、竹笋、芦荟、菠菜、茄子、香蕉、柠檬、荔枝、桂圆等。

（3）适宜的低铜食物：橄榄油、牛奶、鱼类、瓜果类、新鲜青菜、精白米、鸡肉、牛羊肉、苹果、桃子、梨、银耳、葱等。

（4）建议高氨基酸或高蛋白质饮食。

（5）勿用铜制的餐具及用具。

### （二）药物治疗

WD的治疗目前仍然主要是药物治疗。药物治疗的目的是促进体内长期蓄积的大量铜离子排出体外，同时尽量减少外源性铜（主要指食物中的铜）吸收。急性病程的患者首次使用驱铜药后大多需要3～6个月，各受累器官的功能障碍才能渐渐恢复。国内治疗WD的药物仍然主要是青霉胺、DMPS、Na-DMS、DMSA等驱铜药物及锌制剂等阻止铜吸收的药物。

**1. 驱铜药物**

（1）D-青霉胺（PCA）：PCA是一种强效的含有巯基的金属络合剂，可络合铜、铁、汞、铅、砷等重金属，减少铜在体内多个器官的沉积，从而减轻对器官的损害。对确诊的WD患者即可开始用青霉胺治疗。

① 用法：先行青霉素皮试，阴性才可服用。因大部分患者在服用治疗量PCA的早期经常发生原有症状加重，故大多采用125mg/d甚至更低剂量开始，每4天递增125～250mg，直至24小时尿铜较用药前增高1倍以上，总量一般不超过2000mg/d。小儿剂量为20～30mg/（kg·d）。青霉胺的维持量一般成年人为750～1000mg/d；儿童为600～800mg/d。服药时间至少在餐前1小时或于餐后2小时或睡前服，同时注意不要与锌剂或其他药物混服。急性且症状较重的患者最好持续用药半年甚至1年，待症状好转、24小时尿铜量降至轻度增高（300～400μg），可考虑降低剂量或转为间歇服药，例如服2周停2周，或服10天停10天。

WD患者妊娠期间最好只用锌剂治疗，如必须服用青霉胺，则其剂量应不大于1000mg/d。若须行剖宫产，应在妊娠最后6周到伤口完全愈合，青霉胺的用量不能超过250mg/d。一般认为，服用青霉胺的妇女不宜哺乳。

② 不良反应：a. 37%～50%患者在用药早期会发生短暂的神经症状加重，其中约50%的患者加重的神经症状不可逆。因此，对具有严重神经症状的患者，尤其是肢体僵硬、痉挛或畸形的患者慎用或不用PCA。b. 服药早期有恶心、纳差、呕吐、皮疹、发热、淋巴结肿大、蛋白尿等；长期服药的不良反应有：类风湿关节炎、红斑狼疮、重症肌无力、多发性肌炎等自身免疫性疾病，以及粒细胞缺乏和再生障碍性贫血等。据统计，10%～30%的患者因各种不良反应而不能耐受青霉胺。最严重的不良反应为过敏反应，多在用药后数日内出现高热和皮疹，应立即停药，偶有皮疹进展为剥脱性皮炎，应紧急处理。症状较轻者可采用抗过敏治疗，过敏症状消除后再从小剂量开始，同时口服小剂量泼尼松，采用这种脱敏治疗处理后，大多数患者可继续使用PCA。PCA的不良反应虽然较多较重，但其排铜效果确切，对WD的某些类型疗效好，且药源充足、价廉、使用方便，在我国目前仍作为治疗WD的首选药物之一。

（2）二巯丁二钠（Na-DMS）和二巯丁二酸胶囊（DMSA）：这两种药物均具有两个-SH基，在体内能与游离铜结合成毒性较小的硫醇化合物，从尿中排泄。推荐用于有轻-中度肝损害症状和神经精神症状的WD患者，尤其DMSA可替代青霉胺用于对青霉胺过敏患者长期口服维持；或与青霉胺交替服用，减轻青霉胺的长期服药不良反应及长期用药后的衰减作用。

① 用法：Na-DMS常规用量为1g静脉注射（不宜静脉滴注），每日2次，连续注射6天为1个疗程，轻症患者一般用8个疗程；中至重度患者多采用大剂量静脉冲击疗法：第1天每次1g，每6小时1次；第2天每次1g，每8小时1次；第3天后每次1g，每日2次，6天为1个疗程。两疗程间休息2～4天，共注射8～10个疗程。儿童用量为每次20mg/kg。此后可改为DMSA口服0.75～1.0g，每日2次，儿童70mg/（kg·d）分2次用，可长期维持治疗。

② 不良反应：胃肠道反应，如恶心、呕吐、腹胀、食欲减退、口臭等；过敏反应，主要表现为发热、药疹等；牙龈、皮肤黏膜出血，主要为药物导致血小板减少所致。约55%的患者治疗早期发生短暂的神经症状加重。

（3）二巯丙磺酸钠（DMPS）：本药具有2个巯基，能将与酶系统已结合的金属离子夺取，结合成一种稳定和无毒的环状络合物，络合后自肾脏排出，解除金属离子对细胞酶系统的抑制作用。推荐用于有轻、中、重度肝损害症状和神经精神症状的WD患者。

① 用法：DMPS 1g或5mg/kg溶于5%葡萄糖溶液500mL中缓慢静脉滴注，每日1次，

6 天为 1 个疗程，一般连续注射 6 ～ 10 个疗程。尿排铜量较高，平均较治疗前增高 3 ～ 4 倍，临床疗效显著。

② 不良反应：不良反应较少，早期可出现食欲减退及轻度恶心、呕吐；少数患者有头晕、头痛、乏力、全身酸痛、面色苍白、心悸等。部分病例发生皮疹、发热、结膜充血、牙龈和鼻黏膜出血，偶见剥脱性皮炎、过敏性休克等过敏反应。少数患者可出现外周血白细胞减少，个别引起粒细胞减少症。约 5% 患者于治疗早期可发生短暂神经症状加重。

**2. 阻止铜吸收的药物**

主要是锌制剂，常用的有葡萄糖酸锌、硫酸锌、醋酸锌和甘草锌等。锌剂对 WD 的疗效确切，不良反应少，药源较广且价廉，已成为治疗 WD 的首选药物之一。其缺点是起效较慢，一般 4 ～ 6 个月起效，严重病例不宜作为首选。锌制剂治疗 WD 的作用机制主要有：a. 促进肠黏膜细胞内金属硫蛋白（MT）的合成，MT 对铜的亲和力大于锌，铜与 MT 结合后滞留在肠黏膜细胞内，随细胞的脱落经肠道排出体外；b. 竞争性抑制铜在肠道的吸收，使粪铜排出增加；c. 锌剂可以阻止脂质过氧化而增加体内的谷胱甘肽，逆转 WD 患者体内的氧化型与还原型谷胱甘肽的失衡。锌剂主要用于症状前患者、儿童不典型 WD 患者、妊娠患者、不能耐受青霉胺治疗者以及各型 WD 的维持治疗。

（1）用法：成年人的推荐剂量为 150mg/d（以锌元素计），分 3 次服；5 岁以下 50mg/d，分 2 次服；5 ～ 15 岁 75mg/d，分 3 次服。葡萄糖酸锌每片 70mg 相当于锌元素 10mg，硫酸锌 50mg 含锌元素 11.4mg。为避免食物影响锌的吸收，最好在餐前 1 小时或餐后 1 小时服药，尽量少食粗纤维以及含大量植物酸的食物，因可干扰锌的吸收。另外，锌制剂与驱铜药物的服药时间需间隔 2 小时。

（2）不良反应：锌剂不良反应较小，主要有胃肠道的刺激，如恶心、呕吐、上腹痛、腹泻；口唇及四肢麻木感；免疫功能降低；血清胆固醇紊乱等。硫酸锌口服偶有发生黑粪，血红蛋白及白细胞减少、前列腺增生等。锌剂对妊娠的影响较小，美国 FDA 对妊娠妇女使用醋酸锌的规定为 A 级，即已证实无风险。

### （三）对症治疗

**1. 震颤**

静止性且幅度较小的震颤，首选苯海索 1mg/ 次，每日 2 次开始，渐加至 2mg/ 次，每日 3 次，如症状缓解不明显，可加用复方多巴类制剂。以意向性或姿势性震颤为主，尤其是粗大震颤者，首选氯硝西泮 0.5mg/ 次，每日 1 次或每日 2 次，逐渐加量，不超过 2mg/ 次，每日 3 次。

**2. 肌张力障碍**

轻者可单用苯海索，帕金森综合征者可用复方多巴制剂，从小剂量起，逐渐加至有效量。也可单用或合用多巴胺受体激动药，如吡贝地尔 50mg/ 次，每日 1 ～ 2 次。以扭转痉挛、强直或痉挛性斜颈为主者，除上述药物外，还可选用氯硝西泮等，也可选用巴氯芬 5mg/ 次，每日 2 次开始，可逐渐加至 10 ～ 20mg/ 次，每日 3 次；或乙哌立松 50mg/ 次，每日 3 次，儿童酌减。经上述治疗无效的局限性肌张力障碍并造成肢体畸形者可试用局部注射 A 型肉毒毒素。

**3. 舞蹈样动作和手足徐动症**

可选用氯硝西泮；对无明显肌张力增高者也可用小剂量氟哌啶醇，逐渐增量，合用苯海索。

**4. 精神症状**

可选用奋乃静或利培酮等，联用苯海索。对严重躁狂者可选用氯氮平或奥氮平。对淡漠、抑郁的患者可用抗抑郁药物。

**5. 肝脏损害**

绝大多数患者需长期护肝治疗。

**6. 白细胞和血小板减少**

给予升白细胞药物，仍不能纠正时应减量或停用 PCA，改用其他驱铜药物。如仍无效，可施行脾切除术。

**7. 暴发性肝衰竭**

迅速清除体内沉积的铜（血液透析、新鲜冷冻血浆进行血浆置换），尽快行肝脏移植手术。

### （四）肝移植治疗

肝移植治疗的适应证为：①暴发性肝衰竭；②对络合剂无效的严重肝病者，如肝硬化失代偿期患者。对有严重神经或精神症状的患者，因其损害已不可逆，不宜做肝移植治疗。

### （五）康复及心理治疗

经治疗后，多数 WD 患者症状减轻，病情稳定后正常上学或回到工作岗位。部分患者因肢体活动不够灵活，或行走步态异常，或语言障碍，或情绪障碍等，不愿与人交往，终日在家呆坐或看电视和玩电脑，这对疾病的康复非常不利。应鼓励和帮助患者以乐观精神主动积极参加各种活动，下地劳动或做家务，练习写字、朗读、唱歌、做手工等，进而学习用电脑读书和工作。实践证明，经过康复锻炼的患者大多数能成为对社会有用的人才。

# 第六章
# 癫 痫

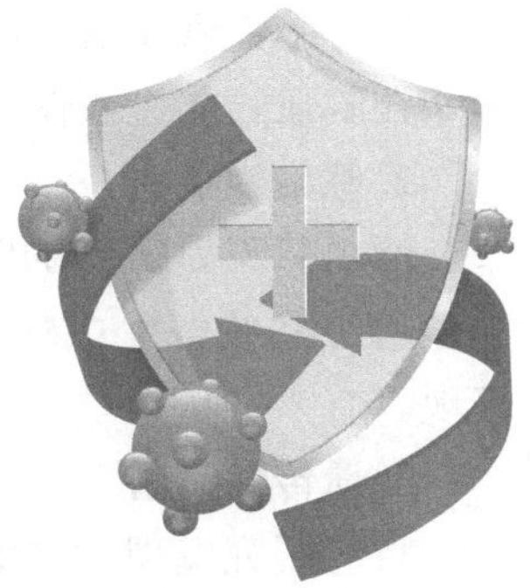

## 第一节 癫痫概述

癫痫是一组由大脑神经元异常放电引起的短暂性以大脑功能障碍为特征的慢性脑部疾病，具有突然发作、反复发生的特点，可以表现为运动、感觉、意识、精神等多方面的功能障碍。国际抗癫痫联盟（International League Against Epilepsy，ILAE）和国际癫痫病友联合会（International Bureau for Epilepsy，IBE）联合提出的癫痫的定义是：至少一次痫性发作；临床发作是由于脑内存在慢性持久性异常所致；伴随有相应的神经生物学、认知、精神心理及行为等多方面的功能障碍。这一定义突出了癫痫慢性脑功能障碍的本质，强调了癫痫所伴随的多种障碍。

### 一、病因

癫痫是一种慢性的脑部疾病。许多急性疾病在急性期可能出现癫痫发作，但随着原发疾病的好转，相关的癫痫发作往往会消失，因而这些急性疾病并不被视为癫痫的病因。只有当疾病引起了长期、反复的癫痫发作时才将其视为癫痫的病因。癫痫的病因非常复杂，国际抗癫痫联盟在 2017 年的指南中将癫痫的病因分为六大类，即结构性、感染性、遗传性、代谢性、免疫性及不明原因。病因分类也可重叠，例如，某些癫痫既可归因于脑结构异常，同时也是由基因异常引起的，如皮质发育不良和结节性硬化症。

**1. 结构性病因**

是指在结构神经影像学上可见的异常，通过评估脑电图和癫痫发作表现，结合影像学结果，可合理推断该影像学异常可能是患者癫痫发作的原因。常见的结构性病因有以下几种。

（1）皮质发育不良：局灶性皮质发育不良（focal cortical dysplasia，FCD）是造成药物难治性癫痫的常见病因之一，其中 FCD Ⅰ型病变最常见，多位于颞叶，而 FCD Ⅱ型病变主要发生在额叶。

（2）肿瘤：肿瘤是癫痫最常见的病因之一。颅内肿瘤可直接引起癫痫发作，颅外肿瘤则可通过副肿瘤综合征或颅内转移导致癫痫。流行病学调查显示，4% 的癫痫患者是肿瘤所致，脑瘤患者中癫痫发病率为 35%。

（3）头外伤：头外伤后癫痫主要指头外伤 1 周后出现的癫痫发作。流行病学调查显示头外伤后癫痫的发病率为 5% ～ 7%。脑挫裂伤、颅内血肿、颅骨骨折、脑部手术等均可导致癫痫的发生。

（4）脑血管疾病：脑血管疾病引起的癫痫指脑血管病发病 2 周后出现的癫痫发作，此类癫痫在脑血管病进入恢复期后出现反复癫痫发作的机会大于 80%，是癫痫的常见病因。

**2. 感染性病因**

颅内感染是癫痫的常见病因。结核性脑膜炎、化脓性脑膜炎、病毒性脑炎、神经梅毒、中枢神经系统寄生虫感染都是继发性癫痫的常见病因。癫痫发作也是颅内感染常见的临床表现。

**3. 遗传性病因**

目前研究发现大多数与癫痫有关的基因异常都与离子通道有关，包括电压门控钠通道、钾通道、钙通道和氯离子通道，以及配体门控离子通道（γ-氨基丁酸受体）等。最经典的例子是 Dravet 综合征，其中超过 80% 的患者具有 SCN1A 致病性突变。

**4. 代谢性病因**

各种代谢性脑病也可引起癫痫发作。缺血缺氧性脑病中约 6% 的患者可发生癫痫；尿毒症脑病中有 1/3 的患者在其急性期或慢性肾衰竭时可出现癫痫发作；甲状旁腺功能减退患者出现癫痫发作的比例可达 30% ～ 50%。能引起癫痫发作的代谢性疾病部分与基因突变有关，过氧化物酶体病、维生素 $B_6$ 缺乏性脑病、线粒体脑肌病等都可引起癫痫。

**5. 免疫性病因**

自身免疫性脑炎、桥本脑病、神经精神狼疮等都可引起癫痫发作，其主要表现为全面性强直-阵挛发作、局灶性发作，部分患者出现癫痫持续状态。随着抗体检测的广泛应用，自身免疫性脑炎的确诊病例正在迅速增加，例如抗 NMDAR 脑炎和抗 LGI1 脑炎。免疫性病因的确定对靶向免疫治疗具有重要意义。

**6. 不明原因**

部分癫痫病因尚不明确。

## 二、影响发作的因素

**1. 年龄**

特发性癫痫与年龄密切相关，如婴儿痉挛症在 1 岁内起病，儿童失神癫痫发病高峰在 6 ～ 7 岁，肌阵挛癫痫起病在青春期前后。

**2. 遗传因素**

可影响癫痫易患性：如儿童失神发作患者的兄弟姐妹在 5 ～ 16 岁有 40% 以上出现 3Hz 棘慢波的异常脑电图，但仅 1/4 出现失神发作。症状性癫痫患者的近亲患病率为 15‰，高于普通人群。

**3. 睡眠**

癫痫发作与睡眠-觉醒周期有密切关系，如全面性强直-阵挛发作常在晨醒后发生；婴儿痉挛症多在醒后和睡前发作；具有中央颞区棘波的自限性儿童癫痫多在睡眠中发作等。持续睡眠剥夺可诱发癫痫发作。

**4. 内环境改变**

内分泌失调、电解质紊乱和代谢异常等均可影响神经元放电阈值，导致癫痫发作。如少数患者仅在月经期或妊娠早期发作，为月经期癫痫和妊娠期癫痫；疲劳、睡眠缺乏、饥饿、便秘、饮酒、感情冲动和一过性代谢紊乱等都可导致癫痫发作。

## 三、分类

癫痫分类非常复杂，通常情况下分别对癫痫发作类型和癫痫综合征进行分类。癫痫发作类型分类的依据是发作时的临床表现和脑电图特征，癫痫综合征的分类则是将癫痫的起病年龄、病因、发病机制、临床表现、疾病演变过程、治疗效果等结合在一起进行分类。目前临床上广泛应用的癫痫发作类型分类是国际抗癫痫联盟 1981 年的分类（表 6-1）和最新的 2017 年的分类（表 6-2），癫痫综合征最常用的分类则是 1989 年的分类，最新的是 2022 年的分类。

表 6-1　癫痫发作国际分类（1981 年）

| 一级分类 | 二级分类 |
|---|---|
| 全面性发作 | 强直-阵挛发作、强直发作、阵挛发作、失神发作、失张力发作、肌阵挛发作 |
| 部分性发作 | 单纯部分性发作、复杂部分性发作、部分性发作继发全面性发作 |
| 不能分类的癫痫发作 | |

2017 年国际抗癫痫联盟提出的新的癫痫发作分类最大的特点是按发作的起源将癫痫发作分为局灶性起源（包括局灶发作进展为双侧强直-阵挛发作）、全面性起源和起源不明三大类，然后按临床症状再分为有明显运动症状的发作和无明显运动症状的发作。

表 6-2　癫痫发作国际分类（2017 年）

| 一级分类 | 二级分类 | 三级分类 |
|---|---|---|
| 全面性起源 | 运动性 | 强直-阵挛发作、阵挛发作、强直发作、肌阵挛发作、肌阵挛-强直-阵挛发作、肌阵挛-失张力发作、失张力发作、癫痫性痉挛发作 |
| | 非运动性 | 典型失神发作、非典型失神发作、肌阵挛失神发作、眼睑肌阵挛失神发作 |
| 局灶性起源（意识清楚或意识受损） | 运动性 | 自动症、失张力发作、阵挛发作、癫痫性痉挛发作、过度运动性发作、肌阵挛发作、强直发作 |
| | 非运动性 | 自主神经性发作、行为中止、认知性发作、情绪性发作、感觉性发作 |
| 起源不明 | 运动性 | 强直-阵挛发作、癫痫性痉挛发作 |
| | 非运动性 | 行为中止 |
| | 不能归类 | |

不同时期有不同的癫痫综合征分类，如 1989 年的癫痫综合征分类标准是根据受累脑区的不同而进行的四分类，分别为：a. 部分性；b. 全面性；c. 不能确定为部分性或全面性；d. 特殊综合征。而最新的 2022 年的分类是根据患者起病年龄不同而进行的四分类，分别是：a. 新生儿及婴儿起病；b. 儿童起病；c. 起病年龄可变；e. 特发性全面性癫痫综合征。各种不同的分类仅仅是人类认识和归纳疾病的不同方法，并没有改变癫痫发作或癫痫综合征的特征。

# 第二节　癫痫发作和癫痫综合征的临床表现

## 一、癫痫发作的特征

癫痫发作的临床表现丰富多样，但都具有如下共同特征：a. 发作性，即症状突然发生，持续一段时间后迅速恢复，间歇期正常；b. 短暂性，即发作持续时间非常短，通常为数秒或数分钟，除癫痫持续状态外，很少超过 5 ～ 15 分钟；c. 重复性，即第一次发作后，经过不同间隔时间会有第二次或更多次的发作；d. 刻板性，指每次发作的临床表现几乎一致。除此之外，不同类型的癫痫发作有不同的特征，是一种类型的癫痫发作区别于另一种类型的重要依据。

## 二、不同类型癫痫发作的临床表现

### 1. 全面性起源的癫痫发作

最初的症状学和脑电图表现提示发作起源于双侧脑部，且在双侧脑部内扩布者称为全面性起源的癫痫发作。这种类型的发作多在发作初期就有意识丧失，按发作初始是否存在明显运动症状，又将其分为运动性和非运动性两类。除癫痫发作的共性外，不同类型发作时还有如下临床表现。

（1）有明显运动症状的癫痫发作（运动性）：运动性癫痫发作的运动症状主要表现为强直、阵挛、强直-阵挛及肌阵挛发作。负性肌阵挛及失张力发作则是特殊的运动现象。

① 全面性强直-阵挛发作（generalized tonic-clonic seizure，GTCS）：意识丧失、双侧肢体强直然后紧跟有阵挛的序列活动是其主要临床特征。可由局灶性起源发作演变而来，也可发作起始即表现为全面性强直-阵挛。

患者早期出现意识丧失、跌倒，随后发作分为三期。a. 强直期：表现为全身骨骼肌持续性收缩。眼肌收缩出现眼睑上牵、眼球上翻或凝视；咀嚼肌收缩出现张口，随后猛烈闭合，可咬伤舌尖；喉肌和呼吸肌强直性收缩使患者尖叫一声，咽肌和咀嚼肌收缩使患者出现口吐白沫；颈部和躯干肌肉的强直性收缩使颈和躯干先屈曲，后反张；上肢由上举后旋转为内收旋前，下肢先屈曲后猛烈伸直，持续 10 ～ 20 秒后进入阵挛期。b. 阵挛期：肌肉交替性收缩与松弛，呈一张一弛交替性抽动，阵挛频率逐渐变慢，间歇期延长。在最后一次剧烈阵挛后，发作停止，进入发作后期。以上两期均可发生舌咬伤，并伴呼吸停止、血压升高、心率加快、瞳孔散大、唾液和其他分泌物增多。c. 发作后期：此期尚有短暂阵挛，以面肌和咬肌为主，导致牙关紧闭，可发生舌咬伤。全身肌肉松弛，括约肌松弛可发生尿失禁。呼吸首先恢复，随后瞳孔、血压、心率渐至正常。肌张力降低，意识逐渐恢复。从发作到意识恢复约历时 1 ～ 5 分钟。醒后患者常感头痛、全身酸痛、嗜睡，部分患者有意识模糊，此时强行约束患者可能发生伤人和自伤。GTCS 的典型脑电图改变是，强直期开始出现逐渐增强的 10Hz 棘波样节律，然后频率不断降低，波幅不断增高，阵挛期呈弥漫性慢波伴间歇性棘波，发作后期呈明显脑电抑制，发作时间越长，抑制越明显。

② 强直发作（tonic seizure）和阵挛发作（clonic seizure）：如果上述发作中只有强直或阵挛则分别称为强直发作或阵挛发作。

③ 肌阵挛发作（myoclonic seizure）：表现为快速、短暂、触电样肌肉收缩，可遍及全身，也可限于某个肌群或某个肢体，常成簇发生，声、光等刺激可诱发，发作时间短暂，可无意识障碍。发作期典型脑电图改变为多棘-慢波。负性肌阵挛是指持续 500 毫秒以下的强直性肌肉活动的终止，此前没有肌阵挛的证据。

④ 失张力发作（atonic seizure）：表现为肌张力突然丧失，可致头呈点头样下垂或肢体下垂，重者可致跌倒。脑电图示多棘-慢波或低电位活动，同步肌电图提示肌电活动消失。

（2）无明显运动症状的癫痫发作（非运动性）：称为失神发作（absence seizure），突然发生和迅速终止的意识丧失是本型发作的特征。分为典型和不典型失神发作。

① 典型失神发作：儿童期起病，表现为活动突然停止，发呆、呼之不应，持续5～20秒，

一般不跌倒，手中物体落地，部分患者可机械重复原有的简单动作，发作时脑电图呈双侧对称的 3Hz棘-慢综合波。每日可发作数次至数百次。发作后立即清醒，无明显不适，可继续先前活动。发作后不能回忆。

② 不典型失神发作：起始和终止均较典型失神发作缓慢，除意识丧失外，常伴肌张力降低，偶有肌阵挛。脑电图显示较慢的（2.0 ～ 2.5Hz）不规则棘-慢波或尖-慢波，背景活动异常，预后较差。

**2. 局灶性起源的癫痫发作**

是指源于大脑半球局部神经元的异常放电引起的发作。2017 年国际抗癫痫联盟提出的癫痫发作分类中将局灶性进展为双侧强直-阵挛发作也归入此类，这是由神经元异常放电从局部扩展到双侧脑部所致。

（1）分为意识清楚和意识受损的局灶性发作（focal aware or focal impaired awareness seizures）。意识清楚的局灶性发作时意识始终存在，发作后能复述发作的生动细节。意识受损的局灶性发作与传统的复杂部分性发作相似，发作时有意识障碍，患者对外界环境有一定的适应性和协调性，但发作后不能（或部分不能）回忆发作的细节。

（2）在意识清楚或意识受损的类别下，根据发作初始是否存在明显运动症状，分为运动性和非运动性类型。

① 有明显运动症状的癫痫发作（运动性）：有多种发作类型，包括强直、阵挛、肌阵挛、失张力发作等，临床表现与全面性发作中的相应类型相同，但通常只累及一侧或局部躯体，多见于一侧眼睑、口角、手和足趾，也可波及一侧面部或肢体。局灶性运动性发作可存在以下特殊表现。a. 过度运动性发作（hyperkinetic seizure）：通常表现为多动性活动，包括剧烈的摆动或蹬腿运动。b. 自动症（automatism）：意识受损和看起来有目的，但实际上没有目的的发作性行为异常是自动症的主要特征。部分患者发作前有感觉和运动先兆，随后出现一些看起来有目的，但实际上无目的的活动，如反复咂嘴、噘嘴、咀嚼、舔唇、磨牙、吞咽（口消化道自动症）或反复搓手、抚面，不断地穿衣、脱衣、解衣扣、摸索衣裳（手足自动症），也可表现为游走、奔跑、无目的地开关门、乘船上车；还可出现自言自语、叫喊、唱歌（语言自动症）或机械重复原来的动作。c. 托德（Todd）瘫痪：也称 Todd 麻痹，发作严重者可留下短暂性肢体瘫痪，称为 Todd 瘫痪。d. Jackson 发作：异常运动从局部起始，沿皮质功能区传播，如从手指-腕部-前臂-肘-肩-口角-面部逐渐发展。e. 旋转性发作：表现为双眼突然向一侧偏斜，继之头部发生不自主同向转动，伴有身体的扭转，但很少超过 180°，部分患者过度旋转可引起跌倒，出现继发性全面性发作。

② 无明显运动症状的癫痫发作（非运动性）：这种类型的癫痫发作主要有以下几种类型：a. 感觉性发作：表现为一侧面部、肢体或躯干的麻木、刺痛；眩晕性发作表现为坠落感、飘动感、水平或垂直运动感；偶尔可出现本体感觉或空间知觉障碍性发作，出现虚幻的肢体运动感。特殊感觉性发作则出现味、嗅、听、视幻觉，包括视物变形、声音强弱改变等。b. 自主神经性发作：表现为上腹不适、恶心、呕吐、面色苍白、出汗、竖毛、瞳孔散大、全身潮红、欲排尿感、烦渴等，病灶多位于岛叶、丘脑及边缘系统。c. 情绪性发作：表现为没有主观情感的情绪异常，包括恐惧、忧郁、焦虑、喜悦、愤怒、悲伤等，临床上见到的痴笑发作和哭泣发作属于此类。d. 行为中止：指从发作起始就以动作行为中止为主要表现并贯穿整个发作过程的非运动局灶性发作。e. 认知性发作：以语言、思维或其他高级皮质功能改变为主要表现的非运动局灶性发作，例如，似曾相识感、幻觉或错觉性发作、失语性发作及强迫思

维发作等。

**3. 不明起源的癫痫发作**

病史、脑电图及影像学检查均无法明确癫痫起源的发作归为此类。此类癫痫发作分为运动性、非运动性以及不能归类的癫痫发作。如一患者仅描述发作时意识不清伴肢体抖动，未能提供进一步信息，颅脑 MRI 及脑电图均无阳性发现则归类为不明起源的发作。

## 三、癫痫综合征的临床表现

癫痫发作的临床表现描述的是一次发作的全过程，而癫痫及癫痫综合征则是一组疾病或综合征的总称。

**1. 与部位有关的癫痫和癫痫综合征**

（1）与年龄有关的特发性癫痫

① 具有中央-颞区棘波的自限性儿童癫痫：是最常见的自限性局灶性癫痫综合征，约占所有儿童癫痫的 6% ～ 7%。90% 的患者在 4 ～ 10 岁期间发病，高峰在 7 岁左右，5% ～ 15% 有热性惊厥史。主要表现为局灶性癫痫发作和 / 或夜间双侧强直-阵挛发作，每次持续 2 ～ 3 分钟，大多数患者仅在睡眠时发作，一生发作少于 10 次。通常于 13 岁前消失，脑电图在中央-颞区可见一侧或双侧的局灶性棘波。通常对抗癫痫发作药物反应良好。

② 伴枕区放电的自限性儿童癫痫：好发年龄为 1 ～ 14 岁。发作以视觉症状起始，随之出现眼肌阵挛、偏侧阵挛，也可继发双侧强直-阵挛发作及自动症。

③ 原发性阅读性癫痫：由阅读引起，无自发性发作。临床表现为阅读时出现下颌阵挛，常伴有手臂的痉挛，如继续阅读则会出现双侧强直-阵挛发作。

（2）症状性癫痫

① 颞叶癫痫（temporal lobe epilepsy）：起于颞叶，可为局灶性起源或局灶性继发全面性发作，40% 有热性惊厥史，以自主神经（如上腹部胃气上升感）和 / 或精神症状、嗅觉、听觉性（包括错觉）症状以及口消化道自动症（如吞咽、咂嘴等）为突出表现。典型发作持续时间长于 1 分钟，常有发作后朦胧，事后不能回忆，逐渐恢复。脑电图常见单侧或双侧颞叶棘波，也可为其他异常或无异常。

② 额叶癫痫（frontal lobe epilepsy）：可发病于任何年龄，表现为局灶性起源发作，常继发全面性发作。一般为丛集性出现，发作持续时间短暂，刻板性突出，通常表现为强直或姿势性发作及双下肢复杂的自动症，易出现癫痫持续状态。发作期脑电图表现为暴发性快节律、慢节律、暴发性棘波、尖波或棘慢复合波。

③ 枕叶癫痫（occipital lobe epilepsy）：主要表现为伴有视觉症状的局灶性起源发作，可有或无继发性全面性发作。

④ 顶叶癫痫（parietal lobe epilepsy）：主要表现为感觉刺激症状，偶有烧灼样疼痛感。

⑤ 有特殊促发方式的症状性癫痫：指发作前始终存在环境或内在因素所促发的癫痫。发作可由非特殊因素（不眠、戒酒或过度换气）促发，也可由特殊感觉或知觉促发（反射性癫痫），或由突然呼唤促发（惊吓性癫痫）。

（3）隐源性癫痫：从癫痫发作类型、临床特征、常见部位推测其是继发性，但病因不明。

**2. 全面性癫痫和癫痫综合征**

（1）与年龄有关的特发性癫痫

① 自限性新生儿家族性癫痫：常染色体显性遗传，出生后 2 ～ 3 天发病，表现为阵挛

或呼吸暂停。脑电图无特征性改变。

② 自限性新生儿癫痫：通常出现在出生后的第 2 ～ 7 天。典型表现是面部或四肢的局灶性阵挛和强直发作，1/3 的患儿发作合并呼吸暂停和发绀，发作频繁、短暂，发作间期状态良好。脑电图有尖波和 δ 波交替出现。

③ 自限性婴儿肌阵挛癫痫：1 ～ 2 岁起病，有癫痫家族史，男孩多见，特征为短暂暴发的全面性肌阵挛。脑电图可见阵发性棘-慢复合波。

④ 儿童失神癫痫：是儿童期常见的特发性全面性癫痫（idiopathic generalized epilepsy，IGE），发病高峰为 6 ～ 7 岁，女孩多见，有明显的遗传倾向。临床表现为频繁的典型失神发作，可能每天发作多次。尽管发作频繁，但临床症状轻微，父母、照料者或教师通常在长时间的观察后才注意到这些发作，导致发作被忽视或误诊为注意力不集中。脑电图可见双侧广泛、同步、对称性的 3Hz棘-慢波节律。

⑤ 青少年失神癫痫：是青少年常见的 IGE 之一，发病高峰为 10 ～ 12 岁，男女无差异，发作频率少于儿童失神癫痫，主要临床特征为典型失神发作，80% 以上出现全面性强直-阵挛发作。脑电图可见双侧广泛、同步、对称性的 3 ～ 4Hz棘-慢综合波节律。

⑥ 青少年肌阵挛癫痫：是青少年常见的 IGE 之一，通常起病于 12 ～ 18 岁，表现为肢体的阵挛性抽动，多合并全面强直-阵挛发作和失神发作。脑电图示广泛性 4 ～ 6Hz 多棘-慢综合波。

⑦ 觉醒时全面强直-阵挛癫痫：好发于 11 ～ 20 岁。清晨醒来或傍晚休息时发病。表现为全面性强直-阵挛发作，可伴有失神或肌阵挛发作。

⑧ 其他全面性特发性癫痫。

⑨ 特殊活动诱导的癫痫。

（2）隐源性和 / 或症状性癫痫：推测其是症状性，但病史及现有的检测手段未能发现致病原因故称为隐源性。

① West 综合征：又称婴儿痉挛症，出生后 1 年内起病，男孩多见。癫痫性痉挛发作、脑电图显示高度失律和精神运动发育落后是本病的特征性三联征，预后不良，部分可演变为伦诺克斯-加斯托（Lennox-Gastaut）综合征。

② Lennox-Gastaut 综合征：好发于 1 ～ 8 岁。强直发作、失张力发作、肌阵挛发作、非典型失神发作和全面性强直-阵挛发作等多种发作类型并存，精神发育迟滞，脑电图示棘-慢复合波（1 ～ 2.5Hz）和睡眠中 10Hz 的快节律是本征的三大特征，易出现癫痫持续状态，预后不良。

③ 肌阵挛-失张力癫痫：又称多泽（Doose）综合征，2 ～ 5 岁发病，首次发作多为全面性强直-阵挛发作，持续数月后，出现肌阵挛发作、失神发作、每日数次的跌倒发作。脑电图示广泛性不规则的 2.5 ～ 3Hz（多）棘-慢综合波。多数预后良好，少数可进展为 Lennox-Gastaut 综合征。

④ 肌阵挛失神癫痫：起病高峰在 7 岁，特征性表现为失神伴双侧节律性阵挛性跳动。脑电图表现类似失神发作。

（3）症状性或继发性癫痫：由感染、外伤或代谢异常等因素所致。

**3. 不能确定为局灶性或全面性的癫痫或癫痫综合征**

（1）兼有全面性和局灶性发作的癫痫

① 婴儿严重肌阵挛癫痫：也称为 Dravet 综合征。出生后 1 年内发病，初期表现为在没

有先兆的情况下出现全身或一侧的阵挛发作，常伴意识障碍。以后出现多种发作形式，包括全面性强直-阵挛发作、半侧阵挛发作、肌阵挛发作、不典型失神发作、局灶性发作等，并伴有精神运动发育迟缓或倒退以及神经功能缺损。约 80% 的患儿可发现钠离子通道基因 SCN1A 变异，多数为新生变异。

② 慢波睡眠中伴有连续性棘-慢波的癫痫：是一种儿童期癫痫性脑病，患者平均年龄为 6.9 岁，主要表现为癫痫发作、认知退化和非快速眼动睡眠期间有近乎连续的脑电图上的癫痫样放电，常出现神经心理和运动行为障碍。

③ 兰道-克勒夫纳（Landau-Kleffner）综合征：也称获得性癫痫性失语。发病年龄为 3 ～ 8 岁，男多于女，隐匿起病，常见表现为获得性失语（语言听觉性失认）、癫痫发作、脑电图异常和行为心理障碍，病程中可有自发缓解或加重。

（2）未能确定为全面性或局灶性的癫痫。

**4. 特殊综合征**

包括与位置有关的发作、热性惊厥、孤立的发作或癫痫持续状态等。

# 第三节　癫痫的诊断

癫痫的诊断须遵循以下原则：首先明确是否为癫痫发作，随后明确其发作类型，最后区分其是否为特定的癫痫综合征，同时还要考虑可能的病因和共患病。

传统上，临床出现 2 次（间隔至少 24 小时）非诱发性癫痫发作时就可诊断癫痫。这是目前普遍采用的、具有临床可操作性的诊断标准。

## 一、病史与体格检查

完整和详尽的病史对癫痫的诊断、分型和鉴别诊断具有非常重要的意义。由于患者发作时大多数有意识障碍，难以描述发作情形，故应详尽询问患者的亲属或目击者。病史须包括：a. 首次发作年龄、发作前状态或促发因素、发作最初时的症状和体征、发作的具体表现及演变过程、发作持续时间、发作后表现、发作频率和严重程度、病情发展过程和治疗经过；b. 既往史应包括母亲妊娠是否异常及妊娠用药史，围生期是否有异常，是否曾患重要疾病，如颅脑外伤、脑炎、脑膜炎、心脏疾病或肝肾疾病；c. 家族史应包括各级亲属中是否有癫痫发作或与之相关的疾病（如偏头痛）。详尽的问诊和全身及神经系统查体是必需的。

## 二、辅助检查

### （一）神经电（磁）生理检查

**1. 脑电图（EEG）在癫痫中的应用**

EEG 对癫痫诊断的阳性率为 40% ～ 60%，是癫痫最有效的辅助诊断工具。结合多种激发方法，如过度换气、闪光刺激、药物、睡眠等，及特殊电极如蝶骨电极、鼻咽电极，至少可以在 80% 患者中发现异常放电，EEG 表现为棘波、尖波、棘（尖）波综合波和其他发作性节律波。发作期和间歇期均可记录到发作波，发作波的检出是诊断癫痫的重要客观指标，对癫痫灶的定位、分型、抗癫痫药物的选择、药物剂量的调整、停药指征、预后判断均有较大的价值。

EEG 可分为头皮脑电图和深部脑电图，头皮脑电图定位效果差，深部电极脑电图定位效果好，因其创伤性患者难以接受，而且安装部位有限，不能反映全脑状况，临床使用受到限制。在我国 EEG 已成为癫痫的常规检查方法。目前，偶极子 64 导脑电、动态脑电图和视频脑电等可以长时间记录患者在日常活动中的脑电图，并可记录发作时的录像，与脑电图进行同步分析，使癫痫的诊断更准确、定位更精确。

**2. 脑磁图（MEG）在癫痫中的应用**

MEG 是一种无创性测定脑电活动的方法，其测量的磁场主要来源于大脑皮层锥体细胞树突产生的突触后电位。在单位脑皮质中，数千个锥体细胞几乎同时产生神经冲动，形成集合电流，产生与电流方向正切的脑磁场。人脑产生的磁场强度极其微弱，在评价神经磁信号时需要极为敏感的测量装置，把极微弱的信号从过多的背景噪声中提取出来。因此，脑磁场测量设备必须具有可靠的磁场屏蔽系统、灵敏的磁场测量装置及信息综合处理系统。其特点有：磁场不受头皮软组织、颅骨等结构的影响；有良好的空间和时间分辨率；对人体无侵害，检测方便。目前 MEG 的传感器允许同时记录多达 300 个通道，对癫痫灶的定位非常准确，但设备和检查费用昂贵。

### （二）影像学检查

**1. CT、MRI 在癫痫中的应用**

CT、MRI 的临床应用，对癫痫的病因、性质和定位有很大的帮助，明显提高了癫痫病灶的检出率。MRI 作为 20 世纪 90 年代发展起来的无创性脑功能成像技术，具有良好的时间和空间分辨率，其中功能性磁共振（fMRI）、磁共振频谱仪（MRS）、磁共振弛豫（MRR）等相继应用于癫痫的临床和研究。fMRI 可用于癫痫手术治疗前运动、语言和记忆功能区的定位。MRS 可以在分子水平上无损伤地研究神经系统的活动，可以观察不同类型癫痫的神经代谢特点，测评药物及手术的疗效。

**2. 正电子发射断层扫描（PET）和单光子发射断层扫描（SPECT）在癫痫中的应用**

近年来发展起来的脑功能影像学检查，如 PET、SPECT 不仅能准确发现病变部位，而且可直接测定局部功能状态，是致痫灶定位的有效方法。

PET 是目前癫痫灶定位最精确和直观的手段之一，可从生化、代谢、血流灌注、功能、化学递质及神经受体等方面对癫痫灶进行显像和定量分析，从而可能为 EEG、CT、MRI 检查阴性的癫痫患者提供致痫灶的定位诊断。目前临床使用最多的是 $^{18}$F-FDGPET。Engel 最早发现发作间期致痫灶的局部葡萄糖代谢降低，而发作期原来葡萄糖代谢降低区反而增高，这种发作间期低代谢而发作期高代谢的区域，可确定为致痫灶。$^{18}$F-FDGPET 能较敏感地探测到功能性癫痫灶，并予以定位，目前已被公认为癫痫外科术前最佳的无创伤性定位方法。但 $^{18}$F-FDGPET 的代谢改变区并非均是癫痫灶，与 EEG、MRI 相结合，相互弥补不足，可大大地提高癫痫的诊断和定位特异性。

SPECT 可直接反映脑血流灌注的变化，间接反映全脑代谢功能，不受同位素摄取时间的限制，在癫痫发作间期，病灶呈低血流区，在发作期呈高血流区，使得通过脑血流及脑代谢功能进行痫灶定位成为可能，有研究显示，利用发作期与发作间期减影技术，癫痫定位的效果良好，对癫痫的手术治疗有指导作用。

### （三）神经心理学检查

癫痫患者常常合并智能减退、认知障碍和情感、心理异常，临床上常使用各种神经心理量表对患者智力、情感、心理、行为等方面进行评价，根据存在的问题制定出针对性的康复治疗方案。常用的神经心理检查量表有癫痫患者生存质量专用量表（QOLIE-31）、韦氏记忆量表、汉密尔顿抑郁量表、焦虑量表等。

## 三、鉴别诊断

**1. 假性癫痫发作**

又称癔症样发作、心因性非癫痫性发作（psychogenic nonepileptic seizures，PNES），是一种非癫痫性的发作性疾病，是由心理障碍而非脑电紊乱引起的脑部功能异常。可有类似癫痫发作的运动、感觉症状（如倒下等），难以区分。发作时脑电图上无相应的癫痫样放电和抗癫痫发作治疗无效是鉴别的关键（表 6-3）。但应注意，10% 的假性癫痫发作患者可同时存在真正的癫痫，10% ～ 20% 的癫痫患者伴有假性发作。

表 6-3　癫痫发作与假性癫痫发作的鉴别要点

| 鉴别要点 | 癫痫发作 | 假性癫痫发作 |
| --- | --- | --- |
| 发作场合 | 任何场合 | 有精神诱因及有人在场 |
| 发作特点 | 突然发病，发作形式刻板，动作多同步协调 | 发病相对缓慢，发作形式多样，不停喊叫和抽动，强烈自我表现，动作夸张、不同步、不协调 |
| 眼部 | 眼球可上翻或偏向一侧，可能出现瞳孔散大、对光反射消失 | 眼睑紧闭，眼球乱动，瞳孔正常，对光反射存在 |
| 面色和黏膜 | 发绀 | 苍白或发红 |
| 意识状态 | 多意识丧失或保留 | 可能对外界刺激做出反应 |
| 对抗被动运动 | 不能 | 可以 |
| 其他症状 | 可发生摔伤或尿失禁 | 少有摔伤或尿失禁 |
| 持续时间及终止方式 | 多持续数秒到数分钟，自行停止，可出现癫痫持续状态 | 可长达数小时，需要安慰及暗示 |
| 锥体束征 | Babinski 征常（+） | Babinski 征（−） |
| 发作后表现 | 常有意识模糊、嗜睡、头痛等 | 一切如常，少有不适主诉 |
| 脑电图 | 与临床表现相吻合的发作期及发作间期癫痫样放电 | 少有异常 |

**2. 晕厥**

为弥漫性脑部短暂性缺血、缺氧所致。常有意识丧失、跌倒。

**3. 偏头痛**

癫痫和偏头痛都是发作性疾病，而偏头痛也是癫痫常见的共患病，两者有时候需要进行鉴别。鉴别要点有：a. 癫痫头痛程度较轻，多在发作前后出现，偏头痛则以偏侧或双侧剧烈头痛为主要症状；b. 癫痫的脑电图为阵发性棘波或棘-慢复合波，偏头痛主要为局灶性慢波或正常；c. 简单视幻觉二者均可出现，但复杂视幻觉以癫痫常见；d. 癫痫的意识障碍发生突然，很快终止，程度重，而基底动脉型偏头痛的意识障碍发生较缓慢，易唤醒。

**4. 短暂性脑缺血发作（TIA）**

TIA 与癫痫的鉴别可从以下几个方面入手：a. TIA 多见于老年人，常有动脉硬化、冠心病、高血压、糖尿病等病史，持续时间从数分钟到数小时不等，而癫痫可见于任何年龄，以青少年多见，前述的危险因素不突出，发作时间多为数分钟，极少超过半小时；b. TIA的临床症状多为缺失而非刺激，因而感觉丧失或减退比感觉异常多，肢体的瘫痪比抽搐多；c. TIA患者脑电图上无明显的癫痫样放电。

**5. 低血糖症**

血糖水平低于2.8mmol/L时可产生局部阵挛样抽动或四肢强直发作，伴意识丧失，患者可有呼吸表浅、双侧瞳孔散大等，常见于胰岛细胞瘤或长期服降糖药的2型糖尿病患者，病史及发作时的血糖检测有助于诊断。

# 第四节 癫痫的治疗及预后

## 一、治疗目标

癫痫治疗的目标应该是完全控制癫痫发作，没有或只有轻微的药物副作用，且尽可能少地影响患者的生活质量。

## 二、病因治疗

对病因明确的癫痫患者，应首先进行病因治疗。如颅内肿瘤，须用手术方法切除；寄生虫感染者则须用抗寄生虫的方法进行治疗。

## 三、发作期的处理

癫痫发作具有自限性，多数患者发作期不需要特殊医学处理，最重要的是防止自伤和伤人，注意移除周围环境中可能造成伤害的器物，或将患者移至安全的地方。患者如果有分泌物或呕吐物要及时清理以防止吸入。不要强行往牙齿间塞东西，也不要强压患者阻止抽搐，以免造成骨折及脱臼。发作停止后可将患者头部转向一侧，让分泌物流出。如果为第一次发作，情况不明，须及时检查以排除颅内感染、出血等神经系统异常。

## 四、药物治疗

目前癫痫治疗仍以药物治疗为主，癫痫发作间期的药物治疗遵循以下原则。

**1. 选择正确用药的时机**

自从2014年国际抗癫痫联盟提出癫痫新定义以来，学者们主张癫痫诊断一旦明确，除一些良性的癫痫综合征以外，都应该立即开始治疗。发作次数稀少者（如半年以上发作1次者），可告知抗癫痫发作药物（antiseizure medications，ASMs）可能的副作用和不治疗可能的后果，再根据患者及家属的意愿，酌情选用或不用ASMs。

**2. 如何选药**

20世纪80年代之前共有7种主要的ASMs应用于临床，习惯上称为传统ASMs。20世纪80年代以后上市了多种新型ASMs。近年来的临床实践发现传统和新型ASMs间总的疗效并没有明显差异，但新型ASMs总体安全性更好一些。

ASMs的选择须依据癫痫发作类型、副作用大小、药物来源、价格、患者年龄、性别等多种因素来决定，其中最主要的依据是癫痫发作类型，一般情况下可参考表6-4选药。选药不当，不仅治疗无效，而且可能加重癫痫发作（表6-5）。对于特殊癫痫综合征的选药，West综合征治疗可选用促肾上腺皮质激素（ACTH）、泼尼松，Lennox-Gastaut综合征可选用托吡酯、丙戊酸、拉莫三嗪。由于ASMs往往需要较长时间的用药，因此所选择的药物须有稳定的来源。

**表6-4　根据癫痫发作类型选择抗癫痫发作药物**

| 发作类型 | 传统抗癫痫发作药物 | 新型抗癫痫发作药物 |
| --- | --- | --- |
| 局灶性起源发作和局灶性进展为双侧强直-阵挛发作 | 卡马西平、丙戊酸、苯妥英钠、苯巴比妥 | 左乙拉西坦、拉莫三嗪、托吡酯、奥卡西平、拉考沙胺、吡仑帕奈 |
| 全面性强直-阵挛发作 | 丙戊酸、卡马西平、苯妥英钠 | 托吡酯、拉莫三嗪、奥卡西平、加巴喷丁、左乙拉西坦 |
| 强直发作 | 丙戊酸、苯妥英钠 | 托吡酯、拉莫三嗪、唑尼沙胺、左乙拉西坦 |
| 阵挛发作 | 丙戊酸、卡马西平 | 左乙拉西坦、托吡酯、拉莫三嗪、奥卡西平 |
| 典型失神和非典型失神发作 | 丙戊酸、乙琥胺、氯硝西泮 | 拉莫三嗪 |
| 肌阵挛发作 | 丙戊酸、氯硝西泮 | 左乙拉西坦 |

**表6-5　可能加重癫痫发作的药物**

| 抗癫痫发作药物 | 增加的癫痫发作类型 |
| --- | --- |
| 卡马西平、苯巴比妥、苯妥英钠、氨己烯酸、加巴喷丁 | 失神发作 |
| 卡马西平、苯妥英钠、氨己烯酸、加巴喷丁、拉莫三嗪 | 肌阵挛发作 |
| 氨己烯酸 | 自动症 |

**3. 单用或联合用药**

单一药物治疗是应遵守的基本原则。在首种ASMs治疗失败后继续单用还是联合用药，学界并无定论，目前的观点认为两者间并无明显差别，若第二种单药治疗失败后则应考虑判断为药物难治性癫痫，进行联合治疗。联合用药时应注意：a. 不能将药理作用相同的药物合用，如扑米酮进入体内后可代谢成苯巴比妥，故不能将两药合用；b. 尽量避开有相同副作用药物的合用，如苯妥英钠可通过坏死性脉管炎导致肝肾功能损伤，丙戊酸可引起特异性肝坏死，因而在对有肝功能损伤的患者联合用药时须警惕；c. 不能将多种药物随意联合作为广谱抗癫痫药使用；d. 合并用药时要注意药物的相互作用，如一种药物的肝药酶诱导作用可加速另一种药物的代谢，药物与蛋白的竞争性结合也会改变另一种药物的游离血药浓度。

**4. 如何决定药物的剂量**

从小剂量开始逐渐增加，达到能有效控制发作又没有明显副作用为止。如不能达此目的，宁可满足部分控制，也不要出现明显副作用。有条件的单位可进行血药浓度监测以指导用药，从而减少用药过程中的盲目性。

**5. 如何观察副作用**

大多数ASMs都有不同程度的副作用，应用ASMs前应检查肝肾功能和血尿常规，用药后还须每月监测血尿常规，每季度监测肝肾功能，至少持续半年。副作用包括特异性、剂量相关性、慢性及致畸性副作用，以剂量相关性副作用最常见，通常发生于用药初始或增量时，与血药浓度有关。多数常见的副作用为短暂性的，缓慢减量即可明显减少。多数ASMs

为碱性，饭后服药可减轻胃肠道反应。

**6. 增减药物、停药及换药原则**

a. 增减药物：增药可适当地加快，减药一定要慢，必须逐一增减，以利于确切评估疗效和毒副作用。b. ASMs 控制发作后必须坚持长期服用，除非出现严重的不良反应，不宜随意减量或停药，以免诱发癫痫持续状态。c. 换药：如果一种一线药物已达到最大可耐受剂量，仍然不能控制发作，可加用另一种一线或二线药物，至发作控制或达到最大可耐受剂量后逐渐减掉原有的药物，转换为单药，换药期间应有 5 ～ 7 天的过渡期。d. 停药：通常情况下，癫痫患者如果持续无发作 2 年以上，即存在减停药的可能性，但是否减停、如何减停，还需要综合考虑患者的病情，评估停药复发风险。减停过程中应遵循缓慢和逐渐减量的原则，并且需要定期（3 ～ 6 个月）复查长程脑电图。临床实践中，医生要重视对患者的宣教，指导患者正确的用药原则，提倡健康的生活、工作方式，对患者的疑虑给予充分的解答，以提高患者长期用药的依从性。

## 五、药物难治性癫痫

不同的癫痫发作及癫痫综合征具有不同的临床特点及预后，即使是相同癫痫综合征的患者，预后也有差别。总体来说，约 70% 的病例可获得长期的发作缓解，其中部分患者可完全停药且长期无发作。但多项研究证实，尽管予以合理的药物治疗，但仍然有 30% 左右的患者癫痫发作迁延不愈，称为药物难治性癫痫（drug resistant epilepsy，DRE），难以控制的癫痫发作会对患者的身体健康造成严重损害，其病死率显著高于正常人群水平。DRE 的判定目前普遍采用国际抗癫痫联盟 2010 年的标准：应用正确选择且能耐受的两种抗癫痫发作药（单药或联合用药），仍未能达到持续无发作。由于 DRE 可能造成患者智能及躯体损害，并带来一系列心理、社会问题，已成为癫痫治疗、预防和研究的重点。

## 六、手术治疗

手术治疗主要针对 DRE 和颅内病变相关性癫痫的患者，是药物治疗以外的最主要的癫痫治疗方法。

**1. 手术适应证**

a. 癫痫灶定位须明确；b. 切除病灶应相对局限；c. 术后无严重功能障碍的风险。癫痫手术治疗涉及多个环节，需要在术前结合神经电生理学、神经影像学、核医学、神经心理学等多种检测手段进行术前综合评估，对致痫源区进行综合定位是癫痫外科治疗成功与否的关键。

**2. 手术方式**

（1）切除性手术：a. 前颞叶切除术和选择性杏仁核、海马切除术，裁剪式颞叶切除术；b. 颞叶以外的脑皮质切除术、（多）脑叶切除术；c. 癫痫病灶切除术；d. 大脑半球切除术。

（2）离断性手术：a. 胼胝体切开术；b. 皮质离断术；c. 大脑半球离断术。

（3）其他手术：迷走神经刺激术、慢性小脑电刺激术、脑立体定向毁损术等，理论上对于各种 DRE 都有一定的疗效。

## 七、预后

未经治疗的癫痫患者，5 年自发缓解率约为 25%。约 70% 的患者正规服用目前的 ASMs

能完全控制发作，规范减量后其中约 50% 的患者终生不再发作。早期、合理的治疗对改善预后、预防 DRE 有利。

## 第五节　癫痫持续状态

癫痫持续状态（status epilepticus，SE）是神经科临床常见的急危重症，正确处理 SE 及其并发症对于降低癫痫患者死亡率和致残率至关重要，直接关系到患者的健康和生存质量。

### 一、定义

传统定义认为 SE 指癫痫单次发作持续时间超过 30 分钟，或短时间内癫痫频繁发作且发作间期意识不清。随着对 SE 的不断认识，2015 年国际抗癫痫联盟提出适用于所有癫痫发作类型的 SE 新定义，该定义包括两个时间点，即 $t_1$ 和 $t_2$。$t_1$ 是指持续癫痫发作活动应被视为异常延长且应启动治疗的时间点，$t_2$ 是指持续癫痫发作活动可能造成显著的长期不良后果（包括神经元死亡、神经元损伤和神经元网络改变）的时间点。强直-阵挛 SE 的 $t_1$ 为 5 分钟，$t_2$ 为 30 分钟；伴意识受损的局灶性 SE 的 $t_1$ 为 10 分钟，$t_2$ > 60 分钟；失神 SE 的 $t_1$ 为 10 ～ 15 分钟，$t_2$ 尚不明确。

### 二、分类

2015 年，国际抗癫痫联盟提出了 SE 的症状学分类（表 6-6），主张将其分成有明显运动症状的 SE 和没有明显运动症状的 SE，前者包括惊厥性 SE（convulsive SE，CSE），即强直-阵挛 SE，后者也称为非惊厥性 SE（nonconvulsive SE，NCSE）。

**表 6-6　癫痫持续状态的国际分类**

| 一级分类 | 二级分类 | 三级分类 |
|---|---|---|
| 有明显运动症状的 SE | 惊厥性 SE（CSE），即强直-阵挛 SE | 全面性惊厥、局灶起始演变为双侧惊厥性 SE、不能确定局灶性或全面性 |
| | 肌阵挛 SE | 伴昏迷、不伴昏迷 |
| | 局灶运动性 SE | 反复局灶运动性发作、持续性部分性癫痫、旋转性发作 SE、眼球阵挛 SE |
| | 强直 SE | |
| | 过度运动性 SE | |
| 没有明显运动症状的 SE（即 NCSE） | 不伴昏迷的 NCSE | 全面性（典型失神、不典型失神、肌阵挛失神）；<br>局灶性（不伴意识受损、伴意识受损、失语 SE）；<br>不能确定局灶性或全面性（自主神经 SE） |
| | 伴昏迷的 NCSE | |

### 三、诊断

SE 可由癫痫发作演变而来。当癫痫发作超过国际抗癫痫联盟规定的时间、频率及强度后就可诊断为 SE。这类患者的诊断首先需要确定癫痫发作的存在，其临床表现可参考前述。SE 可在某些疾病病程中出现，如病毒性脑炎、自身免疫性脑炎、桥本脑病等。癫痫发作和脑电图上持续的癫痫样放电同步存在是其诊断的重要依据。

## 四、治疗

SE 的治疗首先是控制癫痫发作，其次是阻止癫痫持续发作产生的各种毒性代谢产物引起的脑损伤。

**1. 总体治疗原则**

a. 治疗目标是尽快终止临床发作和电发作；b. 尽早治疗，遵循 SE 处理流程，尽快终止发作；c. 积极查找 SE 病因，对因治疗；d. 支持治疗，维持患者呼吸、循环及水电解质平衡。

**2. 惊厥性 SE 处理流程**

（1）院前治疗：早期 SE 多数发生于院外（无静脉通路），有效的院前治疗可以明显缩短 SE 的持续时间。院前治疗的选择为：咪达唑仑（鼻腔黏膜 / 口腔黏膜）或地西泮（直肠给药）。

（2）院内治疗

① 初始治疗药物：通常发作开始后 5 分钟内启动治疗。首选苯二氮䓬类药物，包括劳拉西泮（静脉）、地西泮（静脉）或咪达唑仑（肌内注射）。

② 第二阶段治疗药物：如果经前述初始治疗后仍未终止发作，可给予第二阶段治疗药物，即二线治疗药物，均为静脉给药，包括磷苯妥英、苯妥英、丙戊酸、左乙拉西坦和苯巴比妥。

③ 第三阶段治疗药物：如果经前述第二阶段治疗仍未终止发作，为难治性 SE，应用全身麻醉药，静脉给药，主要包括咪达唑仑、丙泊酚、戊巴比妥和硫喷妥等。

**3. 非惊厥性 SE 处理流程**

目前尚无统一的 NCSE 诊疗流程，需要对患者进行个体化的诊治方案选择。按照临床特点，建议分成以下三类区别处理：a. CSE 之后的 NCSE：按照 CSE 的治疗流程进行治疗；b. 伴昏迷或意识受损的 NCSE：建议审慎、快速、进阶地使用一线和二线 ASMs，需要使用足量的静脉推注剂量，并且快速进行评估，仅在多种 ASMs 治疗失败的情况下，可尝试使用麻醉药物；c. 不伴昏迷或意识受损的 NCSE：建议快速、进阶地使用 ASMs，目前尚无证据支持使用麻醉类药物。

# 第六节　癫痫的康复

使用目前的抗癫痫药物能使三分之二的患者的癫痫发作得到控制，但这些患者仍然存在着许多与癫痫有关的问题，如抗癫痫药物的不良反应、心理社交障碍、长期服药常使患者合并智力减退、认知障碍等。其余三分之一的患者由于频繁的癫痫发作，需要定期随访以及进行多学科评估以确保康复计划的全面性和为患者个体定制。康复的目标是消除或减少疾病导致的医学和社会的后果。对患者的辅导和教育是一项重要因素。

长期治疗的精神和经济负担、痫性发作时间的不确定性和行为的失控性、社会的偏见等多方面的压力，使患者常伴有明显的心理和行为异常。以往癫痫治疗多注重控制发作，忽略了患者的自身感受，随着医疗模式的改变，国内外学者已经注意到患者的情感、心理以及家庭和社会环境等方面在癫痫治疗中的重要作用，在正规的抗癫痫药物治疗的同时全面考虑其身体、心理和社会等因素，提高其生活质量，使癫痫患者得到真正的康复。

癫痫的康复涉及医疗、心理、教育、职业、社会等诸多方面，康复原则是除对因、对症治疗外，尽早进行个体化、综合性康复训练，提高患者的生活质量。

## 一、体育疗法

通过一定程度的体育训练，可以增强体质，调整各器官间的协调和平衡功能，减少药物的蓄积；增强信心，消除自卑心理，缓解忧愁和抑郁情绪。运动方式、运动量应根据患者病情和身体情况合理安排，避免进行危险的过量的体育活动。

## 二、智能减退、认知障碍

癫痫患者常常伴有智力减退、认知功能障碍，是其预后不良的重要因素，其发生机制是多方面的，如痫样放电导致神经元功能紊乱，造成的脑组织持续性损害；癫痫灶的代谢异常；幼年期起病的癫痫造成的脑组织发育障碍；发作期伴发的低氧血症、高碳酸血症、兴奋性神经递质的过度释放，造成的神经元不可逆损害；另外，某些癫痫综合征在慢波睡眠相出现的持续性痫样放电导致的睡眠障碍；某些 AEDs 引起的神经元兴奋性降低，均可影响认知功能。影响癫痫患者认知功能的因素多种多样，如癫痫灶的部位、发病年龄和发作类型、抗癫痫药物的毒副作用、家庭社会因素、患者本人受教育程度等。所以，控制癫痫发作，避免选用对认知功能影响大的抗癫痫药物，控制用药种类，密切监测药物认知损害的不良反应，从而把认知功能损害控制到最小限度。

癫痫患者的认知功能损害表现不一，主要有注意力、推理能力、视觉空间能力、视运动协调能力受损，抽象概括能力、计划判断能力、表达能力的减退和记忆力障碍等，其中以记忆力障碍最常见。对于记忆障碍而言，记忆力全面改善虽然不太可能，但是学习助记术有助于解决最常见的日常记忆问题。在记忆康复计划中，应考虑下列问题：日常生活中认知功能障碍的心理教育疗效的需要、个性和情感反应的影响，以及对记忆问题的个人感受。训练目标必须是定制的、小的、尽可能具体的，完全能够满足患者的需要和希望。

应对患者进行单独的、针对性的神经心理评定，以确定认知功能康复的范围。认知功能障碍常用的康复方法是通过认知功能评价，针对患者存在的认知缺陷，对患者进行重复训练，通过反复练习建立起自动性行为，训练应注重目的性、趣味性和实用性。避免使用已经缺损的认知功能，使用其他方法帮助患者补偿缺损的认知成分，如对记忆障碍的患者可以使用一些外部存储工具（如工作日程表、笔记等），将复杂事务分解成简单成分，或者通过联想等方式帮助记忆。

## 三、心理和精神障碍

适当的体力劳动和脑力劳动对健康是有利的，应当鼓励。

癫痫患者由于家庭、社会、抗癫痫药物的毒副作用等因素常存在异常心理，不仅可以加重躯体疾病，而且导致癫痫患者的行为退化和异常。异常行为和心理常表现为抑郁、恐惧、攻击性、焦虑、逆反等负性情绪；自卑、性格孤僻、社会交往障碍；适应能力差，喜欢固定不变的生活方式；学习障碍、怕困难、缺乏自信、易放弃的退缩行为；对治疗措施产生无望和歪曲的判断，治疗依从性差等。

心理治疗是癫痫治疗过程中重要的治疗方法，全面评定患者存在的心理障碍，针对性地开展心理治疗，减轻患者心理负担，稳定情绪，经过综合训练，提高患者的学习、工作能力和适应性，提高抗挫折能力和自控能力。目前常用的心理治疗方法有支持性心理治疗、催眠术、松弛训练、生物反馈疗法、森田疗法等。另外，也可短期针对性使用药物治疗，如抗抑郁药物、抗焦虑药等。

## 四、提高家庭和社会支持，改善患者的生存质量

癫痫患者应有良好的生活习惯和饮食习惯，避免过饱、疲劳、睡眠不足或情感波动。食物以清淡为主，忌辛辣，最好戒烟酒。除带有明显危险性的工作（如驾驶、高空作业、游泳等），不宜过分限制。更重要的是解除其精神负担，不要因自卑感而脱离群众；让其树立战胜疾病的信心；医生需要对患者耐心解释，使其对疾病有正确的认识。

癫痫患者往往存在生活、就业、婚姻、与亲友关系不融洽、经济水平偏低等家庭和社会问题。强大的家庭和社会支持是患者正确面对疾病、战胜疾病的基础。随着社会的发展和进步，癫痫患者的生活质量日益为人们重视，生活质量包括发作状态、情感生活、任务与休闲活动、健康状态、经济状态、家庭关系、社会交往、记忆功能等多个方面。

影响癫痫患者生活质量的因素有患者的智力水平、认知功能、受教育水平、家庭和社会的支持等。家庭康复是癫痫治疗中的重要一环，许多患者需要家庭的看护和照料，让患者的亲友了解癫痫的基本知识，给癫痫患者以足够的关心、理解、尊重和支持，督促患者按时、按规定服用药物，提高药物治疗的依从性，合理安排日常生活，避免不良嗜好的养成，释放负性不良情绪，保持良好心理状态，增强患者的责任感，鼓励患者积极参加有益的社交活动，克服自卑心理，指导患者承担力所能及的社会工作，同时避免危险活动和工作，让患者在自我实现中体会到自身的价值，从而提高战胜疾病的信心。

社会支持在癫痫患者康复中具有重要的作用。通过立法保护癫痫患者的学习、受教育、婚姻、生育、就业等合法权益，增加患者的各项福利和医疗保险，改善癫痫患者的经济状况。向全社会进行癫痫科普教育，纠正社会上某些人群对癫痫患者的歧视和错误看法。促进癫痫患者参与社会活动，培养乐观豁达的性格，减少自卑感，提高抗癫痫药物治疗的依从性，减轻疾病的症状，减缓疾病的发展，提高患者的生活质量。

## 五、职业康复

在国外，有一些非营利性机构为癫痫患者提供职业康复服务，以培训患者并协助其找到工作。职业康复服务的内容主要包括以下几点。

（1）诊断性评估：评估其残疾状况，确定其职业需要技能的目前状况。

（2）辅导：确定目标，做出选择，确定职业需要培训的技能并提供支持。

（3）培训：基本和特殊职业技能，记忆和注意的代偿技巧，工作搜寻策略，面试技巧，工作指导，个人简历书写和合法权利。

（4）咨询：在职培训计划和其他支持性工作经历和职业教育。

（5）工作安排：在竞争性的工作岗位、在家或支持性社区就业或有保护的工厂。

（6）协助：与相关的专业机构进行协助。

# 第七章
# 头 痛

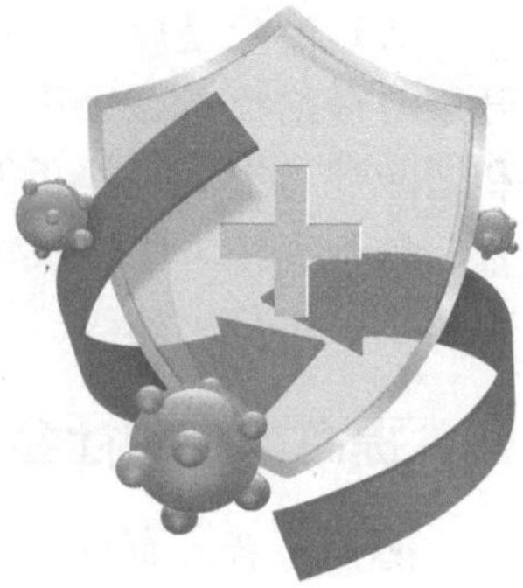

## 第一节 偏头痛

偏头痛（migraine）是临床常见的原发性头痛，其特征是具有反复发作性，多为单侧、中重度、搏动性头痛，日常活动可加重，一般持续 4 ～ 72 小时，并伴有恶心和（或）呕吐，畏光和畏声。偏头痛是一种常见的反复发作的脑功能障碍性疾病，总体患病率为 14.4%，其中女性为 18.9%，男性为 9.8%。

### 一、病因

偏头痛的病因尚不明确，可能与下列因素有关。

**1. 遗传因素**

偏头痛具有遗传易感性，约 42% 的偏头痛患者有家族史，其亲属出现偏头痛的风险是一般人群的 3 ～ 6 倍。家族性偏瘫型偏头痛（familial hemiplegic migraine，FHM）呈高度外显率的常染色体显性遗传，根据突变基因可将 FHM 分为三类，突变基因依次为 CACNAIA、ATPIA2 和 SCNIA。

**2. 内分泌和代谢因素**

青春期前偏头痛患病率男女差别不大，而成年女性偏头痛患病率明显高于男性，约为后者的 3 倍。女性偏头痛患者月经期发作频率增加，妊娠期或绝经后发作减少或停止，提示内分泌参与偏头痛的发病。此外，5-羟色胺、去甲肾上腺素、P 物质及花生四烯酸等代谢异常也可影响偏头痛发生。

**3. 饮食、药物和精神因素**

偏头痛发作可由某些食物和药物诱发。食物包括含酪胺的奶酪、含亚硝酸盐的肉类和腌制食品、含苯乙胺的巧克力、含谷氨酸钠的食品添加剂及各种酒类等；药物包括口服含有雌孕激素类药物和血管扩张剂如硝酸甘油等。另外，光线、劳累、应激、睡眠、情绪等也是偏头痛的诱发因素。

### 二、发病机制

发病机制尚未完全明确，近年来的研究认为，偏头痛前驱期症状与皮质和皮质下结构的相互作用有关，包括与调节疼痛信号有关的下丘脑和脑干核团：先兆期症状可能与神经元及胶质细胞去极化和超极化缓慢扩散的皮质扩散性抑制（cortical spreading depression，CSD）

相关；而头痛期表现可能是三叉神经血管系统激活所致。

## 三、临床表现

偏头痛多起病于儿童期和青春期，中青年期达发病高峰，女性多见，男女患者比例为（1∶3）～（1∶4），常有遗传背景。

**1. ICHD-3 的偏头痛分型**

（1）无先兆偏头痛。

（2）有先兆偏头痛。

① 典型先兆偏头痛：a. 典型先兆伴头痛；b. 典型先兆不伴头痛。

② 脑干先兆偏头痛。

③ 偏瘫型偏头痛：a. 家族性偏瘫型偏头痛；b. 散发性偏瘫型偏头痛。

④ 视网膜性偏头痛。

（3）慢性偏头痛。

（4）偏头痛并发症

① 偏头痛持续状态；

② 不伴脑梗死的持续先兆；

③ 偏头痛性脑梗死；

④ 偏头痛先兆诱发的癫痫发作。

（5）很可能的偏头痛

① 很可能的无先兆偏头痛；

② 很可能有先兆偏头痛。

（6）可能与偏头痛相关的周期综合征。

① 反复胃肠功能障碍：a. 周期性呕吐综合征；b. 腹型偏头痛。

② 良性发作性眩晕。

③ 良性发作性斜颈。

**2. 偏头痛的几种主要亚型**

（1）无先兆偏头痛（migraine without aura）：是最常见的偏头痛类型。临床表现为反复发作的一侧或双侧额颞部疼痛，呈搏动性，中到重度疼痛，行走或上楼梯等日常活动可使其加重。伴随症状包括恶心和（或）呕吐、畏光和畏声；还可以出现出汗、全身不适、头皮触痛等症状。该型发作频率高，可严重影响患者工作和生活，常需要频繁应用止痛药治疗，易合并出现新的头痛类型——药物过度使用性头痛。

（2）有先兆偏头痛（migraine with aura）：部分偏头痛患者在头痛之前常出现可逆的局灶性神经系统症状，称为先兆，可表现为视觉、感觉、语言、运动等症状，一般持续 5 ～ 60 分钟。最常见的为视觉先兆，约占 90%，表现为双眼闪光、暗点或水波纹、视物变形等，其次为感觉先兆，言语和运动先兆少见，不同先兆可以接连出现。头痛在先兆出现同时或先兆结束后 60 分钟内发生，多为单侧额颞部或眶后搏动性头痛，常伴有恶心和呕吐、畏光和畏声。活动可使头痛加重，睡眠后可缓解头痛。头痛可持续 4 ～ 72 小时，消退后常有疲劳、倦怠、烦躁、无力和食欲差等。

① 典型先兆偏头痛（migraine with typical aura）：为最常见的先兆偏头痛类型，先兆表现为完全可逆的视觉、感觉和（或）言语症状，且无运动、脑干或视网膜症状。与先兆同时

出现或先兆结束后60分钟内出现的符合偏头痛特征的头痛，即为典型先兆伴头痛；既往有典型先兆偏头痛发作患者也可出现先兆结束后60分钟内不出现头痛，则称为典型先兆不伴头痛。

② 脑干先兆偏头痛（migraine with brainstem aura）：既往也称基底型偏头痛，临床少见。先兆症状明显源自脑干，但不伴肢体无力。先兆症状可有构音障碍、眩晕、耳鸣、听力减退、复视、共济失调、意识障碍等。

③ 偏瘫型偏头痛（hemiplegic migraine ）：临床少见，包括家族性和散发性偏瘫型偏头痛。其临床特点是先兆包括完全可逆的肢体无力，持续时间通常＜72小时，部分患者可持续数周。

④ 视网膜性偏头痛（retinal migraine）：为反复发生的完全可逆的单眼视觉障碍，包括闪烁、暗点和黑矇等，伴有符合偏头痛特征性头痛，且在发作间期眼科检查正常。

（3）慢性偏头痛（chronic migraine）：每月头痛发作超过15天，连续3个月或3个月以上，且每月至少有8天的头痛具有偏头痛特点，可考虑为慢性偏头痛。

（4）偏头痛并发症

① 偏头痛持续状态：偏头痛发作持续时间≥72小时，而且疼痛程度较严重，但其间可有因睡眠或药物应用获得的短暂缓解期。

② 不伴脑梗死的持续先兆：指有先兆偏头痛患者在一次发作中出现一种先兆或多种先兆症状持续1周以上，多为双侧性；本次发作其他症状与以往发作类似；须通过神经影像学检查排除脑梗死病灶。

③ 偏头痛性脑梗死：极少数情况下在偏头痛先兆症状后出现颅内相应供血区域的缺血性梗死，此先兆症状常持续60分钟以上，而且缺血性梗死病灶为神经影像学所证实，称为偏头痛性脑梗死。

④ 偏头痛先兆诱发的癫痫发作：极少见，癫痫发作发生在先兆症状期间或先兆后1小时以内。

（5）可能与偏头痛相关的周期综合征：以往称儿童期周期性综合征，以儿童多见，这类患者还可出现其他症状，包括发作性晕动症、周期性睡眠障碍（包括梦游、梦呓、夜惊和夜间磨牙）。成人亦可出现，包括周期性呕吐综合征、腹型偏头痛、良性阵发性眩晕和良性阵发性斜颈。

## 四、诊断

偏头痛诊断主要依赖于详细的问诊，结合家族史和神经系统检查，通常可作出临床诊断。必要情况下可完善血液与神经影像学检查排除脑血管疾病、颅内动脉瘤和占位性病变等颅内器质性疾病引起的头痛。下面介绍ICHD-3偏头痛诊断标准。

**1. 无先兆偏头痛诊断标准**

（1）符合下述（2）～（4）特征的头痛至少发作5次。

（2）头痛发作持续4～72小时（未经治疗或治疗效果不佳）。

（3）至少有下列4项中的2项：a. 单侧；b. 搏动性；c. 中、重度头痛；d. 日常体力活动可加重头痛或因头痛而避免日常活动（如行走或上楼梯）。

（4）发作过程中至少符合下列2项中的1项：a. 恶心和（或）呕吐；b. 畏光和畏声。

（5）不能用ICHD-3中的其他诊断更好地解释。

**2. 有先兆偏头痛诊断标准**

（1）至少有 2 次发作符合下述（2）～（3）。

（2）至少有 1 个可完全恢复的先兆症状：a. 视觉；b. 感觉；c. 言语和（或）语言；d. 运动；e. 脑干；f. 视网膜。

（3）至少符合下列 6 项中的 3 项：a. 至少有 1 个先兆持续超过 5 分钟；b. 2 个或更多的症状连续发生；c. 每个独立先兆症状持续 5 ～ 60 分钟；d. 至少有一个先兆是单侧；f. 至少有一个先兆是阳性的；f. 与先兆伴发或在先兆出现 60 分钟内出现头痛。

（4）不能用 ICHD-3 中的其他诊断更好地解释。

**3. 慢性偏头痛诊断标准**

（1）符合（2）～（3）项的头痛（偏头痛样头痛或紧张型头痛）每月发作至少 15 天，至少持续 3 个月。

（2）符合无先兆偏头痛诊断（2）～（4）项标准和（或）有先兆偏头痛（2）～（3）项标准的头痛至少发生 5 次。

（3）头痛符合以下任何 1 项，且每月发作＞ 8 天，持续时间＞ 3 个月：①符合无先兆偏头痛的（3）～（4）项标准；②符合有先兆偏头痛的（2）～（3）项标准；③患者所认为的偏头痛发作可通过服用曲普坦类或麦角胺类药物缓解。

（4）不能用 ICHD-3 中的其他诊断更好地解释。

## 五、鉴别诊断

**1. 丛集性头痛**

发作具有丛集期，疼痛多位于一侧眼眶或球后、额颞部，为尖锐剧痛，程度重于偏头痛，常伴有结膜充血、流涕等自主神经症状。丛集性头痛发作的时间特点也不同于偏头痛，它的发作频率从隔日 1 次至每日 8 次，发作持续 15 ～ 180 分钟，一般不超过 3 小时。

**2. 紧张型头痛**

表现为轻-中度、双侧、压迫性或紧箍样头痛，不因日常活动而加重。

**3. 继发性头痛**

继发性头痛可能表现为搏动样疼痛等偏侧疼痛，尤其是源于头颈部血管性疾病的头痛，如高血压、未破裂颅内动脉瘤或动静脉畸形、慢性硬膜下血肿等，但其头痛发作的表现、持续时间及过程等特点不典型，部分病例存在局灶性神经功能缺损体征、癫痫发作或认知功能障碍，颅脑 CT、MRI 及 DSA 等检查可帮助发现引起继发性头痛的病因。对具有以下情况的头痛，应谨慎排除继发性头痛的可能：a. 50 岁以后的新发头痛；b. 血液高凝风险患者出现新发头痛；c. 有肿瘤或艾滋病史者出现的新发头痛；d. 突然发生的、迅速达到高峰的剧烈头痛；e. 与体位改变相关的头痛；f. 伴有发热；g. 伴有视乳头水肿、神经系统局灶症状和体征（除典型的视觉、感觉先兆外）或认知障碍；h. 头痛性质在短时期内发生变化等。

## 六、治疗

偏头痛的治疗目的是减轻或终止头痛发作，缓解伴发症状，预防头痛复发。治疗包括药物治疗和非药物治疗两个方面。非药物治疗主要是加强宣教，帮助患者确立科学、正确的防治观念和目标，保持健康的生活方式，寻找并避免各种偏头痛诱因。药物治疗分为发作期治疗和预防性治疗。

**1. 发作期的治疗**

临床治疗偏头痛通常应在症状起始时立即服药。常用的评价治疗有效的标准：a. 2 小时无疼痛；b. 2 小时内最困扰的伴随症状（如恶心、呕吐、畏光或畏声）消失；c. 2 小时后疼痛缓解，由中重度疼痛转为轻度或无痛；d. 在治疗成功后的 24 小时内无头痛再发或镇痛药的使用。

治疗药物包括：a. 非特异性止痛药对乙酰氨基酚与非甾体抗炎药（nonsteroidal anti-inflammatory drug，NSAID），如阿司匹林、布洛芬、双氯芬酸与萘普生等；b. 特异性药物：曲普坦类和降钙素基因相关肽（CGRP）受体拮抗剂及选择性 5-HT 受体激动剂。药物选择应根据头痛程度、伴随症状、既往用药情况等综合考虑，个体化治疗。

（1）头痛急性发作治疗：首选对乙酰氨基酚或 NSAID（如布洛芬）等非特异性药物，如无效再用偏头痛特异性治疗药物。严重发作时可直接选用偏头痛特异性治疗药物以尽快改善症状，部分患者虽有严重头痛但以往发作对 NSAID 反应良好，仍可选用 NSAID。曲普坦类药物为 5-HT 受体激动剂。鼻喷剂型有佐米曲普坦。如果口服曲普坦对疼痛的缓解不佳，可将曲普坦与速效非甾体抗炎药联合使用。急性发作期禁用含有阿片类、巴比妥类、安乃近、非那西丁等成分的复方止痛药。

（2）伴随症状：恶心，呕吐者必要时可用止吐剂对症治疗。

**2. 预防性治疗**

适用于：a. 每月 2 次以上的偏头痛发作；b. 急性期治疗无效或不能耐受；c. 存在药物过度使用风险；d. 严重影响生活、工作或学习；e. 存在频繁、持续时间较长或令患者极度不适的先兆；f. 特殊类型的偏头痛，如偏头痛性脑梗死、偏瘫型偏头痛、脑干先兆偏头痛、偏头痛持续状态等；g. 患者的自我要求等。

对于发作性偏头痛（每月偏头痛发作＜ 15 天）的预防性治疗，既往研究证实有效、循证医学证据级别较高的药物有：a. β-肾上腺素受体拮抗剂：普萘洛尔、美托洛尔、阿替洛尔和比索洛尔；b. 抗癫痫药：托吡酯、丙戊酸盐；c. 抗抑郁药：阿米替林、文拉法辛；d. 血管紧张素Ⅱ受体拮抗剂（ARB）与血管紧张素转化酶抑制剂（ACEI）类降压药：坎地沙坦与赖诺普利；e. CGRP 类药物：CGRP 拮抗剂瑞美吉泮、阿托吉泮，CGRP 单克隆抗体艾普奈珠单抗等；f. 钙通道阻滞剂：氟桂利嗪也可用于发作性偏头痛的预防治疗。慢性偏头痛发病机制复杂，合并症较多，既往研究中循证医学证据级别较高的药物有 A 型肉毒毒素、托吡酯和 CGRP 单克隆抗体（瑞玛奈珠单抗）。

其他治疗：包括中医针灸治疗、心理治疗和物理治疗，对偏头痛的预防性治疗有效，可作为药物治疗的替代或补充。神经调控治疗偏头痛越来越受到关注，临床研究结果提示眶上神经电刺激、重复经颅磁刺激等可有效缓解偏头痛发作。

## 第二节　紧张性头痛

紧张性头痛（tension-type headache，TTH）患病率全球平均约为 26%，是原发性头痛中最常见的类型。根据发作频率可分为偶发性紧张性头痛（infrequent episodic tension-type headache，IETTH）、频发性紧张性头痛（frequent episodic tension-type headache，FETTH）和慢性紧张性头痛（chronic tension-type headache，CTTH）。

## 一、病因与发病机制

病因与发病机制尚不完全明确，潜在的发病机制可能包括三个方面：①遗传因素：目前尚未发现 TTH 的明确致病基因，研究发现紧张性头痛可能和 5-HTTLPR、COMT APOE-e4 等基因的多态性相关。②外周机制：主要涉及肌筋膜改变，包括外周肌肉僵硬、局部炎症、局部肌肉缺血等。肌筋膜触发点，即骨骼肌中受压迫或牵伸时容易诱发疼痛的点，可能在 TTH 的发病机制中发挥重要作用。③中枢机制：包括中枢敏化、下行调节性疼痛通路的功能障碍等，可能在紧张性头痛慢性化的过程中起到重要作用。

## 二、临床表现

典型病例多在 20 岁左右发病，发病年龄高峰为 25 ～ 30 岁，女性稍多见，男女比例约为 2∶3。通常位于双侧，额颞部多见，也可弥散于整个头部，疼痛特点像一条带子紧束头部或呈颅周紧箍样、压迫样感，一般不伴有恶心、呕吐、畏光和畏声等症状。许多患者可伴有头昏、失眠，同时可伴有焦虑或抑郁等症状。部分患者体检可发现疼痛部位肌肉触痛或存在压痛点，颈肩部肌肉有僵硬感，捏压时肌肉感觉舒适。多数患者头痛期间日常生活与工作常不受影响。

## 三、诊断

根据患者的临床表现，排除其他头颈部疾病（如颈椎病、占位性病变和炎症性疾病等）后，通常可以确诊。ICHD-3 最新紧张性头痛诊断标准如下。

**1. 偶发性紧张性头痛**

（1）平均每月发作＜ 1 天（每年＜ 12 天），发作 10 次以上并符合诊断（2）～（4）项标准。

（2）头痛持续 30 分钟至 7 天。

（3）头痛至少符合下列 4 项中的 2 项：a. 双侧头痛；b. 性质为压迫性或紧箍样（非搏动性）；c. 轻-中度头痛；d. 日常活动如走路或爬楼梯不加重头痛。

（4）符合下列全部 2 项：a. 无恶心或呕吐；b. 畏光、畏声中不超过 1 项。

（5）不能用 ICHD-3 中的其他诊断更好地解释。

**2. 频发性发作性紧张性头痛**

（1）平均每月发作 1 ～ 14 天，超过 3 个月（每年≥ 12 天且＜ 180 天，发作 10 次以上）。

（2）（2）～（5）的诊断标准同偶发性紧张性头痛。

**3. 慢性紧张性头痛**

（1）头痛平均每月发作时间≥ 15 天，持续超过 3 个月（每年≥ 180 天）。

（2）（2）～（5）的诊断标准同偶发性紧张性头痛。

此外，很可能的紧张性头痛是只满足紧张性头痛某一亚型的（1）～（4）项诊断标准中的 3 项，同时又不符合 ICHD-3 中的其他头痛的诊断标准，它包括很可能的偶发性紧张性头痛、很可能的频发性紧张性头痛和很可能的慢性紧张性头痛三种亚型。

## 四、治疗

**1. 药物治疗**

（1）对症治疗：对发作性紧张性头痛，特别是偶发性紧张性头痛患者，适合对症治疗。

治疗可采用对乙酰氨基酚或非甾体抗炎药，可单一用药或用复合制剂。但须注意切勿滥用镇痛药物，因其本身可引起药物过度使用性头痛。

（2）预防治疗：对于频发性和慢性紧张性头痛应采用预防性治疗，可以加用三环类抗抑郁药（如阿米替林），还可使用米氮平与文拉法辛等抗抑郁药，以及肌肉松弛剂如替扎尼定等治疗。

**2. 非药物疗法**

针灸治疗等，也可改善部分病例的临床症状。

# 第八章
# 痴　呆

## 第一节　阿尔茨海默病

流行病学调查发现，阿尔茨海默病（AD）是痴呆最常见的原因。65岁以后，每增加5岁，AD的发病率就会增加1倍；85岁以上的老年人中，约20%～50%患有AD。该病将给患者家庭和整个社会造成越来越沉重的负担。

人们一直以来都认为痴呆是年龄增长不可避免的结局。由于缺乏对痴呆早期诊断重要性的认识，并且认为治疗措施有限，所以AD患者通常都难以得到最佳的诊断和治疗。研究显示，只有不到50%的患者接受过正规的诊断，而接受正规治疗的患者就更少。

### 一、病因、发病机制与危险因素

AD病因迄今不明，发病与脑内β淀粉样蛋白异常沉积有关。β淀粉样蛋白是在形成β淀粉样前体蛋白过程中形成的，是后者的一个长约42个氨基酸的短片段。由于这个片段的三级结构是一个β皱褶层，使其具有不溶性。研究发现，β淀粉样蛋白对它周围的突触和神经元具有毒性，可破坏突触膜，最终引起神经细胞死亡。

随着神经元的丢失，各种神经递质也随之缺失，其中最早也最明显的是乙酰胆碱。随着疾病逐步发展，AD患者脑内乙酰胆碱水平迅速下降。这个发现支持了胆碱能假说，即AD患者乙酰胆碱的缺失与认知功能障碍密切相关。这也是目前AD治疗获得有限疗效的重要基础。

流行病学研究已经揭示了AD的几个危险因素，其中，最主要的是年龄增长、阳性家族史及载脂蛋白E基因型3个方面。载脂蛋白E的5个等位基因ε1～ε5均由19号染色体编码，最常见的是ε3，其次是ε4和ε2。ε4与AD发病危险增加有关，相反，ε2则起部分保护作用。ε4与发病危险增加之间相关的机制尚不明确，推测可能与载脂蛋白E的细胞膜修复作用有关。

### 二、临床表现

在疾病早期，AD患者症状轻微，呈隐袭起病。患者社交礼仪通常保持良好，一般都很善于隐藏自己的症状缺陷，因此可能蒙蔽一些经验欠丰富的医生。记忆力缺失常容易被忽略或仅认为是老年人爱忘事，但会逐渐开始影响和妨碍患者的日常生活，如忘记电话号码或关煤气，经常找不到东西等，有些患者可能会因此而怀疑周围的人，以为他们找不到的东西是被人拿走了。家人会逐渐注意到患者经常有重复性的行为，如反复问同一个问题等。同时，患者的语言功能也会逐步受损，早期可出现找词和找名字困难的现象。此外，部分患者还可出现地点定向力障碍，表现为对熟悉的环境感到陌生。

在疾病中期，患者无法再继续维持其日常生活和工作能力，常常会出现迷路的情形，因而需要家人的日常监护。语言功能障碍也越来越明显，如言语不流畅、理解及复述能力差。可出现不同程度的失用，如穿衣、吃饭、猜谜语及抄写数字等感到困难。患者对简单的计算也感到困难或无法说出时间，情绪此时通常会受到影响，常可以见到情绪激动，具有攻击性、易激惹、挫折感和焦虑等。事实上，有一些患者并不是因为早期进行性的记忆障碍去看病，而是由于家人发现其行为改变才就诊的。精神症状表现有时可能会比较突出，一些患者会出现幻觉和错觉，最常见的是视听幻觉。

在疾病晚期，患者虽可行走但为无目的地徘徊，可能出现判断力、认知力的完全丧失，因而幻觉和妄想更为常见。这些症状经常混合在一起，从而使患者行为显得复杂古怪，如无端指责配偶、不认识自己的老朋友、认为来访者是盗贼、被镜子中自己的影像吓到等。自我约束能力的丧失会使患者显得好战或完全相反，处于一种远离社会的消极状态。最后，患者在包括个人卫生、吃饭、穿衣和洗漱等各个方面，都完全需要他人照料。在此阶段，患者常常会出现帕金森病样表现，约 20% 的患者可出现癫痫发作，随着病程进展，肌阵挛抽搐的发生率也越来越高。

## 三、辅助检查

迄今尚无直接诊断 AD 的特殊检测方法。a. 早期 AD 患者的脑电图是正常的。b. 头颅 CT 或 MRI 只是除外其他潜在颅内病变的重要手段，但 MRI 对特定部位的体积定量可能比较有用，如海马萎缩，这是 AD 的早期征象。脑活检并不用于 AD 的诊断。c. 认知功能测试，需要对所有主要的认知领域进行评价，包括注意力、定向力、语言、记忆力、空间构造力、操作能力及执行功能，如简易精神状态检查（MMSE）、韦氏成年人智力量表（WAISRC）、临床痴呆评定量表（CDR）等。

## 四、诊断与鉴别诊断

诊断主要根据患者详细的病史、临床症状、精神量表检查等，诊断的准确性为 85% ～ 90%。目前，临床上常用的诊断标准包括：疾病国际分类（ICD-10）、美国精神病学会精神障碍诊断和统计手册（DSM-Ⅳ-R）、NINCDS-ADR-DA 等标准。

AD 诊断标准包括：a. 发病年龄 40 ～ 90 岁，多在 65 岁以后；b. 临床症状符合痴呆；c. 进行性加重的近记忆力及其他智能障碍；d. 必须有 2 种或 2 种以上认知功能障碍；e. 无意识障碍，可伴精神、行为异常；f. 排除可能导致进行性记忆和认知功能障碍的脑病。

AD 应注意与以下疾病鉴别。a. 轻度认知障碍（MCI）：一般仅有记忆力减退，无其他认知功能障碍；b. 抑郁症：表现心境恶劣，对各种事物缺乏兴趣，易疲劳无力，注意力难以集中而导致近记忆力减退，但抑郁症所致的所谓“假性痴呆”通常不是进行性的；c. 其他疾病导致的痴呆，包括健忘综合征（Korsakoff 脑病）、血管性痴呆、Pick 病、路易体痴呆、帕金森病痴呆等。

## 五、治疗

目前认为 AD 是一种进行性不可逆的疾病，由于其确切病因至今尚未完全明了，因此还未找到真正有效的治疗方法。治疗的目的是改善症状、防止痴呆的进一步发展，维持残存的脑功能，减少并发症。

对 AD 的处理原则为：a. 早防早治，进入中老年或绝经期即尽早发现 AD，争取在轻度认知损害（MCI）或轻度痴呆阶段进行治疗。b. 联合用药，AD 是多种复杂因素引起的疾病，多采用几种作用于不同位点的药物可能比单一治疗效果理想。c. 加强护理，AD 患者多死于并发症，因此，加强日常护理、防治并发症有重要意义。

目前，AD 的主要治疗措施除了脑血流改善药、脑能量代谢激活药以外，在改善神经递质方面主要有神经递质前体物质、神经递质合成促进药、神经递质分解酶抑制药、神经递质受体激动药等。近年来在神经保护药、神经生长因子、雄激素、抗氧化药、非甾体消炎药、抗β淀粉样蛋白药物等方面的研究中取得一些进展，基因治疗也正在火热研究之中。

## （一）胆碱能药物

### 1. 乙酰胆碱（ACh）前体

胆碱和卵磷脂为胆碱供体和乙酰基供体，可经生化途径生成 ACh 的前体物质。尽管有证据表明有短期疗效，但是大脑里并不缺乏胆碱和卵磷脂，并且多项研究都未获得满意结果，显示其疗效不大，目前已很少单独用于治疗 AD。

### 2. 胆碱酯酶抑制药（AChEIs）

这组药疗效较稳定，并且是迄今为止唯一获得许可用于治疗 AD 的胆碱能药。

（1）他克林：他克林对轻中度 AD 确有疗效，改善认知能力的疗效肯定。该药半衰期短，为3.5小时，必须一天给药4次。口服有效，能穿过血-脑屏障。使用时逐步增加药物的剂量，起始剂量多为 40mg/d，即每次 10mg、4 次 / 天。若能耐受，每 6 周增加 40mg，直至最大剂量 160mg/d，可以减少不良反应。但只有在服用 12 ～ 30 周才出现中等程度的作用。

他克林是一种非特异性的胆碱酯酶抑制药，可非选择性地与中枢和外周的乙酰和丁酰胆碱酯酶结合，在产生治疗作用的同时可引起严重的不良反应，如恶心、呕吐、消化道出血和消化不良。其中最常见且最严重的不良反应是肝毒性，可导致肝转氨酶升高，谷丙转氨酶（ALT）和谷草转氨酶（AST）水平中度升高，极个别患者出现黄疸和肝细胞坏死。故应用时特别需要定期监测肝功能，开始起每周 1 次，连续测查 3 个月，3 个月后改为每 3 个月测定 1 次。肝功能减退与剂量相关，但降低他克林剂量会影响疗效。由于他克林的严重肝毒性、高剂量、半衰期短等，现在已经退出了临床使用。

（2）多奈哌齐：商品名为安理申，适用于轻度或中度 AD 患者，对认知功能有明确的改善作用，临床实用性和极好的耐受性已经得到了公认。

临床上，安理申治疗的初始用量为每次 5mg、每天 1 次，晚上睡前口服，以减少胃肠道的不适。但对失眠的患者则建议白天服用。5mg/d 治疗 1 个月，做出临床评价后，可以将剂量增加到最大剂量每次 10mg，每天 1 次。停止治疗后，疗效逐渐减退。中止治疗无反跳现象。对于轻至中度肝、肾功能不全者，安理申的清除不受影响，因此这些患者可使用相似的剂量方案，但严重肝、肾疾病患者需加强监测。

安理申的不良反应较少，最常见的有腹泻、肌肉痉挛、乏力、恶心、呕吐和失眠，在剂量≥ 7mg/d 及快速增量（7 天内增量到 10mg/d）时容易产生。其他不良反应有头痛、头晕、疼痛、感冒样症状和胃肠功能紊乱，通常是一过性的。安理申几乎没有出现过肝功能异常。其禁忌证为高血压、病态窦房结综合征、心功能异常、哮喘、癫痫、活动性胃肠疾病，不能与非甾体抗炎药同时服用，应间隔开一定时间。

（3）卡巴拉汀：商品名为艾斯能，适用于轻中度AD，并有报道认为可试用于重症患者。临床试验表明艾斯能治疗6个月可明显改善AD患者的认知、日常生活能力和总体执行功能。

艾斯能的临床使用方法为：a. 口服，每日2次，与早、晚餐同服。每日剂量1～4mg可观察到治疗效果，但6～12mg/d（分2次服）治疗效果最好；b. 推荐起始剂量为每次1.5mg，2次/d，如2周以后对此剂量耐受良好，可将剂量增至每次3mg；2次/d，继续服用至少2周以后若对此剂量仍耐受良好，可逐渐增加剂量至每次4.5mg，以至每次6mg，2次/d；c. 维持剂量为1.5～6mg，2次/d；每日最高推荐剂量为12mg，分2次服用。获得最佳疗效的患者应维持其最高的且耐受良好的剂量。

艾斯能的主要缺点是半衰期短，一天必须用药2次以及必须缓慢增加药量以尽量减少胆碱能药物的不良反应。艾斯能的不良反应可有恶心、呕吐、眩晕、腹泻、头痛、疲劳、肌痛、尿失禁、多汗、视觉障碍。一般并不严重，持续时间也不长。当出现不良反应时可以减少剂量，不良反应消失后再考虑是否增加剂量。病态窦房结综合征、严重心律失常、溃疡病、急性哮喘、尿道梗阻和痉挛者慎用。

（4）加兰他敏：加兰他敏为治疗轻中度AD的第二代AChE抑制药，临床试验显示它能明显改善轻中度AD患者的认知功能，在情绪和生活能力方面也有改善作用。

临床中加兰他敏的口服初始剂量为每次4mg，2次/d，与食物同服；4周后，增加到每次8mg，2次/d；8周后，医生根据情况加到每次12mg，2次/d；最佳剂量为每天24mg左右。中度肝损害的患者则使用4mg/d。在治疗开始的2～3周，患者有恶心、呕吐、腹泻等不良反应，以后即消失，6～8周临床效果明显。

大多数患者对加兰他敏耐受良好，不良反应较轻。常见的不良反应为初始剂量或高剂量的不良反应，如恶心、呕吐、腹泻等胃肠道反应，在适应或停药后可消失。它没有心、肝、肾毒性，故可长期服用，但在严重肝肾损害的患者中禁用。

（5）石杉碱甲：商品名为哈伯因（河南产）、双益平（上海产），原用于治疗重症肌无力，后经临床观察发现其对良性记忆功能减退的老年人有明显增强记忆的作用。哈伯因适用于良性记忆障碍、痴呆患者及脑器质性病变引起的记忆障碍，可以提高患者指向记忆、联想学习、图像回忆、无意义图形再认及人像回忆等能力。

哈伯因服药时通常每次100～200μg、2次/d，但每日不超过450μg。一般应从小剂量开始，逐渐增量。它的不良反应较少，剂量过大可引起头晕、恶心、胃肠道不适、乏力、嗜睡、口干、视物模糊等反应，一般可自行消失。反应明显时减量或停药可缓解和消失。禁用于严重心动过缓、低血压、心绞痛、哮喘、肠梗阻患者；心动过缓、支气管哮喘者慎用。

（6）美曲丰：也称美曲磷脂、敌百虫，原来是治疗血吸虫病的主要药物，后来将这个老药开发用于治疗轻中度AD。美曲丰在人体内容易吸收，且代谢缓慢，一天用药1次即可。其不良反应是典型的胆碱能胃肠道症状和其他不良反应，包括鼻炎、腿部肌肉痉挛和腹泻。许多患者用药后出现躯干和肢体近端肌无力，更严重的是少数长期服用此药的患者出现了呼吸衰竭。

胆碱酯酶抑制药对AD来说，本质上仅是对症治疗，使ACh在突触维持一定水平，但ACh合成减少的根本性问题并未解决，因此抑制药的治疗具有明显的局限性。AChEI虽可延缓AD 1～2年，但不能阻止疾病的发展。AChEI与其他作用靶位的药物联合应用有望提高治疗效果。

**3. 乙酰胆碱（ACh）受体激动药**

通常 AChEI 只适用于轻、中度 AD 患者，因为其疗效依赖于胆碱能神经元的完整程度。

（1）占诺美林：占诺美林对认知功能减退有确切的疗效。该药更显著的疗效是对行为障碍的改善，包括幻觉、焦虑、爆发性语言、妄想、多疑和情绪多变。与改善行为症状的疗效相比，占诺美林对认知功能的改善相对较弱。本品易透过血脑屏障，在皮质和纹状体的摄取率较高。AD 患者最大耐受剂量可达每次 100mg，3 次 / 天口服。然而由于难以接受的不良反应（恶心、呕吐、晕厥），其口服制剂已经被淘汰。

（2）沙可美林：沙可美林对 AD 有显著疗效。血药浓度超过 3μg/L（约 100μg 剂量）易发生不良反应。此外，饭后服用本品能提高耐受性，而不影响生物利用度。临床研究表明本品具有安全、耐受性好等优点，患者在使用本品的第 4 周即可见效。典型的不良反应是胃肠道反应以及出汗、失眠，但都很轻微。

（3）米拉美林：米拉美林为乙酰胆碱受体部分激动药。临床剂量不引起外周胆碱能不良反应，能提高啮齿动物的认知能力和中枢胆碱活性。多采用静脉注射，0.001 ～ 0.010mg/kg，口服剂量 2mg，使用后分布广泛，主要从尿中排泄。不良反应有出汗、流涎、恶心、腹泻、低血压、头痛以及尿频。

（4）其他毒蕈碱和烟碱激动药：他沙利定不仅为选择性 $M_1$ 受体部分激动药，而且能通过增强 α 分泌酶途径来增加正常淀粉样蛋白的产生。同时，现在通常被认为毒性太大的烟碱受体也引起了人们的兴趣，特别是已经显示疗效的加兰他敏，也被认为是通过变构调节刺激了烟碱受体。然而，仅有少数这类药物进入了临床前期或 I 期临床试验。

## （二）与神经递质有关的非胆碱药

**1. 儿茶酚胺类药**

AD 患者有一定程度的儿茶酚胺能活性降低，因此使用儿茶酚胺替代治疗可能是一种有效的方法。司来吉兰是一种单胺氧化酶抑制药，已被广泛地用于治疗帕金森病。近年来，一些西欧国家认为它的抗氧化活性和神经保护作用都对 AD 患者有益。该药能延缓轻中度痴呆的进展，防止认知衰退，改善认知功能。轻、中度 AD 患者单用本品（10mg/d）或合用维生素 E（2000U/d）均可延缓病情发展，尤其用于不能使用胆碱酯酶抑制药的患者。本品脂溶性高，口服易吸收，耐受性好，临床上治疗 AD 晨服 5 ～ 10mg/d，避免夜间用药。主要不良反应为直立性低血压，严重者不能耐受。与三环类抗抑郁药或选择性 5-羟色胺再摄取抑制药合用时，可出现精神症状、癫痫，甚至死亡。

增加 AD 患者中枢神经系统儿茶酚胺水平的其他方法还有给予酪氨酸或左旋多巴等前体物质以及给予儿茶酚胺激动药类药物，如金刚烷胺、溴隐亭和可乐定，但都在研究中。

**2. 5-羟色胺能药物**

脑干 5-HT 系统与胆碱能神经元间有纤维联系，因而影响 5-HT 系统可能对 AD 的症状有直接或间接的益处。因此，5-HT 再摄取抑制药，如广泛用于治疗无痴呆的抑郁症患者的氟西汀和舍曲林，可能同样对 AD 患者伴有的抑郁有效。5-HT 受体拮抗药昂丹司琼可改善记忆力减退的老年人的记忆力。

**3. 抗兴奋性氨基酸类药**

近年有研究提出兴奋性氨基酸对神经系统有毒性作用，可能在 AD 的致病机制中起到一定的作用。因此有人尝试用兴奋性氨基酸受体拮抗药来治疗 AD，并取得了相当的疗效。值得着重提出的是美金刚。

美金刚为第一个用于治疗中、重度AD的药。美金刚为一种可逆性NMDA受体拮抗药，药理作用机制为它可以增强正常的突触递质传递，还可短时占据NMDA通道，增加动作电位而有利于记忆过程。口服的初始剂量为5mg/d，第2周加量到10mg/d，第3周用量为15mg/d，第4周加到维持剂量20mg/d，4个月为1个疗程。常见的不良反应有眩晕、头痛、便秘。其他已有报道的不良反应有头晕、运动不宁、兴奋过度、疲劳、头痛、恶心、个别病例发现癫痫发作的阈值下降。禁忌证为严重的朦胧状态、肾功能不全、癫痫史，避免与苯海索同时使用。

**4. 肽能系统药**

应用神经肽治疗痴呆有两个理论基础：a. 神经肽可能与记忆活动密切相关。应用神经肽治疗或者增强神经肽的作用可以改善记忆力，这是神经肽治疗痴呆的可行性依据。b. 痴呆患者可能存在某种特定神经肽（例如生长抑素）的选择性缺失。

（1）生长抑素（SS）：乙酰胆碱和生长抑素（SS）共存于皮质神经元中，脑室内注入SS可以增加乙酰胆碱的代谢率，并降低皮质组织中乙酰胆碱的浓度，但二者之间的相关性目前尚不清晰，针对生长抑素的治疗仍存争议。

（2）促肾上腺皮质激素（ACTH）：痴呆患者不存在ACTH的合成和释放异常。然而，ACTH有促进胆碱能活性的作用，用ACTH治疗有望改善AD患者的症状。

（3）血管升压素：与前述提到的其他神经活性肽不一样，它在本质上即具有增强动物记忆力的能力。早期应用DDAVP（L-脱氨-8-D-精氨酸）治疗痴呆和头外伤的研究结果较为乐观。然而，无论血管升压素和（或）它的类似物对AD存在怎样的治疗作用，这些也只是它们对神经生理产生的非特异性影响。

（4）阿片受体拮抗药：纳洛酮的半衰期很短，在老年人群中其半衰期一般少于30分钟。许多痴呆治疗药都需要改变与记忆有关的复杂生化系统，而半衰期如此短的纳洛酮的作用似乎不能持久，临床疗效也不容易被检测到。

## （三）脑细胞代谢活化药

脑细胞代谢活化药可能通过矫正AD患者脑细胞中降低的葡萄糖利用和异常的氧化代谢，发挥抗痴呆作用。

**1. 茴拉西坦**

商品名为三乐喜，为新一代γ-内酰胺类脑功能改善药。对脑细胞代谢具有激活和保护作用。茴拉西坦适用于：a. 有轻中度学习、记忆和认知功能障碍的AD患者；b. 卒中后轻中度认知和行为障碍的VD患者；c. 中老年良性记忆障碍。

口服时，70岁以下成人每次200mg，3次/天，70岁以上每次100mg，3天，疗程1～2个月或遵医嘱。根据病情和用后反应，用量和疗程可酌情增减。它的不良反应较少，偶有口干、厌食、便秘、头晕、嗜睡，停药后消失。对茴拉西坦过敏或对其他吡咯烷酮类药物不能耐受者禁用。并应该注意：a. 有明显肝功能异常者应适当调整给药剂量；b. 此药可加重亨廷顿舞蹈病者的症状。

**2. 丙戊茶碱**

丙戊茶碱为一种黄嘌呤衍生物。临床证明丙戊茶碱对轻中度AD和血管性痴呆都有效。用量为每次300mg、3次/天，饭前1小时服用。丙戊茶碱安全性、耐受性较好，常见不良反应为头痛、恶心、腹泻，持续时间短。

## （四）脑血循环促进药

脑组织对氧和能量的需求很大，且无储备，因此当某种原因出现缺血、缺氧时，很快出现代谢障碍，引起细胞损害。累及与智能相关的结构时，可出现痴呆。因此，改善脑血液循环的药可能对 AD 有效。

**1. 银杏叶提取物**

商品名有天保宁、达纳康、金纳多。主要作用为：a. 扩张冠状动脉和脑血管，改善微循环，促进心、脑血管代谢，保护神经细胞；b. 还具有拮抗血小板活化因子（PAF），防止血小板聚集，改善血流变的作用；c. 清除自由基，抑制细胞膜脂质过氧化。主要用于脑部、外周血管及冠状动脉血管障碍的患者，包括卒中、痴呆、急慢性脑功能不全及其后遗症。VD、AD 及混合型痴呆等患者应用本品后，认知功能均有所提高，但对明显重度痴呆者作用仍不佳。金纳多 20 ～ 50mL 加入生理盐水或葡萄糖 500mL 中 1 次 / 天静脉滴注，10 ～ 15 天 1 个疗程。极少数应用者可出现胃肠道不适、头晕、头痛、血压降低等。对银杏、银杏叶提取物过敏者不宜使用，孕妇及心力衰竭者慎用，本品也不得与小牛血清等生物制品合用。

**2. 双氢麦角碱**

双氢麦角碱又名海特琴、喜得镇，为 α 受体阻滞药，能降低脑血管阻力，增加脑血流量，可直接兴奋 DA 和 5-HT 受体，促进相关递质的释放，还能提高葡萄糖利用能力，起到增加神经信息传导、改善智能的治疗作用。对脑血管疾病的各种症状如头晕、头痛等有效，也可用于 AD 的治疗。口服 6mg/d 对上述症状及睡眠困难、疲劳、抑郁等有很好的效果。不良反应有恶心、呕吐、面色潮红、皮疹、直立性低血压等。

## （五）抗氧化和神经保护药

在 AD 的致病机制中，过氧化也可能起到了一定的作用，因此，抗氧化治疗也可能对 AD 有益。常见的抗氧化药主要有单胺氧化酶 B（MAOB）抑制药司来吉兰、维生素 E、钙拮抗药和褪黑素等。现在，中药的抗氧化作用在国内已受到广泛重视，在这一领域的研究及有效成分的探讨具有很大的开发前景。

**1. 维生素 E**

维生素 E 是一种脂溶性维生素，通过抑制和清除海马 CA1 区 Aβ 的沉积来保护神经元免受侵害，改善 AD 患者的记忆缺陷。维生素 E 用于中度 AD 患者可延缓病程，因毒性很低，在临床上已广泛应用。口服剂量为 300 ～ 2000U/d，最高剂量为 2000U/d，患者能很好地耐受。对维生素 K 缺乏的患者，应减量至 200 ～ 800U/d，否则会加重凝血功能障碍。

**2. 钙离子拮抗药**

由于钙调节紊乱在神经细胞退化方面起着重要作用，故该类制剂治疗 AD 可能有效。尼莫地平可选择性地作用于脑血管平滑肌，扩张脑血管，增加脑血流量，显著减少血管痉挛引起的缺血性脑损伤；并具有神经保护和促进记忆、促进智力恢复的作用。尼莫地平虽不能明显减缓 AD 进程，但对中、重度 AD 患者确有一定疗效。常用剂量为口服每次 20 ～ 60mg，3 次 /d，180mg/d 剂量具有最好疗效，且 90 ～ 180mg 易于耐受。不良反应为头痛、头晕、面部潮红、胃肠不适、血压下降、心率增快。其中的代表药物为氟桂利嗪（西比灵），其口服剂量为 5 ～ 10mg/d，睡前服用。常见的不良反应为嗜睡、乏力，偶有抑郁症状和锥体外系症状。

### （六）非甾体消炎药

大量资料显示应用非甾体抗炎药（NSAIDs）可以推迟AD发病，延缓AD的进展也正是支持了AD的炎症学说。常用的NSAIDs有布洛芬、萘普生和吲哚美辛。临床试验表明，吲哚美辛（吲哚美辛）对AD有保护作用，服用100～150mg/d可改善轻、中度AD患者的认知功能下降。它们的抗炎作用主要表现在抑制小胶质细胞上，小胶质细胞是抗炎药治疗AD的主要靶点。非甾体消炎药用于AD治疗因其不良反应使剂量和疗程受到限制。

### （七）降胆固醇药

近年来研究者逐渐认识到胆固醇和AD存在密切的关系，其在AD发病机制中可能是一个确定的危险因素，降低血胆固醇的他汀类药对AD有防治性作用。有研究推测他汀类药可能通过调节降低胆固醇而减少细胞膜中胆固醇的含量，从而改变APP的代谢途径，使Aβ生成减少。降胆固醇药治疗AD的实际效果尚需进一步证明。

### （八）神经生长因子

神经生长因子是神经发育、细胞营养和修复过程所必需的因素，有促进和维持神经细胞生长、存活、分化和执行功能的作用。而AD中神经元的丢失部分是由于神经生长因子的缺乏，因此给予神经生长因子治疗AD是有道理的。神经生长因子可能通过降低特定神经元对疾病的易患性，在AD治疗中起到关键的作用。但由于神经生长因子不能通过血脑屏障，仅少数AD患者应用神经生长因子脑室内灌流进行治疗，但这种给药途径不实用。后来研究开发的小分子多肽解决了这一问题。施普善（脑活素）为一种分子量小的肽类，经过临床多中心双盲安慰剂对照研究证明，脑活素对AD患者治疗有一定疗效，并且在停药后一定时间内仍能保持病情稳定。

### （九）雌激素

卵巢功能下降，雌激素缺乏成为AD的危险因素，而补充雌激素就成为治疗AD的一种可能有效的手段。

雌激素剂型较多，有片剂、贴片和乳膏等，但以结合雌激素（雌孕激素合剂，CEE）片剂较好。口服剂量为0.625mg/d，若效果不明显，可酌情加量30%～50%。剂量在1.25mg/d以内时，长期使用较安全。对有栓塞或肝病史等高危患者，以小剂量或皮肤吸收的剂型为宜。

雌激素替代疗法有很多优点，如减少发生冠心病的危险、降低卒中的发生率和减少AD的发生。但是雌激素替代疗法的治疗作用有很大争议。最近的一项长期、大样本临床研究表明，雌激素替代疗法不能降低AD的发生率，已终止研究。另外，长期单独服用雌激素有增加乳腺癌、子宫内膜癌发生的危险性。因此，使用雌激素时应当权衡利弊，如果使用，应在医生指导下，并与孕激素联合应用，定期检查。

### （十）抗淀粉样蛋白治疗

目前，Aβ沉积被认为是AD病理过程中的关键性病变。因此，调节Aβ沉积的生物通路就成为治疗AD的一个强有力的手段。干预Aβ的加工过程主要有以下几种思路：a. 减少Aβ产生；b. 阻断Aβ聚集成为斑块；c. 促进Aβ清除或降解。

### （十一）免疫治疗

有不少研究者将人 Aβ42 的不同肽段作为抗原，用皮下、静脉或腹腔注射的方法免疫 PDAPP 转基因小鼠。神经病理学研究证实可以阻止和减少鼠脑内老年斑的形成，尚可改善模型鼠定向障碍、记忆障碍、行为异常等症状。疫苗作用的确切机制尚未完全清楚，可能通过刺激自身免疫系统产生 Aβ 抗体而清除过多的 Aβ。Elan 公司在动物实验的成功经验基础上首次开发了候选疫苗 AN1792（合成淀粉样蛋白肽），并迅速进入临床试验。但是Ⅱa 期临床试验发现，该方法可使少数受试者的中枢神经系统发生炎症反应，因此终止了 AN1792 的进一步临床研究。这使人们认识到，Aβ 疫苗用于人体试验之前尚有很多工作要做。

### （十二）基因治疗

一些类型的 AD 是家族遗传性的，对于这类患者，在出现症状之前对其基因进行调节可能阻断 AD 的进程。即使是散发性病例，位于 19 号染色体上的 ApoEe4 等位基因仍是 AD 发病的一个危险因素。若改变 ApoEe4 等位基因或替换其产物成为可能，则人群中患 AD 的可能性将大大降低。

### （十三）神经移植

老年性痴呆的胆碱能理论认为，非痴呆老年人和 AD 患者均存在神经元变性改变，且主要影响基底前脑的胆碱能神经元，这些神经元的破坏是他们记忆力减退的基础。如果此假设成立，在变性坏死的靶细胞区植入胚胎基底前脑细胞就可能改善痴呆的症状和体征。而如果移植物具有产生特异性神经生长因子的能力，就具有十分重要的痴呆治疗价值。因为胆碱能神经元对神经生长因子非常敏感，神经生长因子可以逆转胆碱能神经元的变性坏死。脑室内注入神经生长因子可以抑制细胞缺失，改善老年大鼠的学习能力和逆转基底前脑胆碱能通路上的细胞缺失。分泌神经生长因子的特异神经细胞移植物可以延缓损伤的胆碱能细胞发生变性坏死，并刺激移植的胆碱能细胞生长。

### （十四）抗精神病药物和 5-HT 类抗抑郁药

AD 包括认知症状和行为或神经精神病性症状两大类症状。常用于 AD 患者行为和精神症状的治疗药物有抗精神病药、抗抑郁药和抗焦虑药。对出现精神运动性兴奋、焦虑、激动和攻击行为的患者应予以抗精神失常药物。利培酮、奥氮平是目前临床应用最为有效的药物。奥氮平 5mg/d、10mg/d 可明显改善 AD 患者的幻觉、妄想、激惹和冲动行为；利培酮 1mg/d、2mg/d 对 AD 患者攻击行为有效，且两种剂量间效果无显著性差异；西酞普兰和氟奋乃静能明显改善激越、攻击等症状。抗精神病药物在治疗患者的行为障碍和减轻护理负担方面显示出了明显的效果。但是应当从小剂量开始应用，防止出现较大的不良反应。

## 第二节　血管性痴呆

血管性认知障碍（vascular cognitive impairment，VCI）是指由脑血管病变及其危险因素引起的从轻度认知障碍到痴呆的一大类综合征。我国 65 岁以上老年人群中血管性痴呆的患病率为 1.5%，是仅次于 AD 的常见痴呆类型。

## 一、病因与发病机制

缺血性卒中、出血性卒中、脑小血管病以及脑血管病危险因素（如高血压、糖尿病和高脂血症等）均可导致 VCI。

发病机制一般认为是脑血管病或其危险因素引起的病变涉及额叶、颞叶及边缘系统，或病变损害了足够容量的脑组织，导致记忆、注意、执行功能和语言等高级认知功能的受损。

## 二、临床表现

VCI 临床表现具有明显的异质性，按照起病形式可以分为：①急性或突然起病，如多发梗死性、关键部位梗死性或颅内出血所致的认知障碍；②慢性或隐匿起病，如脑小血管病所致认知障碍。按照认知损害程度可以分为非痴呆型血管性认知障碍和血管性痴呆。

**1. 非痴呆型血管性认知障碍（vascular cognitive impairment no dementia，VCIND）**

多有脑血管病危险因素，如高血压和糖尿病等，或有明显或不明显的脑血管病史。表现为认知功能轻度损害，但日常生活能力基本正常，未达到痴呆的诊断标准。

**2. 血管性痴呆（vascular dementia，VaD）**

认知障碍表现为执行功能受损显著，如制定目标的能力、计划性、主动性、组织性和抽象思维能力以及解决冲突的能力下降；常有近期记忆力和计算力的减退。可伴有表情淡漠、少语、焦虑、抑郁或欣快等精神症状。包括多发梗死性、关键部位梗死性、皮质下血管性、低灌注性、出血性痴呆等多种类型，本节主要介绍前三类。

（1）多发梗死性痴呆（multi-infaret dementia，MID）：由多发性脑梗死累及大脑皮质或皮质下区域所引起的痴呆综合征，是 VaD 最常见的类型。MID 常常表现为反复多次的脑卒中，阶梯式加重、波动病程的认知功能障碍以及病变血管累及皮质和皮质下区域的相应局灶性神经功能缺损。

（2）关键部位梗死性痴呆（strategic infarct dementia，SID）：是指由重要皮质、皮质下功能区域的数个小面积梗死灶，有时甚至是单个梗死病灶所引起的痴呆。皮质部位包括海马、角回和扣带回等，皮质下部位包括丘脑、穹隆、基底节等。患者可出现记忆障碍、淡漠、缺乏主动性、意识障碍等。

（3）皮质下血管性痴呆（subeortical vascular dementia）或小血管病性痴呆：病理改变主要位于皮质下，脑小血管疾病是其主要病因，包括腔隙状态、脑淀粉样血管病（cerebral amyloid angiopathy，CAA）、皮质下动脉硬化性脑病（Binswanger's discase）、伴皮质下梗死和白质脑病的常染色体显性遗传性脑动脉病（cerebral autosomal dominant arteriopathy with subcortical infarcts and leukoencephalopathy，CADASIL）及伴皮质下梗死和白质脑病的常染色体隐性遗传性脑动脉病（cerebral autosomal recessive arteriopathy with subcortical infarets and leukoencephalopathy，CARASIL）等导致的痴呆。起病隐袭、进展缓慢并逐渐加重，主要临床表现包括局灶性运动体征、步态异常、平衡障碍和跌倒、尿频和尿失禁、假性延髓性麻痹、抑郁和情绪不稳以及执行功能障碍等。影像学表现为多发腔隙性脑梗死和广泛融合的脑白质高信号。

皮质下血管性痴呆的认知障碍特点是：a. 执行功能障碍：包括制定目标、主动性、计划性、组织性、排序和执行能力、抽象思维等能力下降，同时有信息加工减慢；b. 记忆障碍：相对较轻，回忆损害明显，再认和线索提示再认功能相对保留；c. 行为异常和精神症状：表现为抑郁、人格改变、情绪不稳、反应迟钝、二便失禁和精神运动迟缓。

## 三、辅助检查

**1. 实验室检查**

包括：a. 查找 VCI 的危险因素，如糖尿病、高脂血症、高同型半胱氨酸血症、抗磷脂抗体综合征等；b. 排除其他导致认知障碍的原因，如甲状腺功能减退、HIV 感染、维生素 $B_{12}$ 缺乏、结缔组织病、梅毒性血管炎、肝肾功能不全等。

**2. 神经心理检查**

可明确认知损害程度和受损的认知领域，观察疗效和转归。常用蒙特利尔认知评估量表（MoCA）、日常生活活动量表（ADL）、临床痴呆评定量表（CDR）、Hachinski 缺血量表等。除整体认知评估外，还可进行多个认知领域的评估，包括记忆力（如词语学习测验）、注意执行功能（如连线试验）、视空间结构功能（画钟试验）及语言功能（波士顿命名测试）等。

**3. 神经影像学检查**

提供支持 VCI 的病变证据，如卒中病灶的部位、体积，白质病变的程度等。MRI 对白质病变、腔隙性梗死等小血管病较 CT 更敏感。神经影像学检查还能帮助对 VCI 进行分型诊断，并排除其他原因导致的认知障碍，如炎症、肿瘤、正常颅压脑积水等。

## 四、诊断

各版 VCI 诊断标准的路径基本一致，即：a. 确定认知障碍的存在；b. 确定脑血管病是导致认知障碍的主要原因，排除导致认知障碍的其他原因；c. 对认知障碍的严重程度及病理类型进行描述。《2019 年中国血管性认知障碍诊疗指南》推荐 VCI 诊断应包括以下核心要素、分型以及排除因素。

**1. 核心要素**

a. 存在认知损害：至少存在 1 个认知域的损害；b. 存在血管性脑损伤的证据：包括血管危险因素、卒中病史、脑血管病的神经损伤症状、影像学显示的脑血管病变证据；c. 明确血管性脑损伤在认知损伤中占主导地位：尤其是合并有 AD 病理表现时，应根据认知障碍和脑血管病的临床表现并结合神经影像学表现判断血管性脑损伤对认知障碍的影响。

**2. VCI 的程度分型**

在排除脑血管事件感觉 / 运动障碍所致的日常生活能力障碍后，根据认知损害是否影响日常生活的独立性可将 VCI 分为轻度 VCI/VCIND 和重度 VCI/VaD。

**3. VaD 的临床亚型**

根据认知障碍与卒中事件的时间关系，VaD 可分为卒中后痴呆和非卒中痴呆，再根据临床特征和影像学表现可进一步描述为皮质下缺血性痴呆、多发梗死性痴呆和混合型痴呆。卒中后痴呆是指患者卒中后表现出即时和（或）延迟的认知障碍，出现时间界定在卒中后 6 个月以内，认知障碍持续存在 3 个月以上。混合型痴呆是指血管性脑损伤与神经变性病理并存，以脑血管病伴发 AD 最为常见，需要结合临床表现、影像学特征和生物标志物来确定哪一种病理损害在认知损害中占主导地位。

**4. VCI 诊断的排除因素**

a. 早期出现并进行性恶化的记忆缺陷、早期突出的帕金森病特征、原发性神经系统疾病（如多发性硬化、脑炎等）特征；b. 神经影像学检查中缺乏血管性损伤病变；c. 其他可解释认知损害的疾病（如脑肿瘤、多发性硬化、脑炎、抑郁症、中毒），以及明显影响认知功能的系统性疾病及代谢异常等。此外，首次诊断认知障碍前 3 个月内的药物或酒精的滥用 / 依赖也须排除。

## 五、鉴别诊断

**1. 阿尔茨海默病（Alzheimer's disease，AD）**

AD 起病隐匿，进展缓慢，多数无偏瘫等局灶性神经系统定位体征，与部分皮质下血管性认知障碍鉴别困难。相比之下，AD 的记忆等认知功能障碍更突出，可进一步根据脑血管病病史以及神经影像学改变进行鉴别。

**2. 正常颅压脑积水**

正常颅压脑积水表现为进行性认知减退、步态障碍、尿失禁三大主征。起病隐匿，无明确脑卒中史，影像学缺乏脑梗死的证据，部分患者在进行腰穿放脑脊液后症状可得到部分缓解，特别是步态障碍可得到改善。结合临床与 MRI 等影像学表现可鉴别。

**3. 其他影响认知功能的疾病**

如帕金森病痴呆（Parkinson's disease dementia）、PDD、皮克（Pick）病、路易体痴呆、代谢性疾病等。帕金森病痴呆早期可出现锥体外系受累症状，如静止性震颤、肌强直、运动迟缓等表现。认知功能的损害一般出现在晚期，而且以注意力、计算力、视空间、记忆力等受损为主。一般无卒中病史，无局灶性神经系统定位体征，影像学上无梗死、出血及白质病变等。

## 六、治疗

治疗主要包括病因治疗、改善认知功能和精神症状。

**1. 病因治疗**

预防和治疗脑血管病及其危险因素是 VCI 治疗最根本的方法。包括抗血小板聚集、降脂、防治高血压、糖尿病等。

**2. 改善认知功能**

胆碱酯酶抑制剂多奈哌齐和非竞争性 NMDA 受体拮抗剂美金刚对 VaD 患者的认知功能有改善作用。

**3. 改善精神症状**

首选非药物治疗，必要时可根据症状使用相应的抗精神病药物。

# 第九章
# 脊髓疾病

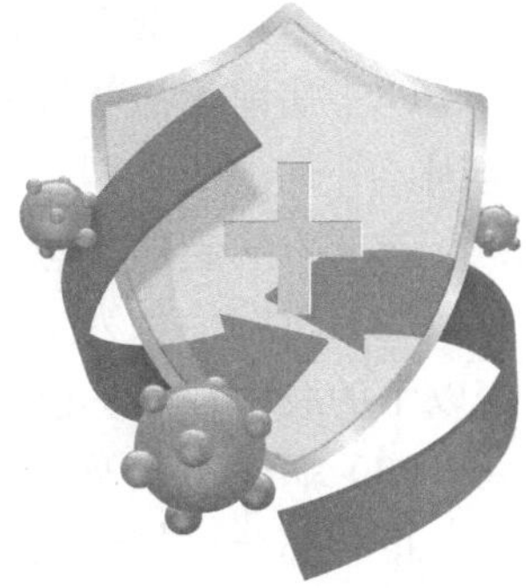

## 第一节 急性脊髓炎

急性脊髓炎通常指急性非特异性脊髓炎，是局限于数个脊髓节段的急性非特异性炎症，为横贯性脊髓损害。病因多为病毒感染或疫苗接种后的自身免疫反应。病理上以病变区域神经元坏死、变性、缺失和血管周围神经髓鞘脱失、炎性细胞浸润、胶质细胞增生等为主要变化。而由外伤、压迫、血管、放射、代谢、营养、遗传等非生物源性因素引起的脊髓损害称为脊髓病。

### 一、病因与发病机制

病因未明，可能大部分病例是病毒感染或疫苗接种后引起的自身免疫反应。1957 年，在亚洲流感流行后，世界各地的急性脊髓炎的发病率均有增高，故有人推测本病与流感病毒感染有关。但研究发现，患者脑脊液中抗体正常，神经组织中亦未能分离出病毒。不少研究资料提示，许多患者病前有上呼吸道不适、发热和腹泻等病毒感染史或疫苗接种史。故也有可能是病毒感染后或疫苗接种后所诱发的一种自身免疫性疾病。

### 二、病理

脊髓炎症可累及脊髓全长的任何节段，但以胸段为主（74.5%），其次为颈段（12.7%）和腰段（11.7%），以胸 3 ～ 5 节段最常受累。受累脊髓肿胀、质地变软，软脊膜充血或有炎性渗出物，脊髓断面可见病变脊髓软化，边缘不光整，变为灰色或红黄色，灰、白质间分界不清。显微镜下可见软膜和脊髓血管扩张、充血，血管周围是以淋巴细胞和浆细胞为主的炎症细胞浸润；灰质内神经细胞肿胀，尼氏小体溶解，甚至细胞溶解、消失；白质内髓鞘脱失，轴突变性，大量吞噬细胞和神经胶质细胞增生。若脊髓严重破坏，可软化形成空腔。轻症或者早期患者，病变仅累及血管周围，出现血管周围的炎性细胞渗出和髓鞘脱失，小胶质细胞增生并吞噬类脂质而成为格子细胞，散在于病灶之中。病情严重和晚期者，常可见溶解区的星形胶质细胞增生，并随病程延长逐渐形成纤维瘢痕，脊髓萎缩。

### 三、临床表现

（1）任何年龄均可发病，但好发于青壮年，无性别差异。

（2）各种职业均可发病，以农民居多。

（3）全年可散在发病，以冬春及秋冬相交时较多。

（4）病前 1 ～ 2 周常有上呼吸道感染症状，或有疫苗接种史。以劳累、受凉、外伤等为诱因。

（5）本病起病较急，约半数以上的患者在 2 ～ 3d 内症状发展到高峰。

（6）首发症状为双下肢麻木、无力，病变相应部位的背痛，病变节段的束带感，以及病变以下的肢体瘫痪、感觉缺失和尿便障碍。

（7）病变可累及脊髓的几个节段，最常侵犯胸段，尤其是胸 3 ～ 5 节段，颈髓、腰髓次之。也有部分病例受累的脊髓节段呈上升性过程，可累及颈段或延髓，出现呼吸困难，为病变的严重状态。

（8）病变平面以下无汗，出现皮肤水肿、干燥和指甲松脆等自主神经症状。

（9）急性脊髓炎急性期表现为脊髓休克。休克期一般为 2 ～ 4 周。表现为瘫痪肢体肌张力降低，腱反射消失，病理反射引不出，尿潴留（无张力性神经性膀胱）。休克期后肌张力增高，腱反射亢进，肌力开始恢复，病理反射出现，感觉平面逐渐下降，膀胱充盈 300 ～ 400mL 即自动排尿（反射性神经源性膀胱）。

## 四、辅助检查

（1）急性期周围血中白细胞计数总数正常或轻度升高。

（2）脑脊液动力学检查提示椎管通畅，少数病例因脊髓严重水肿，蛛网膜下隙部分梗阻。脑脊液外观无色、透明，白细胞数正常或有不同程度的增高，以淋巴细胞为主。蛋白质正常或轻度增高，脊髓严重水肿出现明显椎管梗阻时蛋白质含量可明显增高（高达 2g/L 以上）。糖与氯化物含量正常。

（3）影像学检查，如脊柱 X 线检查及脊髓 CT 或 MRI 检查通常无特异性改变。若脊髓严重肿胀，MRI 可见病变部位脊髓增粗等改变。

（4）视觉诱发电位、脑干诱发电位检查有助于排除脑干和视神经早期损害的证据。MRI 能早期区别脊髓病变性质、范围、数量，是确诊急性脊髓炎最可靠的措施，亦是早期诊断多发性硬化的可靠手段。

## 五、诊断和鉴别诊断

根据起病急、病前有感染史或疫苗接种史及有截瘫、传导束型感觉障碍和大小便功能障碍等症状，结合脑脊液检查，一般不难诊断。但需要与下列疾病鉴别。

### （一）视神经脊髓炎

视神经脊髓炎除有脊髓炎的表现外，还有视力下降等视神经炎的表现或视觉诱发电位的异常。视神经症状可在脊髓炎的表现之前或之后出现。有些多发性硬化的首发症状为横贯性脊髓损害，但病情通常有缓解及复发，并可相继出现其他多灶性体征，如复视、眼球震颤和共济失调等可资鉴别。

### （二）感染性多发性神经根炎

病前常有呼吸道感染，全身症状轻，起病急，逐渐进展，数天至数周疾病达到高峰，无背痛，无脊柱压痛，表现为对称性的下肢或四肢软瘫，反射消失，近端重于远端，感觉障碍为末梢型感觉障碍，呈手套、袜套样，无感觉平面，无膀胱直肠功能障碍，脑脊液蛋白-细胞分离，脊髓造影正常。

### （三）脊髓出血

多由外伤或脊髓血管畸形引起。起病急骤并伴有剧烈背痛，出现肢体瘫痪和括约肌障碍，可呈血性脑脊液。MRI 有助于诊断，脊髓血管造影可发现血管畸形。

### （四）梅毒性脊髓炎

通常伴视神经萎缩和阿-罗瞳孔。疼痛是本病患者常见的主诉。血清和脑脊液梅毒检查可确定诊断。

### （五）周期性麻痹

有多次发作史，且多在饱食后发病，表现为对称弛缓性瘫痪，无感觉和括约肌障碍，短时间内（数小时至数天）可自行缓解，部分病例发病时血钾降低，心电图有低钾改变，补钾后症状缓解。

### （六）急性脊髓压迫症

脊柱结核、脊柱转移性癌等，可由于病变椎体被破坏后突然塌陷而出现急性症状。其表现为有原发病史，局部脊椎压迫或变形，椎管阻塞，脑脊液蛋白明显增高，CT、MRI 或脊柱 X 线平片检查均有助于鉴别。

### （七）急性硬脊膜外脓肿

有身体其他部位化脓性感染史，如细菌性心内膜炎、皮肤疖肿、扁桃体化脓等；有根痛、发热等感染征象；有局限性脊柱压痛、椎管阻塞、脑脊液蛋白增多等表现。影像学检查如 MRI 有助于诊断。

## 六、治疗

### （一）药物治疗

**1. 激素治疗**

急性期应用激素治疗对减轻水肿有帮助，可短程使用糖皮质激素，如甲泼尼龙0.5～1.0g、氢化可的松 100～300mg 或地塞米松 10～20mg 静脉滴注，1 次 / 天，10～20d 为 1 个疗程，如病情稳定，在逐渐减量的同时给予促肾上腺皮质激素（ACTH）12.5～25U/d 静脉滴注，连用 3～5d，或者可改为泼尼松 40～60mg/d，顿服，每周减量 1 次，5～6 周内逐渐停用。同时，应注意给予适当的抗生素预防感染，补充足够的钾盐和钙剂，加强支持疗法以保证足够的水和热能的供应，预防各种并发症。

**2. 20% 甘露醇**

有报道称可使病变早期脊髓水肿减轻，并可清除自由基，减轻脊髓损害，对脊髓炎治疗有效。20% 甘露醇 1～2g/（kg・次），每日 2～3 次，连用 4～6d。

**3. 细胞活化剂和维生素的应用**

辅酶 A、三磷酸腺苷、肌苷、胰岛素、氯化钾等加入葡萄糖溶液内组成能量合剂，静脉滴注，每日 1 次，10～20d 为 1 个疗程；大剂量 B 族维生素如维生素 $B_1$、维生素 $B_6$、维生

素 $B_{12}$ 及维生素 C 等，能加速周围神经的再生，促进神经功能的恢复，多被常规应用。胞二磷胆碱、乙酰谷酰胺也有类似作用，也可用来促进脊髓功能的恢复。

**4. 抗生素的应用**

应根据感染部位和可能的感染菌选择足量有效的抗生素，尽快控制感染，以免加重病情。

**5. 中药**

大青叶、板蓝根等药物可活血通络、清热解毒，促进肢体恢复。

**6. 其他药物**

干扰素、转移因子、聚肌胞可调节机体免疫力，伴有神经痛者可给予卡马西平等对症治疗。

### （二）并发症的处理

（1）高颈位脊髓炎有呼吸困难者应尽早行气管切开或人工辅助呼吸。

（2）注意及时治疗泌尿系或呼吸道感染，以免加重病情。

### （三）血液疗法

**1. 全血输入疗法**

目前很少应用，适用于合并贫血的患者。

**2. 血浆输入疗法**

将健康人血浆 200 ～ 300mL 静脉输入，每周 2 或 3 次，可提高患者免疫力，改善脊髓血液供应，改善营养状态及减轻肌肉萎缩。

**3. 血浆交换疗法**

使用血浆分离机，将患者的血浆分离出来弃去，再选择健康人的血浆、白蛋白、代血浆及生理盐水等替换液予以补充，可减轻免疫反应，促进神经肌肉功能的恢复。每日 1 次，7d 为 1 个疗程。可用于应用激素治疗无效的患者，亦可用于危重患者的抢救。

**4. 紫外线照射充氧自体血回输疗法（光量子疗法）**

将患者自体血经紫外线照射后回输，可提高血氧含量，利于脊髓功能的恢复，增强机体的免疫功能。但是否有效尚有争议。

### （四）高压氧治疗

高压氧可提高血氧张力，增加血氧含量，改善和纠正病变脊髓缺氧性损害，促进有氧代谢和侧支循环的建立，有利于病变组织的再生和康复。每日 1 次，20 ～ 30d 为 1 个疗程。

### （五）康复治疗

早期宜进行被动活动、按摩等康复治疗。部分肌力恢复时，应鼓励患者主动活动，加强肢体锻炼，促进肌力恢复。瘫痪肢体应尽早保持功能位置，如仰卧、下肢伸直、略外展，以防止肢体屈曲挛缩，预防足下垂。针灸、理疗等治疗将有助于康复。

## 第二节　脊髓压迫症

脊髓压迫症是神经系统常见疾病。它是一组具有占位性特征的椎管内病变。有明显进展性的脊髓受压临床表现，随着病因的发展和扩大，脊髓、脊神经根及其供血血管遭受压迫并日趋严重，造成脊髓水肿、变性、坏死等病理变化，最终将导致脊髓功能的丧失，出现受压平面以下的肢体运动、反射、感觉、括约肌功能以及皮肤营养障碍，严重影响患者的生活和劳动能力。一般而言，本病若能及早诊断和治疗，其预后甚佳。因此，必须普及和提高对脊髓压迫症的认识和重视。

## 一、病因

以肿瘤最为常见，约占脊髓压迫症总数的1/3。脊柱损伤的椎体脱位、骨折片错位及血肿，炎性及寄生虫性肉芽肿、脓肿，椎间盘突出，脊髓血管畸形以及某些先天性脊柱病变等均可引起脊髓压迫。

**1. 肿瘤**

（1）起源于脊髓组织本身及其附属结构：占绝大多数，包括来自脊神经、脊髓膜、脊髓内胶质细胞、脊髓血管及脊髓周围的脂肪结缔组织的肿瘤。其中近半数（约 47.13%）为神经鞘膜瘤，包括少数的神经纤维瘤，其次为脊膜瘤。被认为是恶性的脊髓内胶质瘤仅占 10.87% 左右。此外，某些先天性肿瘤，如皮样囊肿、上皮样囊肿及畸胎瘤等亦有发生。脊髓硬膜外脂肪组织丰富，因此脂肪瘤的发生亦不少见。肿瘤可发生于椎管腔的任何部位，但神经鞘膜瘤以胸段多见，先天性肿瘤则以腰骶部为多。

（2）起源于脊柱和其他器官的恶性肿瘤：亦可侵犯、转移到椎管内而累及脊髓。其中以肺、乳房、肾脏、胃肠道的恶性肿瘤为常见，亦偶见淋巴瘤、白血病侵及脊髓而发生脊髓压迫症状者。

**2. 炎症**

周身其他部位的细菌性感染病灶经血行播散，脊柱邻近组织的化脓性病灶的直接蔓延以及直接种植（“医源性”）等途径，均可造成椎管内急性脓肿或慢性真性肉芽肿而压迫脊髓，以硬脊膜外多见，硬脊膜下和脊髓内脓肿则极罕见。非细菌性感染性脊髓蛛网膜炎，以及损伤、出血、化学性的如药物鞘内注射等和某些不明原因所致的蛛网膜炎，则可引起脊髓与炎性蛛网膜粘连，甚者蛛网膜形成囊肿而压迫脊髓。此外，某些特异性炎症如结核、寄生虫性肉芽肿等亦可造成脊髓压迫。

**3. 损伤**

脊柱损伤时常合并脊髓损伤，而脊柱损伤又可因椎体、椎弓和椎板的骨折、脱位、小关节交错、椎间盘突出、椎管内血肿形成等原因而导致脊髓压迫。

**4. 脊髓血管畸形**

多因先天性胚胎发育异常所致。后天疾患如炎症、损伤、动脉硬化症等能否引起脊髓血管畸形迄今尚无有力的资料证实。脊髓血管畸形造成脊髓功能障碍的原因，除畸形血管的扩张膨胀具有压迫作用外，还因动脉短路、静脉淤血导致脊髓缺血性损害。

**5. 椎间盘突出**

又称髓核突出，亦属较常见的脊髓压迫原因，常因过度用力或脊柱的过伸、过屈运动引起。有因打喷嚏或用力咳嗽而导致椎间盘突出者，实属罕见。椎间盘突出亦可因髓核本身的脱水老化所致，可无明显损伤因素，多发生于颈下段，可以同时有一个以上髓核突出，病程长，症状进展缓慢，属脊柱退行性病变的一部分。

**6. 其他**

某些先天性脊柱疾患，如颅底凹陷、寰椎枕化、颈椎融合征、脊柱裂、脊膜脊髓膨出、脊柱佝偻侧凸畸形以及严重的肥大性脊柱骨关节炎等均可造成脊髓压迫。

## 二、病理生理

脊髓深藏在骨性的椎管腔内，其组织结构和生物学特性与脑组织类似，含水分丰富，质软而脆弱，不可压缩，对血氧缺乏较为敏感等特性。这些特性决定了脊髓对压迫性和缺血性损害的病理变化和临床特征。不同的压迫因素及其发展速度常决定临床表现。一般说来，任何一种压迫病因对脊髓的影响总是两方面的，一是机械压迫，二是血供障碍。机械因素引起的作用快，几乎立即出现症状，致伤性强，压迫解除后功能恢复慢，常需数小时、数天以后才能逐渐恢复。脊髓本身的各种组织对压力的耐受性亦有所不同，灰质的耐受性一般比白质高。传导束中的粗神经纤维对压迫的耐受性比细纤维差，故容易受损。触觉和本体感觉的神经纤维较粗，痛觉和温觉的神经纤维较细，故当两者同时受压时，前者出现症状较早，但解除压迫后，恢复也较快、较完全。一般而言，从脊髓受压至发生完全性功能障碍的过程越长，完全性功能障碍持续时间越短，在解除压迫后功能恢复也越快、越完全。血供障碍因素的作用慢，阻断血供需 1 ～ 5min 后方出现症状，恢复血供后功能恢复也快。但若供血完全阻断超过 10min，脊髓将产生严重缺血，功能难以恢复。脊髓受压早期，血循环障碍是可逆的，但压迫程度加剧和时间过久后，即变为不可逆。动脉受压后其分布区供血不足，引起脊髓变性和软化；而静脉受压后发生淤血，引起脊髓水肿，从而加剧脊髓受压和损害。在耐受缺血方面，白质比灰质耐受性强，细纤维比粗纤维强。由于致病因素发展速度的快慢不同，脊髓压迫的临床表现可分为急性、亚急性和慢性三型。

**1. 急性压迫**

多因损伤（此处指损伤后椎管内血肿形成或骨折片压迫脊髓）、转移性肿瘤、急性硬脊膜外脓肿、椎管内出血等原因引起。其占位体积在较短时间内（1 ～ 3d）便超过了压迫部位脊髓腔的储备间隙，从而出现下述病理变化。通常静脉血回流首先受阻，静脉压增加导致水分过多地渗透到血管外，细胞间水分增多，受压区域的神经细胞、胶质细胞以及神经轴突水肿、肿胀，脊髓体积增大，加剧了压迫。病变进一步发展导致动脉供血障碍，细胞组织缺氧。

**2. 慢性压迫**

此为椎管内良性肿瘤，以及脊柱结核和某些先天性脊柱畸形引起。由于病变发展速度缓慢、脊髓非骤然受压，在病变缓慢发展的同时，脊髓逐渐地、程度不同地获得适应和代偿能力，或因侧支循环的建立而获得足够的血液供应，并可借椎管内脂肪组织消失、椎管扩大，椎板、椎弓根和椎体的变薄及骨质受侵蚀等变化，使脊髓受压得到减轻。慢性受压的病理变化与急性受压截然不同。压迫病因可存在相当长的时间，脊髓腔已完全阻塞，而脊髓仍无明显水肿、肿胀。相反，脊髓变得细小，甚者，其大小仅及原有的一半或更小。脊髓被推向一边成弓形弯曲，受压部位呈现一凹形压迹，其大小深浅随占位病变大小形状而异。其表面可见轻度充血，与蛛网膜有不同程度粘连。神经根被牵拉或压迫，此系根痛和节段性感觉或运动障碍的病理基础。上述病理变化决定了慢性脊髓受压的下列临床特征。

（1）代偿性：脊髓受压过程缓慢而逐步获得适应与代偿能力，在相当长一段时间（数个月至 1 年以上）可不出现临床症状。随着压迫的加剧其症状的出现亦常井然有序。髓外的压迫常首先出现神经根刺激或损害症状。亦可因压迫紧邻传导束而出现相应的损害症状。随后则为脊髓受压侧的半切症状，最后导致脊髓功能完全性障碍。全过程往往长达 1 ～ 2 年。

（2）波动性：慢性脊髓受压病程长，其临床症状总的趋势是不断加重的。但亦见某些病例在某一症状或一组症状出现之后稳定相当长时期而不再加重，甚至可有缓解或减轻现象。重而复轻、轻而复重，可有反复。这种症状的波动，常见于肿瘤的囊性变、血管性肿瘤和椎间盘突出症、部分神经鞘瘤患者亦有波动性的临床表现。有的是由于接受了药物和物理治疗后，症状得到缓解的。此种情况应仔细与脊神经根炎相鉴别。但若画曲线表示症状的波动，波峰总是一次比一次高，或者还伴有新的症状或体征出现。最终必将出现脊髓功能的完全性损害。

（3）节段性：脊髓的运动和感觉神经具有节段性特点。不同节段的脊髓受压出现不同部位的运动、感觉和反射障碍。髓外压迫病变早期出现的根痛、“肉跳”，是这种节段装置遭受刺激的表现。这种节段性的临床表现，对脊髓受压的平面和部位的定位诊断帮助很大，因此询问病史和做体格检查时均需仔细查问、察看。

（4）多发性：肿瘤引起的脊髓压迫以单发者多见。但亦偶见多发性肿瘤同时或相继压迫脊髓的不同平面，如多发性神经纤维瘤病和转移性肿瘤。此外，蛛网膜囊肿、炎性肉芽肿亦有多发者。当感觉检查发现其缺失水平与脊髓腔阻塞平面不符，相差 2 个以上节段时，应考虑有多发病变或病变广泛。上述情况应做细致检查鉴别，这对分析病变性质、制订手术方案、判断预后均属重要。

**3. 亚急性压迫**

其临床表现和病程介于急性与慢性压迫之间，不再赘述。

## 三、临床表现

**1. 病程经过**

急性压迫，如外伤性血肿、转移癌、硬脊膜外脓肿，起病急骤，进展迅速，在数小时至数天内脊髓功能便可完全丧失。急性脓肿患者常以高热、寒战起病。慢性压迫，如良性肿瘤、先天性畸形等，起病极为缓慢，早期症状多不明显，或仅有相应部位的不适感，轻微疼痛，非持续，往往不足以引起患者的注意。多数患者是因疼痛较剧或肢体力弱、感觉障碍出现之后才就医诊治。对症治疗后症状往往有不同程度的减轻，因此可能误诊。脊髓压迫症的自然病程大体可分三个阶段，即早期（根痛期）、脊髓部分受压期和完全受压期。

（1）根性神经痛期：亦称神经根刺激期。病变较小，压迫尚未累及脊髓，仅造成脊神经根及硬脊膜的刺激现象。其主要临床表现为根性痛或局限性运动障碍。疼痛部位固定，局限于受累神经根分布的皮节区域，疼痛异常难忍，被描述为电击样、刀割样、撕裂样、牵扯样或针刺样。开始为一侧性，突然发作，突然消失，是间歇性痛。每次发作自数秒至数分钟。当用力、咳嗽、打喷嚏、大便等导致胸、腹腔压力突然增加时可触发或加剧疼痛。改变体位时可加重或减轻疼痛，因而患者常常只取一种姿势。在间歇期内可完全正常，或在疼痛部位出现感觉异常，如麻木、蚁走、虫爬、寒冷、针刺、发痒、沉重等感觉。当压迫进一步进展，疼痛加剧，变为持续性、双侧性，以致可以较广泛。神经根受压到一定程度时，其传导功能逐渐低下以致丧失，出现感觉减退或消失。由于相邻的上、下两个感觉神经根所支配的皮节有重叠，故神经根损害所出现的节段性感觉障碍，常是部分性的不完全的，若是完全性感觉丧失，提示有两个以上的感觉神经根受到损害。根痛并非见于所有患者，以髓外压迫者多见，髓内病变则较少见。病变位于脊髓腹侧者可无根痛症状，可产生运动神经根刺激症状，表现为相应支配肌群的肌束颤动、“肉跳”乃至痉挛，或易疲乏无力。这些早期症状的分布部位对脊髓受压的定位诊断有很大价值。

（2）脊髓部分受压期：病变在椎管内继续发展，脊髓受到压迫，出现脊髓传导束障碍，表现为受压平面以下的肢体运动、感觉和括约肌功能减弱或消失。因运动传导束神经纤维较粗，对压迫和血供影响耐受力差，因此运动障碍可先于感觉障碍。脊髓丘脑束受累产生受压平面对侧 2 ～ 3 节段以下的痛、温觉障碍，压迫平面高者障碍明显。可能在腰骶段脊髓丘脑束的位置已移向背外侧所致。如累及后索，则出现同侧关节运动觉、位置觉、振动觉等深感觉障碍，振动觉易受损害故表现也较早。深感觉障碍时患者在黑暗中行走困难，有如踩在棉花上的感觉。脊髓受压获得的适应和代偿功能，往往在此期间逐步建立，因此临床症状的加重和波动也就较为明显。运动和感觉障碍出现的顺序髓内和髓外病变不同，髓内压迫者，运动、感觉障碍呈离心形式，即自受压平面向下、向远侧发展，可有感觉分离现象，根痛较少，括约肌功能障碍较早。髓外压迫者，运动、感觉障碍是向心形式，即自下自远侧向压迫水平发展。这是因为来自下肢痛、温觉传导纤维在脊髓内位于外侧，先受到压迫之故。根痛较常见，括约肌功能障碍出现则较晚。脊髓受压期历时比根痛期短，一般为数个月左右。但两期常相互重叠，不能截然分开。当出现长传导束症状之后，即应视为脊髓已遭到部分压迫。

（3）脊髓完全受压期：亦即麻痹期、横断期，属本症的晚期。压迫已遍及脊髓的整个横断面。尽管无肉眼所见的解剖上横断，但其功能已大部或完全丧失，脊髓受压平面以下的运动、感觉、膀胱功能、肛门括约肌功能，以及皮肤、指（趾）甲营养等均出现障碍。

上述脊髓受压的临床发病过程，以慢性髓外压迫性病变表现最为典型。病程越长则此三期的出现越明显。分期并非绝对的，常有交叉重叠，如在脊髓完全受压期，尚存在根痛的病例，也非罕见。但分期对了解和分析脊髓受压一般规律和帮助临床早日发现、抓紧治疗时机都有意义。

**2. 症状与体征**

（1）感觉障碍：为脊神经后根、脊髓内的各种感觉传导束受到刺激或损伤所致。包括疼痛、感觉过敏、感觉减退或缺失、感觉分离和感觉异常等。根性痛最为常见而且剧烈，已于前述。此外亦偶尔可见感觉传导束性疼痛，呈某一个肢体或半身的弥漫痛或烧灼样、针扎样痛。当髓外压迫波及脊椎时，可产生脊椎椎体痛，表现为背部肌肉深层钝痛，常合并有局部肌肉痉挛强直，用力、咳嗽或体位改变时加剧，也可因坐位时减轻、卧位时加重等。感觉过敏，常在感觉减退或消失平面的上方有一条感觉减退较轻区域，再上方常存在一狭窄的感觉过敏带。感觉减退较轻区与感觉过敏带之间的界线，代表脊髓受压节段的上缘。当病变在脊髓中央区时，常损伤交叉的脊髓丘脑束纤维，而一部分未交叉的触觉纤维及深感觉纤维可免受累及，产生分离性感觉障碍，即痛、温觉丧失而触觉及本体觉存在。常见于脊髓空洞症、髓内肿瘤，而髓外肿瘤则少见。白质前联合的损害则出现损害水平以下两侧对称性的痛、温觉丧失。后索受损伤则产生损伤平面以下的触觉、本体觉、振动觉的丧失。此外，髓外压迫时出现相应节段的棘突压痛、叩痛亦较常见。感觉障碍是脊髓压迫症的重要体征。对判断髓内还是髓外压迫，特别是对压迫的定位诊断有重要的参考价值。

（2）肌肉运动障碍与肌腱反射改变：病变累及前根、前角及皮质脊髓束时，产生肌力、肌张力和反射改变。早期为乏力、精细动作困难、步行易疲劳等现象，随后出现肌力减退直至完全瘫痪，前根和前角的损害以肌无力、肌张力低、肌萎缩和肌束颤动以及腱反射消失为主要表现，即所谓下运动神经元性瘫痪。病变在颈段及腰骶段尤为明显。当皮质脊髓束以及与运动有关的其他下行传导束受损伤时，以肌无力、肌张力增加、腱反射亢进，出现病理反射为主要表现，即所谓上运动神经元性瘫痪。如果病变在脊髓颈膨大部位，既累及支配上肢的前根和前角，又累及支配下肢的皮质脊髓束，因此产生上肢的下运动神经元性瘫痪和下肢的上运动神经元性瘫痪。脊髓压迫症所造成的瘫痪一般为截瘫或四肢瘫，单肢瘫少见，偏瘫更少见。缓慢进行性的完全性截瘫，早期两下肢伸性痉挛性瘫痪，刺激病变水平以下皮肤，可引出两下肢挺直，肌张力增高。也可出现反射性屈曲，称为屈曲痉挛性截瘫。临床上可把能引出此防御反射区域的上界，作为脊髓受压平面的下缘。晚期则变为弛缓性瘫痪。受压水平以下的浅反射消失、腱反射亢进和出现病理反射，则为下行的皮质脊髓束同时受到损伤所致。早期仅累及患侧，随后健侧也逐渐出现改变。

（3）括约肌功能障碍：早期表现为排尿急迫、排尿困难，一般在感觉、运动障碍之后出现，而后变为尿潴留、顽固性便秘，最终大小便失禁。病变在脊髓圆锥部位时，括约肌功能障碍常较早出现。病变在圆锥以上时，膀胱常呈痉挛状态，其容积减少，患者有尿频、尿急，不能自主控制，同时有便秘。而病变在圆锥以下时，则产生尿潴留、膀胱松弛，当膀胱充满尿液后自动外溢，呈充盈性尿失禁。肛门括约肌松弛，稀的粪便自行流出，大便失禁。

（4）营养性障碍：继发于肢体的感觉、运动障碍之后，皮肤干燥，易脱屑、变薄，失去弹性，皮下组织松弛，容易发生压迫性溃疡（压疮）。指（趾）甲失去光泽、增厚和脱落。关节呈强直状态。

（5）自主神经功能障碍：脊髓 $T_2$ ～ $L_2$ 的灰质侧角内有交感神经细胞，在骶段内则有副交感神经细胞。当受压或与高级中枢失去联系时，出现多汗、无汗、血管舒缩和立毛反射异常等改变，常伴有两下肢水肿、腹胀及发热（当压迫水平较高时导致大面积体表出汗障碍）。$C_8$ ～ $T_1$ 的灰质侧角有睫状脊髓中枢，损害时产生 Horner 综合征，为一有价值的定位体征。

## 四、辅助检查

根据病史和体格检查，判断脊髓病变并不困难，但要精确地确定病变部位、程度和性质却非易事。尽管临床上某些有价值的病灶性体征可供定位诊断，但误差还是常有的，对病变程度和性质的判断与实际情况差距就更大些。因此，一般均需做进一步检查，特别是当考虑施行手术或做放射治疗之前，选择适合的辅助检查是不可缺少的。

**1. 脑脊液检查**

腰椎穿刺测定脑脊液动力学变化和常规、生化检查是诊断脊髓压迫症的重要方法。

（1）脑脊液动力学改变：当压迫性病变造成脊髓蛛网膜下腔阻塞时，颅内压不能传递到阻塞水平以下的脊髓蛛网膜下腔。因此出现阻塞水平以下的脊髓蛛网膜下腔压力低下，有时甚至测不出。脑脊液动力学检查大致有三种结果：a. 脊髓蛛网膜下腔无阻塞；b. 部分阻塞；c. 完全阻塞。肿瘤体积的大小是导致蛛网膜下腔阻塞的主要因素，但肿瘤周围的蛛网膜是否有粘连亦有重要影响。此外，胸椎的管腔比腰段和颈下段狭小，同样大小的肿瘤在胸段比腰段、颈段更早引起完全性阻塞。

（2）脑脊液细胞计数：一般均在正常范围，炎性病变者多有白细胞增加；肿瘤有出血坏死者红细胞和白细胞可有增加。

（3）脑脊液颜色与蛋白质含量：蛋白质含量少者无色透明，蛋白质含量高者呈淡黄至橘黄色。碳酸试验可自（+）至（++++）不等，其定量每百毫升中自数百毫克至1g以上，放置后可自行凝固，称自凝现象。脊髓压迫症脑脊液蛋白质含量与脊髓蛛网膜下腔阻塞的程度、阻塞时间和阻塞水平的高低有关。一般阻塞越完全、阻塞时间越长、阻塞水平越低，蛋白质的含量也越高。肿瘤性压迫比非肿瘤性压迫蛋白质含量高，尤其是神经鞘膜瘤，其脑脊液蛋白质含量又比其他类型肿瘤为高。脊髓压迫症引起脑脊液蛋白质含量的增高，亦可因为脊髓供应血管受压迫而淤血缺氧，使血管壁的通透性增加，蛋白质渗出增加；还可因蛛网膜下腔阻塞，使远侧的脑脊液不能参与正常的循环，少量被吸收而浓缩所致。

应该指出，腰椎穿刺做脑脊液动力学检查时，由于可能引起肿瘤位置的移动（如神经鞘膜瘤），使脊髓压迫症状突然加重或疼痛加剧，事前必须估计到。在CT和MRI普及的时代，这些方法已很少应用。

**2. X线检查**

（1）脊柱X线摄片：正位、侧位，必要时加摄斜位。脊柱损伤重点观察有无骨折、错位、脱位和椎间隙狭窄等。良性肿瘤约有50%可有阳性出现，如椎弓根间距增宽、椎弓根变形或模糊、椎间孔扩大、椎体后缘凹陷或骨质疏松和破坏。转移性肿瘤常见骨质破坏。病程早期可无任何变化，病程越长骨质改变出现率越高、程度亦重。

（2）MRI：能清楚地显示各不同轴位的断层图像，提供较清晰的解剖结构层次。对脊髓病变的部位，上、下缘界线，位置及性质能提供最有价值的信息。MRI是诊断脊髓病变最有价值的工具。

（3）CT：分辨率较高者肿瘤小于5mm便能检出，图像较清晰。CT能确切显示肿瘤位置和肿瘤与脊髓的关系。

## 五、诊断与鉴别诊断

首先必须明确脊髓损害是压迫性的还是非压迫性的，通过必要的检查便可确定脊髓压迫的部位或平面，进而分析压迫是在脊髓内还是在脊髓外，以及压迫的程度，最后研究压迫病变的性质。这是诊断脊髓压迫症的基本步骤和要求。为此必须将病史、临床检查所得，结合辅助检查有关资料加以综合分析，一般均能正确做出诊断。

**1. 脊髓压迫与非压迫的区别**

脊髓压迫症的早期常有根痛症状，因此，需与能引起疼痛症状的某些内脏疾病相鉴别，例如心绞痛、胸膜炎、胆囊炎、胃或十二指肠溃疡以及肾结石等。当出现脊髓受压体征之后则需进一步与非压迫性脊髓病变相鉴别。

（1）脊髓蛛网膜炎：本病起病缓慢，病程长，症状时起时伏，亦可有神经根痛，但范围常较广泛。缓解期症状可明显减轻，甚至完全消失。脊柱X线平片多正常。脑脊液动力学试验多呈现部分阻塞，伴有囊肿形成者可完全阻塞。脑脊液白细胞增多，蛋白质可明显增高。脊髓造影可见造影剂在蛛网膜下腔分散成不规则点滴状、串珠状，或分叉成数道而互不关联。形态特殊，易于识别。

（2）急性脊髓炎：起病较急，常有全身不适、发热、肌肉酸痛等前驱症状。脊髓损害症状往往骤然出现，数小时至数天内便发展到高峰。受累平面较清楚易检出，肢体多呈弛缓性瘫痪，合并有感觉和括约肌功能障碍。应与无明显外伤的急性椎间盘突出作仔细鉴别。脊髓炎者脊髓蛛网膜下腔无阻塞，脑脊液白细胞数增多，以单核及淋巴细胞为主，蛋白质含量亦有轻度增高。若细菌性感染所致者以中性粒细胞增多为主，蛋白质含量亦明显增高。

（3）脊髓空洞症：起病隐袭，病程长。早期症状常为手部小肌肉的萎缩及无力。病变多见于下颈段及上胸段，亦有累及延髓者。多数病例属脊髓胚胎发育异常。病变特征是在脊髓中央管附近有一长形空洞，其周边有神经胶质增生。因此临床表现的主要特点是病变水平以下感觉分离，即痛、温度觉缺失，触觉及位置觉、振动觉保存。下肢有锥体束损害体征。根痛少见，皮肤营养改变显著。可有家族史。腰穿无阻塞现象，脑脊液检查一般正常。

（4）脊柱骨关节肥大性改变：多见于中年以上患者。病变以颈下段及腰段最常见。颈段者初期有上肢手部麻木或肩部酸痛、沉重感等症状，棘突或棘突旁有压痛。症状常因颈部位置不当而加重，严重者出现手掌肌群萎缩。弹指试验阳性。转动头位时可发生头晕或眩晕等椎-基底动脉缺血症状。X 线平片可见明显骨关节肥大性改变，脊柱生理弯曲消失，呈强直状，腰椎常见侧凸。脑脊液检查一般正常。部分病例可伴有椎间盘突出，蛛网膜下腔呈不完全阻塞，脑脊液蛋白质含量亦相应增加。

（5）肌萎缩性侧索硬化症：为一种变性疾病。病变主要累及脊髓前角细胞、延髓运动神经核及锥体束。因此以运动障碍为主，一般无感觉障碍。早期可有神经根痛，其特征性表现是上肢手部肌肉萎缩和舌肌萎缩，严重者有构音障碍。病变以上运动神经元为主时，腱反射亢进。脊髓腔无阻塞，脑脊液常规、生化检查正常。

（6）脊髓压迫症合并几种少见的临床症状：a. 压迫病变在高位颈段时，常伴有脑神经麻痹，特别是枕大孔区脊颅型肿瘤，如出现声音嘶哑、吞咽困难、耸肩无力，当三叉神经脊髓束受压迫时则有头面部痛觉减退，角膜反射减弱。偶见于多发性神经纤维瘤病，脊髓肿瘤同时伴有位听神经瘤者。b. 水平眼震亦多见于脊颅型肿瘤，由于压迫内侧纵束（该束主要协调眼球运动，可自中脑下达 $T_1$ 水平），或因病变影响小脑，或血循环障碍导致水肿等。c. 脊髓肿瘤伴有视神经乳头水肿，以腰骶部肿瘤较常见，但总发生率并不高。临床检查除发现脑脊液蛋白质增高外，颅内并无异常，肿瘤切除后视盘水肿消失。可能原因为肿瘤影响了脑脊液吸收或同时伴有脑脊髓病理性分泌增加。

上述少见情况，在鉴别诊断时应注意。

**2. 脊髓压迫平面定位**

早期的节段性症状，如根痛、感觉过敏区、肌肉萎缩以及腱反射减退或消失，均有助于压迫平面的定位。因此必须熟悉脊髓节段与脊柱的关系，脊髓与支配的肌肉、各浅反射和肌腱反射中枢的节段位置。此外感觉障碍平面对定位亦属重要。一般说，感觉减退较轻区与感觉过敏带之间的界线，代表受压节段的上缘。而能引起防御反射区域的上界常可代表脊髓受压的下缘。脊髓造影或 CT、MRI 检查则可准确做出定位诊断。

**3. 髓内压迫与髓外压迫的鉴别**

临床症状出现的顺序可作鉴别的参考，如根痛、运动、感觉障碍的向心与离心发展、括约肌功能障碍的早晚等。但仅凭临床鉴别，有时难免出现较大误差，因此手术前还得靠 CT 或 MRI 检查来确定。

**4. 确定压迫病因性质**

对病变性质的分析有助于手术前准备和预后估计。一般髓内或髓外硬脊膜下压迫以肿瘤为最常见。髓外硬脊膜外压迫多见于椎间盘突出，腰段、颈下段多见，常有外伤史。炎性压迫，如硬脊膜外脓肿，发病快，伴有发热等其他炎症特征。血肿压迫，常有外伤史，症状、体征进展迅速。转移性肿瘤，如肉瘤、淋巴瘤等，起病较快，神经根痛明显，脊柱骨质常有明显破坏。综合病史、临床体检和辅助检查资料，认真分析，多数病例手术前可得出正确诊断。

## 六、治疗及并发症的预防

治疗原则是去除压迫病因。手术是唯一有效的治疗方法。手术病死率极低，而效果大多良好，因此，应早期诊断，及时手术。良性肿瘤如神经鞘膜瘤、脊膜瘤、皮样及上皮样囊肿和椎间盘突出等，一般均能彻底切除。应用显微手术对髓内肿瘤如室管膜瘤、囊性变胶质瘤等，亦能全切除或大部切除。对晚期患者或肿瘤难以全切除者，做椎板减压术常可获得短期疗效。凡存在两个以上压迫病变不能一次手术切除者，原则上应先解除高位压迫，但术前对高位压迫定位不够明确或低位压迫比高位压迫严重者例外。手术后应积极辅以药物治疗、物理疗法，加强护理，以加快脊髓功能的恢复。对年迈及瘫痪患者应注意防治肺炎、压疮和尿路感染等并发症，晚期患者多因此类并发症致死，必须给予足够的重视。

# 第三节　脊髓空洞症

脊髓空洞症是一种慢性进行性的脊髓变性疾病，是由于不同原因导致脊髓中央管附近或后角底部有胶质增生或空洞形成的疾病。空洞常见于颈段，某些病例空洞向上扩展到延髓和脑桥（称之为延髓空洞症），或向下延伸至胸髓甚至腰髓。由于空洞侵及周围的神经组织而引起受损节段的分离性感觉障碍、下运动神经元瘫痪，以及长传导束功能障碍与营养障碍。

## 一、病因和发病机制

脊髓空洞症与延髓空洞症的病因和发病机制目前尚未完全明确，概括起来有以下 4 种学说。

### （一）脑脊液动力学异常

早在 1965 年，Gardner 等人认为由于第四脑室出口区先天异常，使正常脑脊液循环受阻，从而使得由脉络丛的收缩搏动产生的脑脊液压力搏动波通过第四脑室向下不断冲击，导致脊髓中央管逐渐扩大，最终形成空洞。支持这一学说的证据是脊髓空洞症常伴发颅颈交界畸形。其他影响正常脑脊液循环的病损如第四脑室顶部四周软脑膜的粘连也可伴发脊髓空洞症。通过手术解决颅颈交界处先天性病变后，脊髓空洞症所引起的某些症状可以获得改善。但是这种理论不能解释某些无第四脑室出口处阻塞或无颅颈交界畸形的脊髓空洞症，也不能解释空洞与中央管之间并无相互连接的病例。也有人认为传送到脊髓的搏动压力波太小，难以形成空洞。因此，他们认为空洞的形成是由于压力的影响，脑脊液从蛛网膜下腔沿着血管周围间隙（Virchow-Robin 间隙）或其他软脊膜下通道进入脊髓内所造成。

### （二）先天发育异常

由于胚胎期神经管闭合不全或脊髓中央管形成障碍，在脊髓实质内残留的胚胎上皮细胞缺血、坏死而形成空洞。支持这一学说的证据是脊髓空洞症常伴发其他先天性异常，如颈肋、脊柱后侧凸、脊椎裂、脑积水、Klippel- Feil 二联征（两个以上颈椎先天性融合）、先天性延髓下疝（Arnold-Chiari 畸形）、弓形足等。临床方面也不断有家族发病的报道。但该学说的一个最大缺陷在于空洞壁上从未发现过胚胎组织，故难以形成定论。

### （三）血液循环异常

该学说认为脊髓空洞症是继发于血管畸形、脊髓肿瘤囊性变、脊髓损伤、脊髓炎伴中央软化、蛛网膜炎等而发生的。引起脊髓血液循环异常，产生髓内组织缺血、坏死、液化，形成空洞。

### （四）继发于其他疾病

临床上屡有报道，脊髓空洞症继发于脊柱或脊髓外伤、脊髓内肿瘤、脊髓蛛网膜炎、脊髓炎以及脑膜炎等疾病。因脊髓中央区是脊髓前后动脉的交界区，侧支循环差，外伤后该区易坏死软化形成空洞，常由受伤部的脊髓中央区（后柱的腹侧，后角的内后方）起始并向上延伸。脊髓内肿瘤囊性变可造成脊髓空洞症。继发性脊髓蛛网膜炎患者，可能由于炎症粘连、局部缺血和脑脊液循环障碍，脑脊液从蛛网膜下腔沿血管周围间隙进入脊髓内，使中央管扩大形成空洞。脊髓炎时由于炎症区脱髓鞘、软化、坏死，严重时坏死区有空洞形成。

目前，多数学者认为脊（延）髓空洞症不是单一病因所造成的一个独立病种，而是由多种致病因素造成的综合征。

## 二、病理

空洞较大时病变节段的脊髓外形可增大，但软膜并不增厚。空洞内有清亮液体填充，其成分多与脑脊液相似。有的空洞内含黄色液体，其蛋白增高，连续切片观察，空洞最常见于颈膨大，常向胸髓扩展，腰髓较少受累。偶见多发空洞，但互不相通。典型的颈膨大空洞多先累及灰质前连合，然后向后角扩展，呈“U”字形分布。可对称或不对称地侵及前角，继而压迫脊髓白质。空洞在各平面的范围可不相同，组织学改变在空洞形成早期，其囊壁常不规则，有退变的神经胶质和神经组织。如空洞形成较久，其周围有胶质增生及肥大星形细胞，形成致密的囊壁（1 ～ 2mm 厚。部分有薄层胶原组织包绕）。当空洞与中央管交通时，部分空洞内壁可见室管膜细胞覆盖。

空洞亦可发生在延髓，通常呈纵裂状，有时仅为胶质瘢痕而无空洞。延髓空洞有下列 3 种类型：a. 裂隙从第四脑室底部舌下神经核外侧向前侧方伸展，破坏三叉神经脊束核、孤束核及其纤维。b. 裂隙从第四脑室中缝扩展，累及内侧纵束。c. 空洞发生在锥体和下橄榄核之间，破坏舌下神经纤维。上述改变以 a、b 型多见，c 型罕见。延髓空洞多为单侧，伸入脑桥者较多，伸入中脑者罕见。延髓空洞尚可侵犯网状结构，第Ⅹ、Ⅺ、Ⅻ对脑神经及核，前庭神经下核至内侧纵束的纤维，脊髓丘系以及锥体束等。

脑桥空洞常位于顶盖区，可侵犯第Ⅵ、Ⅶ脑神经核和中央顶盖束。

## 三、临床表现

发病年龄通常为 20 ～ 30 岁，偶尔发生于儿童期或成年以后，文献中最小年龄为 3 岁，最大为 70 岁。男性与女性比例为 3 ：1。

### （一）脊髓空洞症

病情进展缓慢，最早出现的症状常呈节段性分布，首先影响上肢。当空洞逐渐扩大时，由于压力或胶质增生的作用，脊髓白质内的长传导束也被累及，在空洞水平以下出现传导束型功能障碍。两个阶段之间可以间隔数年。

**1. 感觉症状**

由于空洞常始于中央管背侧灰质的一侧或双侧后角底部，最早的症状常是单侧的痛觉、温度觉障碍。如病变侵及前连合时可有双侧的手部、臂部尺侧或一部分颈部、胸部的痛、温觉丧失，而触觉及深感觉完整或相对正常，称为分离性感觉障碍。患者常在手部发生灼伤或刺、割伤后才发现痛、温觉的缺失。以后痛、温觉丧失范围可以扩大到两侧上肢、胸、背部，呈短上衣样分布。如向上影响到三叉丘脑束交叉处，可以造成面部痛、温觉减退或消失，包括角膜反射消失。许多患者在痛、温觉消失区域内有自发性中枢痛。晚期后柱及脊髓丘脑束也被累及，造成病变水平以下痛、温、触觉及深感觉的感觉异常及不同程度的障碍。

**2. 运动障碍**

前角细胞受累后，手部小肌肉及前臂尺侧肌肉萎缩，软弱无力，且可有肌束颤动，逐渐波及上肢其他肌肉、肩胛肌以及一部分肋间肌。腱反射及肌张力减低。以后在空洞水平以下出现锥体束征、肌张力增高及腱反射亢进、腹壁反射消失、Babinski 征呈阳性。空洞内如果发生出血，病情可突然恶化。空洞如果在腰骶部，则在下肢出现上述的运动及感觉症状。

**3. 营养性障碍及其他症状**

关节的痛觉缺失引起关节磨损、萎缩和畸形，关节肿大，活动度增加，运动时有摩擦音而无痛觉，称为夏科（Charcot）关节。在痛觉消失区域，表皮的烫伤及其他损伤可以造成顽固性溃疡及瘢痕形成。如果皮下组织增厚、肿胀及异样发软，伴有局部溃疡及感觉缺失，甚至指、趾末端发生无痛性坏死、脱失，称为 Mervan 综合征。颈胸段病变损害交感神经通路时，可产生颈交感神经麻痹（Horner）综合征。病损节段可有出汗功能障碍，出汗过多或出汗减少。晚期可以有神经源性膀胱以及大便失禁现象。其他如脊柱侧凸、后凸畸形、脊柱裂、弓形足等亦属常见。

### （二）延髓空洞症

由于延髓空洞常不对称，症状和体征通常为单侧型。累及疑核可造成吞咽困难及呐吃、软腭与咽喉肌无力、悬雍垂偏斜；舌下神经核受影响时造成伸舌偏向患侧，同侧舌肌萎缩伴有肌束颤动；如面神经核被累及时可出现下运动神经元型面瘫；三叉神经下行束受累时造成同侧面部感觉呈中枢型痛、温觉障碍；侵及内侧弓状纤维则出现半身触觉、深感觉缺失；如果前庭小脑通路被阻断可引起眩晕，可能伴有步态不稳及眼球震颤；有时也可能出现其他长传导束征象，但后者常与脊髓空洞症同时存在。

## 四、辅助检查

### （一）腰椎穿刺及奎肯试验

一般无异常发现。如空洞较大则偶可导致椎管部分梗阻引起脑脊液蛋白含量增高。

### （二）X 线检查

可发现骨骼 Charcot 关节、颈枕区畸形及其他畸形。

### （三）延迟脊髓 CT 扫描（DMCT）

即在蛛网膜下腔注入水溶性阳性造影剂，延迟一定时间，分别在注射后 6h、12h、18h 和 24h 再行脊髓 CT 检查，可显示出高密度的空洞影像。

### （四）磁共振成像（MRI）

MRI 是诊断本病最准确的方法。不仅因为其为无创检查，更因其能多平面、分节段获得全椎管轮廓，可在纵、横断面上清楚显示出空洞的位置及大小、累及范围、与脊髓的对应关系等，以及是否合并 Arnol chiari 畸形，以鉴别空洞是继发性还是原发性，有助于选择手术适应证和设计手术方案。

### （五）肌电图

上肢萎缩肌肉有失神经表现，但在麻木的手部，感觉传导速度仍正常，是因病变位于后根神经节的近端之故。

## 五、诊断与鉴别诊断

### （一）诊断

成年期发病，起病隐袭，缓慢发展，临床表现为节段性分布的分离性感觉障碍，手部和上肢的肌肉萎缩，以及皮肤和关节的营养障碍。如合并其他先天性缺陷，则不难做出诊断。MRI 检查可确诊。

### （二）鉴别诊断

本病须与下列疾病鉴别。

**1. 脊髓内肿瘤**

可以类似脊髓空洞症，尤其是位于下颈髓时。但肿瘤病变节段短，进展较快，膀胱功能障碍出现较早，而营养性障碍少见，脑脊液蛋白含量增高，可以与本病相区别。对疑难病例可做脊髓造影和 MRI 扫描鉴别之。

**2. 颈椎骨关节病**

可出现手部及上肢的肌肉萎缩，但根痛常见，感觉障碍呈根性分布而非节段性分布的分离性感觉障碍。可行颈椎摄片，必要时做 CT 和 MRI 检查可明确诊断。

**3. 肌萎缩性侧索硬化症**

不容易与脊髓空洞症相混淆，因为它不引起感觉异常或感觉缺失。

**4. 脑干肿瘤**

脊髓空洞症合并延髓空洞症时，需要与脑干肿瘤鉴别。脑干肿瘤好发于 5 ～ 15 岁儿童，病程较短，开始常为脑桥下段症状而不是延髓症状，临床表现为展神经、三叉神经麻痹，且可有眼球震颤等；其后随肿瘤长大而有更多的脑神经麻痹症状，出现交叉性瘫痪。如双侧脑干肿瘤则出现双侧脑神经麻痹及四肢瘫。疾病后期可出现颅内压力增高等，可与延髓空洞症相鉴别。

**5. 麻风**

虽可有上肢肌萎缩与麻木，但无分离性感觉障碍，所有深浅感觉均消失，且常可摸到粗大的周围神经（如尺神经、桡神经及臂丛神经干），有时可见到躯干上有散在的脱色素斑、手指溃疡等，不难鉴别。

## 六、治疗

本病目前尚无特效疗法，可从以下几方面着手。

### （一）支持治疗

一般对症处理，如给予镇痛药、B族维生素、三磷酸腺苷、辅酶A、肌苷等。痛觉消失者应防止烫伤或冻伤。加强护理，辅以按摩、被动运动、针刺治疗等，防止关节挛缩。

### （二）放射治疗

对脊髓病变部位进行照射，可缓解疼痛，可用深部X线疗法或放射性核素 $^{131}I$ 疗法，以后者较好。方法有两种。

（1）口服法。先用复方碘溶液封闭甲状腺，然后空腹口服钠 $^{131}I$ 溶液 50～200μCi，每周服2次，总量500μCi为1个疗程，2～3个月后重复疗程。

（2）椎管注射法。按常规做腰椎穿刺，取头低位15°角，穿刺针头倾向头部，注射无菌钠 $^{131}I$ 溶液（0.4～1.0μCi/mL），每15d 1次，共3或4次。

### （三）手术治疗

对Chairi畸形、扁平颅底、第四脑室正中孔闭锁等情况可采用手术矫治。凡空洞/脊髓的比值超过30%者，有手术指征。手术的目的在于：

（1）纠正伴同存在的颅骨及神经组织畸形。

（2）椎板及枕骨下减压。

（3）对张力性空洞，可行脊髓切开和空洞-蛛网膜下腔分流术或空洞-腹膜腔分流术。

### （四）中药治疗

有人采用补肾活血汤加减治疗该病，据报道有效。但至少持续服药3个月，否则疗效不佳。

# 第十章
# 周围神经疾病

## 第一节　三叉神经痛

三叉神经痛是指病因未明的三叉神经分布区内的突发性、短暂性、反复性及刻板性的剧烈疼痛。三叉神经痛常见于中年女性。

### 一、病因及发病机制

三叉神经痛的病因及发病机制目前还不清楚。

#### （一）周围病变学说

有的学者根据手术、尸体解剖或 MRA 检查的资料，发现很多三叉神经痛患者在三叉神经入脑桥区有异常的血管网压迫，刺激三叉神经根，从而产生疼痛。

#### （二）中枢性学说

根据患者的发作具有癫痫发作的特点，学者认为患者的病变是在中枢神经系统，是与面部疼痛有关的丘脑-皮质-三叉神经脊束核的刺激性病变所致。

#### （三）短路学说

三叉神经进入脑桥有一段无髓鞘区，由于受血管压迫等因素的影响，可以造成无髓鞘的神经纤维紧密的结合，在这些神经纤维之间形成假性“突触”，相邻神经纤维之间的传入、传出冲动之间发生“短路”（传入、传出的冲动由于“短路”，而都可以成为传入的信号）冲动的叠加，容易达到神经元的痛阈，诱发疼痛。

### 二、病理

有关三叉神经痛的病理研究报道很少。有的研究发现，患者的三叉神经节细胞有变性，轴突有增生，髓鞘有节段性脱失等。

### 三、临床表现

#### （一）发病情况

常见于 50 岁左右的女性患者，男女患者的比例为 1：3。

### （二）疼痛部位

三叉神经一侧的下颌支疼痛最为常见，其次是上颌支、眼支。有部分患者可以累及两支（多为下颌支和上颌支）甚至三支（有的作者提出，如果疼痛区域在三叉神经第一支，尤其是单独影响三叉神经第一支的，诊断三叉神经痛要特别慎重！）。

### （三）疼痛特点

疼痛具有突发性、短暂性、反复性及刻板性的特点。发作前没有先兆，突然发作，发作常常持续数秒，很少超过 1 ～ 2min，每次发作的疼痛性质及部位固定，疼痛的程度剧烈，患者难以忍受，疼痛的性质常常为电击样、刀割样。

### （四）伴随症状

疼痛发作时可伴有面部潮红、流泪、结膜充血。

### （五）疼痛的扳机点

患者疼痛的发作常常可以由触摸、刺激（如说话、咀嚼、洗脸、刷牙）以下部位诱发：口角、面颊、鼻翼。

### （六）诱发因素

因吞咽动作能诱发疼痛，所以可摄入流食。与舌咽神经痛不同，因睡眠中吞咽动作不能诱发疼痛，故睡眠中不出现疼痛发作。温暖时不易疼痛发作，故入浴可预防疼痛发作，也有的患者愿在洗浴中进食。

### （七）体征

神经系统检查没有异常的神经系统体征（除刺激“扳机点”诱发疼痛）。

## 四、诊断及鉴别诊断

### （一）诊断

三叉神经痛的诊断根据患者的临床表现，尤其是其发作特点，诊断并不困难。但是要与继发性三叉神经痛鉴别。继发性三叉神经痛有以下特点：a. 疼痛的程度常常不如原发性三叉神经痛剧烈，尤其是在起病的初期。b. 疼痛往往为持续性隐痛、阵痛，阵发性加剧。c. 有神经系统的阳性体征（尤其是角膜反射的改变、同侧面部的感觉障碍及三叉神经运动支的功能障碍）。常见的继发性三叉神经痛的病因有鼻咽癌颅内转移、听神经瘤、胆脂瘤及多发性硬化等（表 10-1）。

**表 10-1　原发性三叉神经痛与继发性三叉神经痛的鉴别**

| 项目 | 原发性三叉神经痛 | 继发性三叉神经痛 |
| --- | --- | --- |
| 病因 | 不明 | 鼻咽癌颅内转移、听神经瘤、胆脂瘤等 |
| 疼痛程度 | 剧烈 | 较轻，常为钝痛 |
| 疼痛的范围 | 局限 | 常累及整个半侧面部 |
| 疼痛的持续时间 | 短暂 | 持续性痛 |

续表

| 项目 | 原发性三叉神经痛 | 继发性三叉神经痛 |
| --- | --- | --- |
| 扳机点 | 有 | 没有 |
| 神经系统体征 | 无 | 有 |

### （二）鉴别诊断

三叉神经痛还应与以下几种疾病鉴别。

**1. 颞下颌关节综合征**

常为一侧面部的疼痛，以颞下颌关节处为甚，颞下颌关节活动可以诱发、加重疼痛。患者张口受限，颞下颌关节有压痛。

**2. 牙痛**

很多三叉神经痛的患者被误诊为牙痛，有的甚至拔了多颗牙。牙痛常常为持续性，进食冷、热食品可以诱发、加重疼痛。

**3. 舌咽神经痛**

该病的发作特点及疼痛的性质与三叉神经痛极其相似，但是疼痛的部位有很大的不同。舌咽神经痛的疼痛部位在舌后部及咽部，说话、吞咽及刺激咽部可以诱发疼痛，所以常有睡眠中疼痛发作。

**4. 颞动脉炎**

常见于老年男性，疼痛为一侧颞部的持续性跳痛、胀痛，常常伴有低热、乏力、精神差等全身症状。查体可见患侧颞动脉僵硬，呈“竹筷”样改变。经激素治疗症状可以缓解、消失。

**5. 偏头痛**

此病的发病率远较三叉神经痛的发病率高，常见于青年女性，疼痛发作前常有前驱症状，主要表现为乏力、注意力不集中、精神差等。约 65% 的患者有先兆症状，主要有视觉先兆，表现为闪光、暗点、视野的改变等。疼痛表现为一侧头部的跳痛，发作以后，疼痛的程度渐进加重，持续数小时到 72h。发作时患者常有自主神经功能障碍的表现。

## 五、治疗

### （一）药物治疗

目前，三叉神经痛还没有有效的治疗方法。药物治疗控制疼痛的程度及发作的频率仍为首选的治疗方法。药物治疗的原则为：个体化原则，从小剂量开始用药，尽量单一用药并适时注意药物的不良反应。

常用的药物有以下几种。

**1. 卡马西平**

由于卡马西平的半衰期为 12 ～ 35h，故理论上可以每天只服 2 次。常从小剂量开始：0.1g，2 次 / 日，3 ～ 5d 后根据患者症状控制的程度来决定加量。每次加 0.1g（早、晚各 0.05g），直到疼痛控制为止。卡马西平每日的用量不要超过 1.2g。

卡马西平常见的不良反应有头昏、共济失调，尤其是女性发生率更高。长期用药要注意监测血象及肝功能的变化。此外，卡马西平可以引起过敏，导致剥脱性皮炎，所以，用药的初期一定要观察有无皮疹。孕妇忌用。

卡马西平是目前报道的治疗三叉神经痛的有效率最高的药物，据报道其有效率可达70% ～ 80%。

**2. 苯妥英钠**

苯妥英钠也可以作为治疗三叉神经痛的药物，但是有效率远较卡马西平低。据国内外文献报道，其有效率为20% ～ 64%。剂量为0.1g，口服，3次/日。效果不佳时可增加剂量，通常每日增加0.05g。最大剂量不超过0.6g。

苯妥英钠的常见不良反应有头昏、共济失调、肝功能损害及牙龈增生等。

**3. 妥泰（托吡酯，topamax）**

妥泰系一种多重机制的新型抗癫痫药物。近年来，国内外有文献报道，在用以上两种经典的治疗三叉神经痛的药物治疗无效时，可以选用该药。通常可以从50mg，2次/日开始，3 ～ 5d症状控制不明显可以加量，每日加25mg，观察3 ～ 5d，直到症状控制为止。每日的最大剂量不要超过250 ～ 300mg。

妥泰的不良反应极少。常见的不良反应有头昏、食欲下降及体重减轻。国内外还有报道，有的患者用药以后出现出汗障碍。

**4. 氯硝西泮（氯硝安定）**

通常作为备选用的药物。4 ～ 6mg/d。常见的不良反应为头昏、嗜睡、共济失调，尤其在用药的前几天。

**5. 氯甲酰氮**

300mg/d，分3次餐前30min口服，无效时可增加到600mg。该药不良反应发生率高，常见的不良反应有困倦、步态不稳、药疹和粒细胞减少等。有时可见肝功能损害。应用该药治疗应每2个月进行一次血液检查。

**6. 中（成）药**

如野木瓜片（七叶莲），每次3片，4次/日。根据临床观察，该药单独使用治疗三叉神经痛的有效率不高，但是可以作为以上药物治疗的辅助治疗药物。此外，还有痛宁片，每次4片，3次/日。

**7. 常用的方剂**

（1）麻黄附子细辛汤加味：麻黄、川芎、附子各20 ～ 30g，细辛、荆芥、蔓荆子、菊花、桃仁、石膏、白芷各12g，全蝎10g。

（2）面痛化解汤：珍珠母30g，丹参15g，川芎、当归、赤芍、秦艽、钩藤各12g，僵蚕、白芷各10g，红花、羌活各9g，防风6g，甘草5g，细辛3g。

### （二）非药物治疗

三叉神经痛的“标准（经典）”治疗为药物治疗，但有以下情况时可以考虑非药物治疗。a. 经应用各种药物正规的治疗（足量、足疗程）无效。b. 患者不能耐受药物的不良反应。c. 患者坚决要求不用药物治疗。非药物治疗的方法很多，主要原理是破坏三叉神经的传导。

常用的方法有以下几种。

**1. 神经阻滞（封闭）治疗**

该方法是用一些药物（如无水乙醇、甘油等），选择地注入三叉神经的某一支或三叉神经半月神经节内。现在由于影像技术的发展，在影像引导下，可以较准确地将药物注射到三叉神经半月节，达到治疗的作用。由于甘油注射维持时间较长，故目前多采用甘油注射半月神经节治疗。神经阻滞（封闭）治疗的方法，患者面部的感觉通常能保留，没有明显的并发症。但是复发率较高，尤其是 1 年以后。

**2. 三叉神经半月神经节毁坏术**

如用射频热凝、伽玛刀治疗等。这些方法的远期疗效目前尚未得到肯定。

**3. 手术治疗**

（1）周围支切除术：通常只适用于三叉神经第一支疼痛的患者。

（2）显微三叉神经血管减压术：这是目前正在被广泛接受的一种手术治疗方法。该方法具有创伤小、安全、并发症少（尤其是对触觉及运动功能的保留）及有效率高的特点。

（3）三叉神经感觉神经根切断：该方法止痛疗效确切。

（4）三叉神经脊束切断术。

（5）目前射线（X 刀、伽玛刀等）治疗在三叉神经痛的治疗中以其微创、安全、疗效好越来越受到大家的重视。

**4. 经皮穿刺微球囊压迫**

自 Mullan 等 1983 年首次报道使用经皮穿刺微球囊压迫（percutaneou smicroballoon compression，PMC）治疗三叉神经痛的技术以来，至今已有大量学者报道他们采用该手段所取得的临床结果。一般认为，PMC 方法与当代使用的微血管减压手术及射频热凝神经根切断术在成功率、并发症及复发率方面都有可比性。其优点是操作简单、安全性高，尤其对于高龄或伴有严重疾病不能耐受较大手术者更是首选方法。其简要的方法：丙泊芬诱导气管内插管全身麻醉。在整个治疗过程中监测血压和心率。患者取仰卧位，使用 14 号穿刺针进行穿刺，皮肤进入点为口角外侧 2cm 及上方 0.5cm。在荧光屏指引下调整方向直至进入卵圆孔。应避免穿透卵圆孔。撤除针芯，放入带细不锈钢针芯的 4 号 Fogarty Catheter 直至其尖端超过穿刺针尖 12 ～ 14cm。去除针芯，在侧位 X 线下用 Omnipaque 造影剂充盈球囊直至凸向颅后窝。参考周围的骨性标志（斜坡、蝶鞍、岩骨）检查和判断球囊的形状及位置；必要时排空球囊并重新调整导管位置，直至获得乳头凸向颅后窝的理想的梨形出现。球囊充盈容量为 0.4 ～ 1.0mL，压迫神经节 3 ～ 10min 后，排空球囊，撤除导管，手压穿刺点 5min。该法具有疗效确切、方法简单及不良反应少等优点。

# 第二节 特发性面神经麻痹

特发性面神经麻痹（idiopathic facial palsy）亦称贝尔麻痹（Bell palsy）、面神经炎，是常见的脑神经单神经病变，因茎乳孔内面神经非特异性炎症而导致周围性面瘫，为面瘫最常见的原因。

## 一、病因

本病病因未明，目前认为本病与嗜神经病毒感染以及感染后免疫反应有关。常在受凉或上呼吸道感染后发病。

## 二、发病机制

由于骨性面神经管只能容纳面神经通过，所以面神经一旦缺血、水肿必然导致神经受压。病毒感染可导致局部神经的自身免疫反应及营养血管痉挛、神经缺血、水肿而出现面肌瘫痪。

## 三、病理

面神经炎早期病理改变主要为神经水肿和脱髓鞘，严重者可出现轴索变性，以茎乳孔和面神经管内部分尤为显著。

## 四、临床表现

（1）任何年龄、季节均可发病，多见于 20 ～ 40 岁，男性略多。

（2）通常为急性起病，病情多在 3 天左右达到高峰。

（3）主要表现为单侧周围性面瘫，如受累侧闭目、皱眉、鼓腮、示齿和闭唇无力，以及口角向对侧歪斜；可伴有同侧耳后疼痛或乳突压痛。

（4）体格检查时，可见患侧闭眼时眼球向外上方转动，露出白色巩膜，称为贝尔征（Bell sign）；鼻唇沟变浅，口角下垂，露齿时口角歪向健侧；由于口轮匝肌瘫痪，鼓气、吹口哨漏气。

（5）不同部位面神经损害出现不同临床症状。①膝状神经节前损害：因鼓索神经受累，出现同侧舌前 2/3 味觉障碍；镫骨肌分支受累，出现听觉过敏、过度回响。②膝状神经节病变：除表现为面神经麻痹、舌前 2/3 味觉障碍和听觉过敏外，还有耳郭、外耳道感觉减退和外耳道、鼓膜疱疹，称为亨特综合征（Hunt syndrome），是带状疱疹病毒感染所致。③茎乳孔附近病变：出现上述典型的周围性面瘫体征和耳后疼痛。

## 五、辅助检查

对于特发性面神经麻痹的患者不建议常规进行化验、影像学和神经电生理检查。

**1. 神经电生理检查**

当临床需要判断预后时，可选择面神经传导测定。该检查有助于鉴别面神经是暂时性传导障碍还是永久性失神经支配。如早期（起病后 7 天内）完全面瘫者受累侧诱发的肌肉动作电位 M 波波幅为正常侧的 30% 或以上，则在 2 个月内有可能完全恢复；如病后 10 天内出现失神经电位，则恢复缓慢。

**2. 影像学检查**

须除外临床颅内器质性病变时应行颅脑 MRI 或 CT 检查。

## 六、诊断

急性起病，临床以周围性面瘫为特征表现，无其他神经系统阳性体征者，在排除颅内器质性病变后，即可确诊。

## 七、鉴别诊断

须注意与以下疾病鉴别。

**1. 吉兰-巴雷综合征**

常为双侧周围性面瘫，伴对称性四肢弛缓性瘫痪和感觉障碍，脑脊液检查有特征性的蛋白细胞分离。

**2. 耳源性面神经麻痹**

中耳炎、迷路炎、乳突炎常并发耳源性面神经麻痹，也可见于腮腺炎、肿瘤和化脓性下颌淋巴结炎等，常有明确的原发病史及特殊症状。

**3. 颅后窝肿瘤或脑膜炎**

周围性面瘫起病缓慢，常伴有其他脑神经受损症状及各种原发病的特殊表现，影像学和腰穿检查有助于鉴别。

**4. 神经系统莱姆病**

可表现为单侧或双侧面神经麻痹，常伴发热、皮肤游走性红斑，常可累及其他脑神经和脊神经，特异性的抗体检测可予以鉴别。

## 八、治疗

治疗原则为改善局部血液循环，减轻面神经水肿，缓解神经受压，促进神经功能恢复。

**1. 药物治疗**

（1）糖皮质激素：对于无禁忌证的 16 岁以上患者，急性期应尽早使用糖皮质激素。常选用泼尼松 30 ～ 60mg/d，每日 1 次顿服，连用 5 天，之后于 5 天内逐渐停用。应用糖皮质激素需评估患者基础疾病并积极预防不良反应。

（2）B 族维生素：维生素 $B_1$ 100mg，维生素 $B_{12}$ 500μg，肌内注射，每日 1 次，促进神经髓鞘恢复；也可口服用药。

（3）抗病毒治疗：伴有带状疱疹（急性期）、亨特综合征的患者，可依据病情联合使用糖皮质激素和抗病毒药物，可选择阿昔洛韦或伐昔洛韦。

**2. 护眼**

由于不能闭眼、瞬目，使角膜暴露和干燥，易致感染，可戴眼罩防护，或用左氧氟沙星眼药水等预防感染，保护角膜。

**3. 康复**

可以尽早开展面部肌肉康复治疗。

# 第三节　多发性周围神经病

多发性周围神经病旧称末梢性神经炎，是肢体远端的多发性神经损害，主要表现为四肢末端对称性的感觉、运动和自主神经障碍。

## 一、病因

引起周围神经病的病因很多。

**1. 感染性**

病毒、细菌、螺旋体感染等。

**2. 营养缺乏和代谢障碍**

各种营养缺乏，如慢性酒精中毒、B 族维生素缺乏、营养不良等；各种代谢障碍，如糖尿病、肝病、尿毒症、淀粉样变性、血卟啉病等。

**3. 毒物**

如工业毒物、重金属、药物等。

**4. 感染后或变态反应**

血清注射或疫苗接种后。

**5. 结缔组织疾病**

如系统性红斑狼疮、结节性多动脉炎、巨细胞性动脉炎、硬皮病、类风湿关节炎等。

**6. 癌性**

如淋巴瘤、肺癌、多发性骨髓瘤等。

## 二、病理

周围神经炎的主要病理过程是轴突变性和节段性髓鞘脱失。轴突变性可原发于轴突或细胞体的损害，并可引起继发的髓鞘崩解；恢复缓慢，常需数月至1年或更久。节段性髓鞘脱失可见于急性感染性多发性神经炎、白喉、铅中毒等，其原发损害施万细胞使髓鞘呈节段性破坏。恢复迅速，使原先裸露的轴突恢复功能。

## 三、诊断

### （一）病史采集要点

**1. 起病情况**

根据病因的不同，病程可有急性、亚急性、慢性、复发性等，可发生于任何年龄。多数患者呈数周至数月的进展性病程，进展时由肢体远端向近端发展，缓解时由近端向远端发展。

**2. 主要临床表现**

大致相同，出现肢体远端对称性的感觉、运动和自主神经功能障碍。

**3. 既往病史**

注意询问是否有可能致病的病因，如感染、营养缺乏、代谢性疾病、化学物质接触史、肿瘤病史、家族史等。

### （二）体格检查要点

一般情况尚可，可能有原发病的体征，如发热、多汗、消瘦等。高级神经活动无异常。

**1. 感觉障碍**

四肢远端对称性深浅感觉障碍。肢体远端有感觉异常，如刺痛、蚁走感、灼热感、触痛等。检查可发现四肢末梢有手套-袜套形的深浅感觉障碍，病变区皮肤可有触痛。

**2. 运动障碍**

四肢远端对称性下运动神经元性瘫痪。肢体远端对称性无力，其程度可从轻瘫至全瘫，可有垂腕、垂足的表现。受累肢体肌张力减低，病程久可出现肌萎缩。上肢以骨间肌、蚓状肌、大小鱼际肌为明显，下肢以胫前肌、腓骨肌为明显。

**3. 反射异常**

上下肢的腱反射常见减低或消失。

**4. 自主神经功能障碍**

自主神经功能障碍呈对称性异常，肢体末梢的皮肤菲薄、干燥、变冷、苍白或发绀，少汗或多汗，指（趾）甲粗糙、松脆等。

### （三）门诊资料分析

从末梢型感觉障碍、下运动神经元性瘫痪和自主神经功能障碍等临床特点，可诊断为多发性周围神经病。

根据详细的病史询问，了解相关的病因、病程、特殊症状等，以利于综合判断。

**1. 药物性**

呋喃类（如呋喃妥因）和异烟肼最常见，均为感觉运动型。呋喃类可引起感觉、运动和自主神经联合受损，疼痛明显。大剂量或长期服用异烟肼干扰了维生素 $B_6$ 代谢而致病，常见双下肢远端感觉异常或减退，浅感觉可达胸部，深感觉以震动觉改变最常见，合用维生素 $B_6$（剂量为异烟肼的 1/10）可以预防。

**2. 中毒性**

如群体发病应考虑重金属或化学品中毒，需检测血、尿、头发、指甲等的重金属含量。

**3. 糖尿病性**

表现为感觉、运动、自主神经或混合型，以混合型最常见，通常感觉障碍较重，早期出现主观感觉异常，损害主要累及小感觉神经纤维，以疼痛为主，夜间尤甚；累及大感觉纤维可引起感觉性共济失调，可发生无痛性溃疡和神经源性骨关节病。某些病例以自主神经损害为主，部分患者出现近端肌肉非对称性肌萎缩。

**4. 尿毒症性**

该类型约占透析患者的半数，典型症状与远端性轴索病相同，大多数为感觉运动型，初期多表现为感觉障碍，下肢较上肢出现早且严重，夜间感觉异常及疼痛加重，透析后可好转。

**5. 营养缺乏性**

如贫血、烟酸缺乏、维生素 $B_1$ 缺乏等，见于慢性酒精中毒、慢性胃肠道疾病、妊娠和手术后等。

**6. 癌肿**

可以是感觉型或感觉运动型，前者以四肢末端开始，上行性，自觉强烈不适及疼痛，伴深浅感觉减退或消失，运动障碍较轻；后者呈亚急性经过，恶化和缓解反复出现，可在癌原发症状前期或后期发病，约半数脑脊液蛋白增高。

**7. 感染后**

如 Guillain-Barre 综合征、疫苗接种后多发性神经病可能为变态反应。白喉性多发性神经病是白喉外毒素作用于血-神经屏障较差的后根神经节和脊神经根，见于病后 8 ～ 12 周，为感觉运动性，数日或数周可恢复。麻风性多发性神经病潜伏期长，起病缓慢，周围神经增粗并可触及，可发生大疱、溃烂和指骨坏死等营养障碍。

**8. POEMS 综合征**

POEMS 综合征是一种累及周围神经的多系统病变，多中年以后起病，男性较多见，起病隐袭、进展慢。依照症状、体征可有如下表现：a. 多发性神经病：呈慢性进行性感觉运动性多神经病，脑脊液蛋白质含量增高。b. 脏器肿大：肝脾大，周围淋巴结肿大。c. 内分泌病：男性出现阳痿、女性化乳房，女性出现闭经、痛性乳房增大和溢乳，可合并糖尿病。d. M 蛋白：血白蛋白电泳出现 M 蛋白，尿检可有本周蛋白。e. 皮肤损害：因色素沉着变黑，并有皮肤增厚与多毛。f. 水肿：视乳头水肿、胸腔积液、腹水、下肢凹陷性水肿。g. 骨骼改变：可在脊柱、骨盆、肋骨和肢体近端发现骨硬化性改变，为本病的影像学特征，也可有溶骨性病变，骨髓检查可见浆细胞增多或骨髓瘤。

**9. 遗传性疾病**

如遗传性运动感觉性神经病（HMSN）、遗传性共济失调性多发性神经病（Refsum 病）、遗传性淀粉样变性神经病等，起病隐袭，进展缓慢，周围神经对称性、进行性变性导致四肢无力，下肢重于上肢。远端重于近端，常出现运动和感觉障碍。

**10. 其他**

某些疾病如动脉硬化、肢端动脉痉挛症、系统性红斑狼疮、结节性多动脉炎、硬皮病、风湿病等，可致神经营养血管闭塞，为感觉-运动性表现，有时早期可有主观感觉异常。代谢性疾病如血卟啉病、巨球蛋白血症也影响周围神经，多为感觉-运动性，血卟啉病以运动损害为主，双侧对称性近端为重的四肢瘫痪。约 1/3 ～ 1/2 伴有末梢型感觉障碍。

### （四）进一步检查项目

**1. 神经传导速度和肌电图**

如果仅有轻度轴突变性，传导速度尚可正常；当有严重轴突变性及继发性髓鞘脱失时传导速度变慢，肌电图呈去神经性改变；节段性髓鞘脱失而轴突变性不显著时，传导速度变慢，肌电图可正常。

**2. 血生化检查**

根据病情，可检测血糖水平、维生素 $B_{12}$ 水平、尿素氮、肌酐、甲状腺功能、肝功能等。

**3. 免疫学检查**

对疑有免疫疾病者，可做免疫球蛋白、类风湿因子、抗核抗体、抗磷脂抗体等检测。

**4. 可疑中毒者**

对可疑中毒者，可根据病史做相关毒物或重金属、药物的血液浓度检测。

**5. 脑脊液检查**

大多数无异常发现，少数患者可见脑脊液蛋白增高。

**6. 神经活检**

对不能明确诊断或疑为遗传性的患者，可行腓神经活检。

## 四、鉴别诊断

**1. 亚急性联合变性**

早期表现类似于多发性周围神经病，随着病情进展逐渐出现双下肢软弱无力、行走不稳，双手动作笨拙；肌张力增高、腱反射亢进、锥体束征阳性和感觉性共济失调是其与多发性周围神经病的主要鉴别点。

**2. 周期性瘫痪**

周期性瘫痪为周期性发作的短时期的肢体近端弛缓性瘫痪，无感觉障碍，发作时血清钾低于 3.5mmol/L，心电图呈低钾改变，补钾后症状改善，不难鉴别。

**3. 脊髓灰质炎**

肌力降低常为不对称性，多数仅累及一侧下肢的一至数个肌群，呈节段性分布，无感觉障碍，肌萎缩出现早；肌电图可明确损害部位。

## 五、治疗

### （一）治疗原则

去除病因，积极治疗原发病，改善周围神经的营养代谢，对症处理。

### （二）治疗计划

**1. 去除病因**

根据不同的病因采取针对性强的措施，以消除或阻止其病理性损害。重金属和化学品中毒应立即脱离中毒环境，避免继续接触有关毒物；急性中毒可大量补液，促使利尿、排汗和通便等，加速排出毒物。重金属如铅、汞、锑、砷中毒，可用二巯丙醇（BAL）、依地酸钙钠等结合剂；如砷中毒可用二巯丙醇 3mg/kg 肌内注射，4 ～ 6h 1 次，2 ～ 3d 后改为每天 2 次，连用 10d；铅中毒用二巯丁二酸钠 1g/d，加入 5％葡萄糖液 500mL 静脉滴注，5 ～ 7d 为一疗程，可重复 2 ～ 3 个疗程；或用依地酸钙钠 1g，稀释后静脉滴注，3 ～ 4d 为一个疗程，停用 2 ～ 4d 后重复应用，一般用 3 ～ 4 个疗程。

对各种疾病所致的多发性周围神经病，要积极治疗原发病。如糖尿病控制好血糖；尿毒症行血液透析或肾移植；黏液水肿用甲状腺素；结缔组织疾病、SLE、硬皮病、类风湿关节炎、血清注射或疫苗接种后、感染后神经病，可应用皮质类固醇治疗；麻风病用砜类药；肿瘤行手术切除，也可使多发性神经病缓解。

**2. 改善神经的营养代谢**

营养缺乏和代谢障碍可能是病因，或在其发病机制中起重要作用，在治疗中必须予以重视并纠正。应用大剂量 B 族维生素有利于神经损伤的修复和再生，地巴唑、加兰他敏也有促进神经功能恢复的作用，还可使用神经生长因子、神经节苷脂等。

**3. 对症处理**

急性期应卧床休息，疼痛可用止痛剂、卡马西平、苯妥英钠等；恢复期可用针灸、理疗和康复治疗，以促进肢体功能恢复；重症患者护理时要定期翻身，保持肢体功能位，防止挛缩和畸形。

# 第十一章
# 常见精神疾病

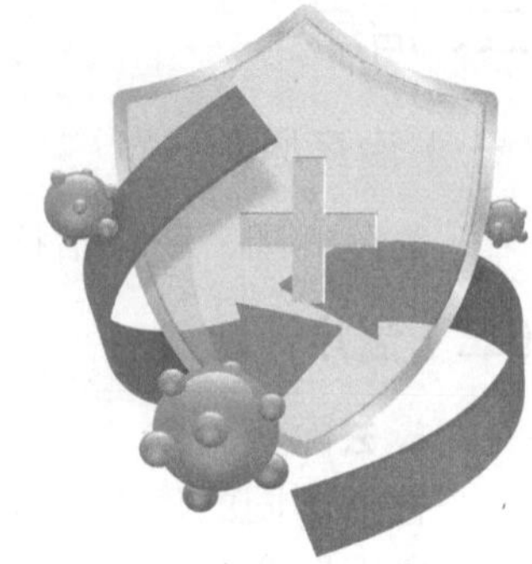

## 第一节　抑郁障碍

抑郁障碍是指由多种原因引起的以显著和持久的抑郁症状群为主要临床特征的一类心境障碍。抑郁障碍的核心症状是与处境不相称的心境低落和兴趣丧失。在上述症状的基础上，患者常常伴有焦虑或激越，甚至出现幻觉、妄想等精神障碍性症状。由于抑郁障碍的定义、诊断标准、流行病学调查方法和工具的不同，导致不同国家和地区所报道的患病率差异较大。随着我国精神医学的发展和国际诊断标准在国内的推广和普及，我国精神科临床医务工作者对于抑郁障碍也有了新的认识。

### 一、病因与发病机制

#### （一）遗传因素

如果家庭中有抑郁障碍的患者，那么家庭成员患此病的危险性较高，这可能是遗传导致了抑郁障碍易感性升高。然而，并非有抑郁障碍家族史的人都会得抑郁障碍，而且并非得了抑郁障碍的人都有家族史，这表明遗传不是唯一决定性的患病因素。

#### （二）生物化学因素

证据表明，脑内生化物质的紊乱是抑郁症发病的重要因素。现在已知，抑郁症患者脑内有多种神经递质出现了紊乱；抑郁症患者的睡眠模式与正常人截然不同。另外，特定的药物能导致或加重抑郁症状，有些激素也具有影响或者改变情绪的作用。

#### （三）神经影像学

随着 MRI 技术的发展与普及，关于抑郁障碍脑结构和功能影像学的报道也越来越多，目前较为一致的发现主要涉及 2 个神经回路，一是以杏仁核和内侧前额叶皮质为中心的内隐情绪调节回路，包括海马、腹内侧前额叶皮质、前扣带回皮质、背侧前额叶皮质等，该回路主要受 5-HT 调节；二是以腹侧纹状体 / 伏隔核、内侧前额叶皮质为中心的奖赏神经回路，该回路主要受 DA 调节。

#### （四）环境因素与应激

严重的功能丧失、人际关系紧张、经济困难或生活方式的巨大变化，这些都会促发抑郁障碍。有时抑郁障碍的发生与躯体疾病有关，一些严重的躯体疾病，如脑卒中、心脏病发作、激素紊乱等常引发抑郁障碍，并使原来的疾病加重。另外，抑郁障碍患者中有1/3的人有物质滥用（如安眠药、酒精）的问题。

### （五）性格因素

有下列性格特征的人很容易患上抑郁障碍：遇事悲观，自信心不足甚至有些自卑，对生活事件挫折的耐受性差。这些性格特点会使心理应激事件的刺激加重，并干扰个人对事件的处理。这些性格特征多是在儿童少年时期养成的，这个时期的精神创伤对个性特征的影响很大。

## 二、临床表现

典型的抑郁障碍发作以情绪低落、思维迟缓、兴趣减退、思维内容障碍及意志活动减退为基本特征，多数病例还存在各种躯体症状。

### （一）抑郁心境

抑郁心境是抑郁障碍的特征症状（约占70%～80%）。患者的情感基调是低落、灰暗的，可有轻度心情不佳，心烦意乱，苦恼，感到悲观、绝望，有生不如死、度日如年之感。患者常能体验到现在与过去不一样，许多患者常用“活着没意思”“高兴不起来”或“心里难受”描述自己的抑郁体验。少数患者由于种种原因不愿谈论自己压抑的心情，或极力否认、掩饰甚至强装笑容，对此应引起重视。在抑郁心境的背景上伴有焦虑、激越症状（约占60%）。患者往往无故紧张，坐立不安，惶惶不可终日。或不停地来回踱步、揪衣服、拧衣被。多见于年长女患者，有的患者则明显表现出易激惹。在焦虑、抑郁的基础上可产生自杀意念和行为。据追踪调查，抑郁障碍患者自杀身亡率为2%～15%。

### （二）思维迟缓

患者的思维联想过程受到抑制，反应迟钝，思路闭塞。自觉“脑子不转了”“好像生锈的机器”。临床表现为主动性言语减少，语速明显减慢，思考问题吃力。患者在回答问题时反应十分缓慢，需等待良久。若让患者写作，即使写张便条也非常困难。

### （三）思维内容障碍

在情绪低落的影响下，患者自我评价低，无故贬低自己，常产生无用感和无价值感，觉得活得毫无意义，有时有厌世想法和自杀打算。不少患者出现自责、自罪观念，无任何根据地认为自己成为家庭和社会的累赘，“变成了废物”，或者认为犯了弥天大罪。为此，患者时常责备自己，或觉得应受到严厉的惩罚。有些患者在躯体不适基础上易产生疑病观念，认为自己身患不治之症。抑郁发作时所见疑病观念往往具有荒谬性质，如认为“肺烂掉了”“心脏已经衰竭了”等。上述思维障碍可发展为妄想，除常见的罪恶感和疑病内容外，还可能出现虚无妄想。

### （四）意志活动减退

抑郁障碍患者意志活动也受到显著抑制。临床表现为主动性活动明显减少，生活被动，不愿参加平时感兴趣的活动，回避社交场合，宁愿独处。患者走路和其他动作也十分缓慢，病情严重者生活也懒于料理，再发展严重则不语不动，可达木僵程度。抑郁发作也可见患者意志活动增强，即反复出现自杀企图和行为。据资料统计，约 25% 有抑郁障碍发作病史的患者曾企图自杀。少数患者常不暴露自己的痛苦体验，甚至强作笑颜以逃避医护人员或家属的注意，其自杀计划与行为极为隐蔽。此外，在抑郁发作时常见焦虑情绪引起的活动增多症状，以更年期患者多见，如坐卧不安、踱步或搓手顿足；有的患者则表现为纠缠医护人员，反复要求给予解释、检查和治疗。

### （五）躯体和生物学症状

抑郁患者常有食欲减退、体重减轻、性功能减退、睡眠障碍、心境低落朝重暮轻、掩盖等生物学症状。

**1. 食欲减退、体重减轻**

多数患者有食欲缺乏、胃食欲缺乏等症状。患者不思茶饭或食之味同嚼蜡，常伴有体重减轻。

**2. 性功能减退**

疾病早期即可出现性欲减退，男性可能出现勃起功能障碍，女性有性冷淡。

**3. 睡眠障碍**

典型的睡眠障碍是早醒，比平时早 2 ～ 3 小时，醒后不能入睡，陷入沉思悲观心境中。

**4. 昼夜变化**

患者心境有昼夜变化。清晨或上午陷入心境低潮，下午或傍晚相对好转，此时能进行简短交谈和进餐。昼夜变化发生率约为 50%，虽非必备的症状，但如发生则有助于抑郁的诊断。

**5. 掩盖症状**

有些患者以躯体症状为主诉，而掩盖了其实质的抑郁症症状。

## 三、临床分型

ICD-11 精神与行为障碍与 DSM-5 对抑郁障碍的临床分型略有差异，此处介绍的临床分型以 ICD-11 分类为主。

### （一）抑郁障碍

抑郁障碍以显著而持久的心境低落为主要临床特征，临床表现可从闷闷不乐到悲痛欲绝，多数患者有反复发作的倾向，大多数发作可以缓解，部分患者可存在残留症状或转为慢性病程。抑郁发作是最常见的抑郁障碍，表现为单次发作或反复发作，病程迁延，此病具有较高的复发风险，发作间歇期可能存在不同程度的残留症状。

### （二）恶劣心境

恶劣心境以前也称为抑郁性神经症，是一种以持久的心境低落状态为主的轻度抑郁，从不出现躁狂或轻度躁狂发作。这种慢性的心境低落，无论从严重程度还是一次发作的持续时间，均不符合轻度或中度复发性抑郁障碍的标准，但病程中（尤其是开始发病时）也可以曾经符合轻度抑郁发作的标准。病程常持续 2 年以上，期间无长时间的完全缓解，缓解期一般不超过 2 个月。患者具有求治意愿，生活不受严重影响，通常起病于成年早期，与生活事件及个人性格存在密切关系。

### （三）混合性抑郁和焦虑症

该分型在 ICD-11 抑郁障碍章节首次出现，主要表现是焦虑与抑郁状态，但持续时间不足 2 周，分开考虑任何一组症状群的严重程度和（或）持续时间时均不足以符合相应的诊断，此时应考虑为混合性抑郁和焦虑症。若是严重的焦虑伴程度较轻的抑郁，则应采用焦虑症的诊断，反之，则应诊断为抑郁障碍。若抑郁和焦虑均存在，且各自足以符合相应的诊断标准，应同时给予两种障碍的诊断。该障碍会给患者造成相当程度的主观痛苦和社会功能受损。

## 四、评估与诊断

### （一）评估

为了明确抑郁障碍的诊断，必须对存在抑郁相关症状的患者进行全面的心理、社会和生物学评估，了解患者是否存在其他精神症状和躯体问题，最终明确诊断并制订合理的治疗方案。评估的具体内容包括目前症状、是否有自杀意念、既往是否有过躁狂发作或精神障碍性症状发作、目前的治疗情况及疗效、过去的治疗史、躯体疾病病史、家族史等。

对疑似抑郁障碍的患者，除了进行全面的躯体检查及神经系统检查外，还要注意辅助检查。主要检查项目：a. 常规检查，如血常规、心电图、尿常规、便常规、肝功能、肾功能、电解质、血脂及血糖；b. 内分泌检查，如甲状腺功能、激素检查；c. 感染性疾病筛查，如乙肝、丙肝、梅毒、艾滋病检查；d. 脑电图、头颅 CT/ MRI 检查、胸片、超声心动图、心肌酶学、腹部 B 超、相关免疫学检查等则根据临床需要进行。

临床心理测验量表通常被用来评估抑郁障碍的治疗效果。a. 临床治疗有效：指抑郁障碍症状减轻，HAMD-17 减分率至少达 50%，或者蒙哥马利-艾斯伯格抑郁评分量表（Montgomery-Asperger depression rating scale，MADRS）减分率达到 50% 以上。b. 临床治愈：指抑郁障碍症状完全消失时间＞ 2 周，HAMD-17 ≤ 7 分或者 MADRS ≤ 10 分，并且社会功能恢复良好。如果患者抑郁障碍症状完全缓解时间超过 6 个月，认为达到临床痊愈。

### （二）诊断

**1. 症状诊断标准**

在 ICD-11 中，抑郁障碍的诊断标准包括三条核心症状和七条附加症状。a. 三条核心症状：心境低落；兴趣和愉快感丧失；导致劳累增加和活动减少的精力降低。b. 七条附加症状：注意力降低；自我评价和自信降低；自罪观念和无价值感；认为前途暗淡悲观；自伤或自杀的观念或行为；睡眠障碍；食欲下降。

**2. 严重标准**

社会功能受损，给本人造成较大痛苦或社会适应困难。

**3. 病程标准**

a. 符合症状标准和严重标准至少已经持续 2 周。b. 可存在某些分裂性症状，但不符合精神分裂症的诊断。若同时符合精神分裂症症状标准，在精神分裂症状缓解后，符合抑郁发作标准至少 2 周。

**4. 排除标准**

排除器质性精神障碍，或精神活性物质和非成瘾性物质所致抑郁。

### （三）鉴别诊断

**1. 精神分裂症**

伴有精神障碍性症状的抑郁发作或抑郁性木僵需与精神分裂症相鉴别。鉴别要点：①原发症状，抑郁障碍以心境低落为原发症状，精神障碍性症状是继发的；精神分裂症通常以思维障碍和情感淡漠等精神障碍性症状为原发症状，而抑郁障碍症状是继发的；②协调性：抑郁障碍患者的思维、情感和意志行为等精神活动之间尚存在一定的协调性，精神分裂症患者的精神活动之间的协调性缺乏；③病程：抑郁障碍多为间歇性病程，间歇期患者基本处于正常状态；而精神分裂症的病程多为发作进展或持续进展，缓解期常有残留的精神症状；另外患者的病前性格、家族遗传病史、预后以及对治疗的反应等也可有助于鉴别诊断。

**2. 双相情感障碍**

双相情感障碍是心境障碍的一个主要疾病亚型，其临床表现是在抑郁发作的基础上，存在一次及以上的符合躁狂或轻度躁狂的发作史。抑郁障碍的疾病特征是个体的情感、认知、意志行为的全面抑制，双相障碍的疾病特征是情感的不稳定性和转换性。部分抑郁发作患者并不能提供明确的躁狂、轻躁狂发作史，但是具有首次发病年龄早（25 岁或更早起病）、双相障碍家族史、伴有精神障碍性症状、抑郁发作突然且发作次数在 5 次以上、心境不稳定、易激惹或激越、睡眠和体重增加等临床特征时，对这类抑郁障碍的患者诊治过程中，要高度关注和定期随访评估躁狂发作的可能性，以及时修正诊断。

**3. 焦虑症**

抑郁障碍和焦虑症常共同出现，但却是不同的精神障碍。抑郁障碍以“情感低落”为核心表现，而焦虑症的主要特点是“害怕、恐惧、担心”，这两种精神障碍的症状常存在重叠，如抑郁障碍患者和焦虑症患者都会有躯体不安、注意力集中困难、睡眠紊乱和疲劳等。焦虑症患者的情感表达以焦虑、脆弱为主，存在明显的自主神经功能失调及运动性不安，自知力一般良好，求治心切，病前往往存在引起高级神经系统活动过度紧张的精神因素；抑郁障碍以心境低落为主要临床表现，患者自我感觉不佳，觉得痛苦、厌倦、疲劳，躯体化症状较重的患者也可伴有疑病症状；临床工作中需要根据症状的主次及其出现的先后顺序来进行鉴别。

**4. 创伤后应激障碍**

创伤后应激障碍常伴有抑郁障碍症状，与抑郁障碍的鉴别要点在于，前者在起病前有严重的、灾难性的、对生命有威胁的创伤性事件，如强奸、地震、被虐待等，并以创伤事件的闯入性记忆反复出现在意识或者梦境中为特征性症状，以及焦虑或情感麻木、回避与创伤有关的人与事等为主要临床表现，虽然可有轻重不一的抑郁障碍状态，但不是主要临床表现，也无晨重夜轻的节律改变。睡眠障碍多为入睡困难，创伤有关的噩梦多见，与抑郁发作以早醒为特征的表现不同。

**5. 躯体疾病所致的精神障碍**

抑郁与躯体疾病之间的关系：a. 躯体疾病是抑郁障碍的直接原因，即作为抑郁障碍发生的生物学原因，如内分泌系统疾病所致的抑郁发作；b. 躯体疾病是抑郁障碍发生的诱因，即躯体疾病作为抑郁障碍的心理学因素存在；c. 躯体疾病与抑郁障碍共病，没有直接的因果关系，但二者之间具有相互促进的作用；d. 抑郁障碍是躯体疾病的直接原因，如抑郁伴随的躯体症状。鉴别诊断时通过全面的病史询问，详细的躯体神经系统检查，以及辅助检查获得的重要诊断证据对上述几种情况进行区分。如果躯体疾病的诊断成立，也不能轻率地认定患者的情绪低落完全是由于躯体疾病所致而不给予积极干预。即使躯体疾病是导致抑郁的直接原因，也要进行抗抑郁治疗，抑郁障碍状态改善后也有利于躯体疾病的预后。

## 五、治疗

### （一）治疗要点

**1. 及时药物治疗**

尽量及时使用药物治疗，一般不主张联合用药。联合用药常用于难治性患者。

**2. 排除双相抑郁**

在应用抗抑郁药之前，应排除双相抑郁。

**3. 全病程治疗**

一半以上的抑郁障碍患者在疾病发生后 2 年内会发生复发。为改善抑郁障碍患者的预后，降低复燃和复发，现提倡全病程治疗。全病程治疗分为急性期治疗、巩固期治疗和维持期治疗。

（1）急性期治疗（8 ～ 12 周）：以控制症状为主，尽量达到临床痊愈，同时促进患者社会功能的恢复，提高患者的生活质量。急性期治疗效果在抑郁障碍预后和结局中起关键作用，及时、有效、合理的治疗有助于改善长期预后和促进社会功能康复。

（2）巩固期治疗（4 ～ 9 个月）：以防止病情复燃为主，此期间患者病情不稳定，易复燃，应保持与急性期治疗一致的治疗方案，维持原药物种类、剂量和服用方法。

（3）维持期治疗：持续、规范的维持期治疗可以有效地降低抑郁障碍的复燃 / 复发率。目前对维持治疗的时间尚缺乏有效的研究，一般认为至少 2 ～ 3 年，对于反复发作或是残留症状明显者建议长期维持治疗。维持治疗后，若患者病情稳定且无其他诱发因素可缓慢减药直至停止，一旦发现有复发的早期征象，应迅速恢复治疗。

**4. 住院治疗**

有重度抑郁和有消极自杀念头的患者应住院治疗。

**5. 定期评估**

在整个药物治疗过程中，要定期评估，治疗前需综合评估患者的病情、躯体情况、社会功能及社会家庭支持等，在治疗中应重点观察患者症状的变化情况及对药物的反应等。

**6. 个体化合理用药**

选择抗抑郁药时应遵循个体化原则，需结合患者的年龄、性别、伴随疾病、既往治疗史等因素，从安全性、有效性、经济性、适当性等角度为患者选择合适的抗抑郁药及剂量。如患者伴有睡眠问题则优先考虑可同时改善睡眠的抗抑郁药，对于老年患者则应避免选择不良反应多的药物。

**7. 提高患者依从性**

治疗应努力取得患者及其家属的配合，形成广泛的治疗联盟，提高患者的治疗依从性。

### （二）药物治疗

（1）目前新型抗抑郁药凭借在安全性和耐受性方面的优势已经成为一线推荐药物。

（2）不同新型抗抑郁药间的整体疗效无显著性差异。

（3）研究结果显示米氮平、艾司西酞普兰、文拉法辛和舍曲林的疗效优于度洛西汀、氟西汀、氟伏沙明和帕罗西汀；而艾司西酞普兰、舍曲林、安非他酮和西酞普兰的可接受性（中断治疗率）优于其他药物。艾司西酞普兰和舍曲林的疗效和耐受性最为平衡。在儿童抗抑郁药的选择上，氟西汀的疗效和耐受性较为平衡。度洛西汀和其他双重作用机制的SNRIs治疗共病糖尿病或周围神经痛的抑郁患者比SSRIs更有优势，另外度洛西汀也能有效治疗纤维肌痛。米氮平对抑郁障碍患者的食欲下降和睡眠紊乱症状改善明显，且较少引起性功能障碍。曲唑酮具有较好的镇静作用，适用于伴有激越或者睡眠障碍的患者。

（4）有些情况下，还需要联合非典型抗精神障碍药物，如难治性抑郁、伴有精神障碍性症状的抑郁或伴有明显激越或人格障碍的抑郁，可使用喹硫平、奥氮平、利培酮等。

## （三）心理治疗

### 1. 支持性心理治疗

支持性心理治疗通过倾听、安慰、解释、指导和鼓励等方法帮助患者正确认识和对待自身疾病，使患者能够积极主动配合治疗，通常由医师或其他专业人员实施，该疗法几乎可适用于所有抑郁障碍患者，可配合其他治疗方式联合使用。具体治疗措施如下。

（1）积极倾听，给予患者足够的时间述说问题，通过耐心地倾听，让患者感受到医师对自己的关心和理解。

（2）引导患者觉察自己的情绪，并鼓励患者表达其情绪，以减轻苦恼和心理压抑。

（3）疾病健康教育，使患者客观地认识和了解自身的心理或精神问题，从而积极、乐观地面对疾病。

（4）增强患者的信心，鼓励其通过多种方式进行自我调节，帮助患者找到配合常规治疗和保持良好社会功能之间的平衡点。

### 2. 认知行为治疗

认知行为治疗通过帮助患者认识并矫正自身的错误信念，缓解情感症状，改善应对能力，可减少抑郁障碍的复发。常用的干预技术如下。

（1）识别自动性想法，治疗师可用提问、想象和角色扮演等技术让患者学会识别自动想法，尤其识别出那些在抑郁情绪之前出现的特殊想法。

（2）识别认知错误和逻辑错误，注意听取和记录患者的自动性想法和“口头禅”（如我应该、必须等），然后采用苏格拉底式提问，帮助患者归纳和总结出一般规律，建立合理的认知思维方式。

（3）真实性检验，让患者将自己的自动想法当成一种假设在现实生活中去检验，结果患者可能发现，现实生活中他（她）的这些消极认知或想法在绝大多数情况下是与实际不符合的。

### 3. 精神动力学治疗

精神动力学治疗是在经典的弗洛伊德精神分析治疗方式上逐步改良和发展起来的一类心理治疗方法，根据治疗时程可简单分为长程和短程两大类。目前推荐用于治疗抑郁障碍的精神动力学心理治疗主要为短程疗法。实施要点：在治疗师较少参与的前提下，让患者自由联想和自由畅谈，通过谈话中的某些具体实例去发现线索和问题，从中选择患者认可的某个需重点解决的焦点冲突，通过治疗让患者自我感悟和修通，对该问题和冲突达到新的认识，同时学会新的思考或情感表达方式。

**4. 人际心理治疗**

人际心理治疗用于识别抑郁的促发因素（包括人际关系丧失、角色破坏和转变、社会性分离或社交技巧缺陷等），处理患者当前面临的人际交往问题，使患者学会把情绪与人际交往联系起来，通过适当的人际关系调整和改善来减轻抑郁，提高患者的社会适应能力。该疗法可能起效较慢，可能需经过数月的治疗，甚至治疗结束后数月，患者的社会功能才得以改善。

**5. 婚姻家庭治疗**

抑郁障碍患者常有婚姻和家庭方面的问题，这些问题可能是疾病引起的后果，也可能是增加疾病易感性的因素，还可能延误患者的康复。婚姻治疗以促进良好的配偶关系为目标，重点为发现和解决夫妻之间的问题，治疗原则是积极主动、兼顾平衡、保持中立、重在调试和非包办。家庭治疗是以家庭为对象实施的团体心理治疗，旨在改善家庭的应对功能，帮助患者及其家属面对抑郁发作带来的压力，并防止复发，其特点为不着重于家庭成员个人的内在心理分析，将焦点放在家庭成员的互动关系上，从家庭系统角度解释个人的行为与问题，个人的改变有赖于家庭的整体改变。

### （四）物理治疗

（1）电休克治疗。

（2）重复经颅磁刺激治疗。

（3）迷走神经刺激。

（4）深部脑刺激。

# 第二节　双相情感障碍

双相情感障碍又称双相障碍，是指临床上既有躁狂或轻躁狂发作，又有抑郁发作的一类心境障碍。双相障碍一般呈发作性病程，躁狂和抑郁常反复交替出现，也可以混合方式存在，每次发作症状往往持续一段时间，并对患者的日常生活和社会功能等产生不良影响。近年来的研究显示，抑郁症与双相障碍在临床表现、治疗、预后等方面存在明显的差异。遗传、影像学等多方面的研究也提示这两类疾病具有明确的生物学异质性。因此，在《精神障碍诊断与统计手册：定式临床检查》中，将这两类疾病归入独立的疾病单元，分为抑郁障碍和双相障碍两个独立的章节。我国对双相障碍的流行病学还缺乏系统的调查，但该类疾病的发病率呈不断上升趋势，早期诊断为单相抑郁的患者，很大一部分最终诊断为双相障碍。

## 一、病因与发病机制

本病病因和发病机制尚不清楚，大量研究提示遗传因素、神经生化因素和心理-社会因素等对本病的发生有明显影响。遗传家系研究显示双相障碍患者的生物学亲属患病风险明显增加，患病率为一般人群的 10 ～ 30 倍，血缘关系越近，患病风险也越高，且有早发遗传现象（即发病年龄逐代提早、疾病严重性逐代增加）。遗传与环境的相互作用研究提示应激、负性生活事件（如丧偶、离婚、婚姻不和谐、失业、严重躯体疾病、家庭成员患重病或突然病故）及社会经济状况差等因素与本病的发病有明显的关系。一些研究初步证实了中枢神经递质（5-羟色胺、去甲肾上腺素、多巴胺）代谢异常及相应受体功能改变，可能与双相障碍的发生有关。

## 二、临床表现与分型

### （一）临床表现

双相障碍典型临床表现可有抑郁发作、躁狂发作和混合发作。

**1. 抑郁发作**

以情绪低落、思维迟缓、意志活动减退“三低”症状为主要表现。发作应至少持续两周，并且会不同程度地损害患者的社会功能，或给本人造成痛苦，引发不良后果。可合并出现焦虑、运动性迟滞或者激越等精神运动性改变，还有睡眠障碍、食欲下降、性欲改变、精力缺失等生物学症状以及幻觉、妄想等精神障碍性症状。

**2. 躁狂发作**

典型的躁狂发作以“三高”症状为主，即情感高涨、思维奔逸和活动增多。具体表现如下。

（1）一般表现：有些躁狂患者衣着华丽，色彩鲜艳，佩戴较多的装饰品等，这与其情感高涨的心境密切相关。

（2）情感高涨：情感高涨是本病的原发性障碍。患者的心情极佳，表现为轻松愉快，热情乐观，自我感觉良好，觉得周围的一切都非常美好，生活绚丽多彩，无比快乐和幸福；整日兴高采烈，得意扬扬。愉快心境颇为生动鲜明，与内心协调，也具有一定的感染力，往往能引起周围人的共鸣。但患者的情绪不稳定，有易激惹性，常以敌意或暴怒对待别人的干涉或反对；但易激惹情绪通常持续时间短暂，患者又转怒为喜。

（3）思维奔逸：患者的思维联想过程明显加快，自觉变得聪明，大脑反应格外敏捷，思维内容非常丰富，各种想法一个接一个地产生，有时会感到语言跟不上思维的速度。临床表现为引经据典、高谈阔论、滔滔不绝。由于联想过程加快以致来不及深思熟虑，患者谈话的内容流于肤浅和表面化，也给人以信口开河之感。患者的主动和被动注意力均有增强，但不能持久。表现为思维活动常受周围环境变化的影响致使话题突然改变（随意转移）。因新概念不断涌现、想象力极为丰富，有的患者出现音联（音韵联想）和意联（词义联想）。

（4）思维内容障碍：在心境高涨的背景下，患者经常出现夸大观念，自我评价高，自命不凡，盛气凌人。临床所见夸大观念常涉及健康、容貌、能力、地位和财富等。严重时可发展为夸大妄想，内容多与现实接近。有时在夸大观念或妄想基础上出现关系妄想、被害妄想，但一般持续时间不长。

（5）精神运动性兴奋：躁狂发作时患者的精力异常旺盛，活动明显增多且忍耐不住，故而整日忙碌不停，但做任何事往往虎头蛇尾，有始无终。患者常表现为爱管闲事和打抱不平。不少患者为招引旁人注意，当众表演，说俏皮话和开玩笑；有时表现为挥霍无度，每月工资几天之内挥霍而光；注重打扮，行为轻浮和好接近异性。病情较重时患者的自我控制能力下降而举止粗野，甚至有攻击和破坏行为。虽然患者活动增多，但精力格外充沛，毫无疲倦之感。

（6）躯体症状：躁狂患者因自我感觉良好故极少有躯体不适，但经过细致观察仍可发现患者常面色红润，双目有神，且有心率加快、瞳孔轻度扩大和便秘等交感神经功能兴奋症状。食欲、性欲可以增强，睡眠的需求减少。另外，因体力过度消耗，患者多有体重减轻。极少数患者能认识到自己精神状态的异常。

**3. 混合发作**

躁狂症状和抑郁症状可在一次发作中同时出现，如抑郁心境伴以连续数日至数周的活动过度和言语急促；躁狂心境伴有激越、精力和本能活动降低等。抑郁症状和躁狂症状也可快速转换，因日而异，甚至因时而异。如果在目前的疾病发作中，两类症状在大部分时间里都很突出，则应归为双相障碍混合发作。

**4. 其他症状**

患者可伴有精神障碍性症状，常见的有夸大妄想、被害妄想及关系妄想，幻觉相对少且短暂。这样的精神障碍性症状常与心境高涨等躁狂症状有联系，极少数患者出现木僵症状，具体表现为不语不动，面部表情却显得欣快，症状缓解后，患者常自诉其思维联想增快等典型躁狂思维。

### （二）临床分型

**1. 双相障碍**

既有躁狂或轻躁狂发作，又有抑郁发作的一类心境障碍，称为双相障碍。双相障碍临床特点是反复（至少两次）出现心境和活动水平的明显改变，有时表现为心境高涨、充沛和活动增加，有时表现为心境低落、精力减退和活动减少。发作间期通常完全缓解。最典型的形式是躁狂和抑郁交替发作。临床上，把仅有躁狂发作，或者可能是由于服用抗抑郁药诱发的躁狂发作也归类于双相障碍。ICD-11 将双相障碍分为两个亚型。双相Ⅰ型障碍：只有一次或多次躁狂发作或混合发作，又有重性抑郁发作，这是临床上最常见的双相情感障碍。双相Ⅱ型障碍：有明显的抑郁发作，同时有一次或多次轻躁狂发作，但无躁狂发作。

**2. 环性心境障碍**

环性心境障碍主要特征是持续性心境不稳定。心境高涨与低落反复交替出现，但程度都较轻，心境波动通常与生活事件无明显关系，与患者的人格特征有密切关系。波动幅度较小，每次波动均不符合躁狂或抑郁发作的诊断标准。

## 三、诊断和鉴别诊断

### （一）诊断要点

双相障碍的诊断主要应根据病史、临床症状、病程特征、体格检查和实验室检查结果等综合考虑。典型病例诊断一般不困难。其诊断要点如下。

**1. 症状特征**

躁狂发作以显著而持久的情感高涨为主要表现，伴有思维奔逸、活动增多、夸大观念及夸大妄想、睡眠需求减少、性欲亢进、食欲增加等。抑郁发作以显著而持久的情感低落为主要表现，伴有兴趣缺乏、快感缺失、思维迟缓、意志活动减少、精神运动性迟滞或激越、自责自罪、自杀观念和行为、早醒、食欲减退、体重下降、性欲减退、抑郁心境晨重暮轻的节律改变等。多数患者的思维和行为异常与高涨或低落的心境相协调。

**2. 病程特征**

双相障碍患者多数为发作性病程，发作间歇期精神状态可恢复病前水平。既往有类似的发作，或病程中出现躁狂与抑郁交替发作，对诊断均有帮助。

**3. 躯体和神经系统检查以及实验室检查**

一般无阳性发现，脑影像学检查结果可供参考。

**4. 家族史**

家族中特别是一级亲属有较高的同类疾病的阳性家族史。

### （二）诊断分型

**1. 双相障碍**

双相Ⅰ型障碍是不仅有一次或多次躁狂或混合发作，又有重性抑郁发作的发作性情绪障碍。躁狂发作是持续至少 1 周的极端情绪状态。混合发作的特点是在绝大多数时间中（至少 2 周），患者出现显著的躁狂和抑郁症状之间的混合或非常快速的交替。双相Ⅱ型障碍是由一种或多种轻躁狂发作和至少一种抑郁发作所定义的发作性情绪障碍。轻度躁狂发作是持久的情绪状态（至少 4 天），其特征为欣快、情绪高涨、易激惹、活动多、话多等，伴随其他特征症状，如精力增加和活动增多，对睡眠的需求减少，想法的转移快速，注意力分散，注意力不集中或鲁莽的行为。上述症状一般不伴有精神障碍性症状且仅体现于个体行为的改变，并不严重到导致功能明显受损。抑郁发作的特征是持续至少 2 周的抑郁情绪，兴趣减少，伴有其他症状，如食欲或睡眠改变，精神运动性激越或迟缓，疲劳，无价值或无望或不适当的内疚感，绝望感和自杀倾向。没有狂躁发作或混合发作的既往史。

在 ICD-11 中，临床上以目前发作类型确定双相障碍的亚型：a. 目前为轻度躁狂；b. 目前为不伴精神障碍性症状的躁狂发作；c. 目前为伴有精神障碍性症状的躁狂发作；d. 目前为轻度或中度抑郁；e. 目前为不伴精神障碍性症状的重度抑郁发作；f. 目前为伴精神障碍性症状的重度抑郁发作；g. 目前为混合性发作；h. 目前为缓解状态。

**2. 环性心境障碍**

环性心境障碍是指反复出现轻度心境高涨或低落，但不符合躁狂或抑郁发作症状标准。心境不稳定至少 2 年，其间有轻度躁狂或轻度抑郁的周期，可伴有或不伴有心境正常间歇期，社会功能受损较轻。需排除：a. 心境变化并非躯体疾病或精神活性物质的直接后果，也非精神分裂症及其他精神障碍性障碍的附加症状；b. 躁狂或抑郁发作，一旦符合相应标准即诊断为其他类型心境障碍。

### （三）鉴别诊断

**1. 继发性心境障碍**

脑器质性疾病、躯体疾病、某些药物和精神活性物质等均可引起继发性心境障碍。与原发性心境障碍的鉴别要点：a. 前者有明确的器质性疾病、某些药物或精神活性物质使用史或时间上与精神症状关系密切，体格检查有阳性体征，实验室检查有相应指标改变；b. 前者可出现意识障碍、遗忘综合征及智能障碍，后者除谵妄性躁狂发作外，无意识障碍、记忆障碍及智能障碍；c. 前者的症状随原发疾病病情的消长而波动，原发疾病好转，或在有关药物停用后，情感症状有好转或者消失；d. 前者既往无心境障碍的发作史，而后者可有类似的发作史。

**2. 精神分裂症**

伴有不协调精神运动性兴奋或精神障碍性症状的急性躁狂发作需与青春型精神分裂症鉴别。

其鉴别要点：a. 双相障碍以心境高涨或低落为原发症状，精神障碍性症状是继发的，且在情感障碍较为严重的阶段出现；精神分裂症以思维障碍为原发症状，而情感症状是继发的；b. 双相障碍患者的思维、情感和意志行为等精神活动多是协调的，而精神分裂症患者精神活动是不协调的；c. 双相障碍是间歇性病程，间歇期基本正常；精神分裂症多数为发作进展或持续进展病程，缓解期常有残留精神症状或人格改变；d. 双相障碍的精神障碍性症状多发生在躁狂、抑郁的严重发作期，结合病史有助于鉴别。

**3. 其他**

重性抑郁障碍、注意缺陷与多动障碍、分裂情感障碍、人格障碍、应激相关障碍也应与本病进行鉴别，鉴别要点仍应紧扣本病临床特征。

## 四、治疗

**1. 双相障碍的治疗原则**

a. 综合治疗原则：应采取精神药物治疗、物理治疗、心理治疗（包括家庭治疗）和危机干预等措施治疗；其目的在于提高疗效、改善依从性、预防复发和自杀、改善社会功能及更好地提高患者生活质量。b. 个体化治疗原则：个体对精神药物治疗的反应存在很大差异，制订治疗方案时需要考虑患者性别、年龄、主要症状、躯体情况、是否合并使用药物、首发或复发、既往治疗史等多方面因素，选择合适的药物。同时，治疗过程中需要密切观察治疗反应、不良反应以及可能出现的药物相互作用等，并及时调整，提高患者的耐受性和依从性。c. 长期治疗原则：双相障碍几乎终生以循环方式反复发作，应坚持长期治疗原则。治疗可分为 3 个阶段，即急性治疗期、巩固治疗期和维持治疗期。d. 心境稳定剂为基础：不论双相障碍为何种临床类型，都必须以心境稳定剂为主要治疗药物。双相障碍抑郁发作时，在使用心境稳定剂的基础上可谨慎使用抗抑郁药，特别是同时作用于 5-HT 和 NE 的药物。e. 联合用药：患者病情需要时可及时联合用药。药物联用方式包括两种或多种心境稳定剂联合使用，心境稳定剂与苯二氮䓬类药物、抗精神障碍药物、抗抑郁药联合使用。在联合用药时，应密切观察药物不良反应、药物相互作用，并进行血药浓度监测。f. 定期监测血药浓度：锂盐的治疗剂量和中毒剂量接近，应定期对血锂浓度进行动态监测。

**2. 双相障碍躁狂发作的治疗**

各类躁狂发作均以药物治疗为主，特殊情况下可选用电休克或改良电休克治疗。

（1）碳酸锂：是目前治疗躁狂发作的首选药，总有效率为 80% 以上，急性躁狂发作时碳酸锂的治疗量一般为 600 ～ 2000mg/d，3 ～ 5 天后即可加至治疗剂量；待病情控制后酌情减量。年长体弱者治疗剂量应适当减小。值得注意的是，碳酸锂的治疗剂量与中毒剂量比较接近，除治疗期间密切观察病情变化和治疗反应外，应对血锂浓度进行监测。

（2）抗癫痫药：此类药物以丙戊酸钠、奥卡西平为代表，可与碳酸锂联用，剂量应适当减少。对以上药物无效、不耐受及快速循环型双相障碍躁狂发作患者，均需做常规肝脏和血液功能指标的检测。

（3）抗精神障碍药：注射氯丙嗪和氟哌啶醇能较快地控制躁狂发作，且效果较好。有效治疗剂量应视病情严重程度及药物副作用而定。病情较轻的患者以及急性症状控制后宜口服药物，口服药物可以采用传统的抗精神障碍药，如氯丙嗪或氟哌啶醇；但最好采用第二代抗精神障碍药物，如奥氮平、阿立哌唑等，其副作用相对较少。

（4）苯二氮䓬类药物：躁狂发作治疗早期可联用该类药物，比如阿普唑仑、艾司唑仑、氯硝西泮等药物，以控制兴奋、激越、失眠等症状。在心境稳定剂达到疗效后即可停用。长期应用此类药物可能出现依赖。

**3. 双相障碍抑郁发作的治疗**

（1）药物治疗：以心境稳定剂为主。目前比较公认的心境稳定剂主要包括锂盐（碳酸锂）和卡马西平、丙戊酸盐。其他抗癫痫药（如拉莫三嗪、加巴喷丁）、第二代抗精神障碍药物（如喹硫平、奥氮平、利培酮等）也具有一定的心境稳定作用，可作为候选的心境稳定剂使用。临床上通常采用药物联合治疗以增加疗效和提高临床治愈率，即在急性期使用第二代抗精神障碍药联合锂盐或丙戊酸盐治疗较单一使用心境稳定剂治疗的疗效更好。抑郁障碍仍然未获缓解甚至恶化的患者，加用另一种心境稳定剂（锂盐或丙戊酸盐）与加用抗抑郁药治疗同样有效，不过两种心境稳定剂联用时患者耐受性较差。

（2）第二代抗精神障碍药物：奥氮平联合氟西汀的疗效优于单用奥氮平。无论单用或合用奥氮平，其转躁率与安慰剂比较无显著差异。

治疗双相抑郁障碍时是否加用抗抑郁药需要充分权衡利弊后慎重决定，因为这样虽然可以缓解抑郁障碍症状，但也会促使患者的情感状态转向另一个极端。因此，目前有关心境障碍治疗指南均建议轻至中度的双相抑郁应避免使用抗抑郁药，而单用心境稳定剂；对那些重度或持续的双相抑郁患者在使用抗抑郁药后至症状缓解后则应尽快撤用抗抑郁药。

# 第三节　焦虑障碍

焦虑障碍包括广泛性焦虑障碍和惊恐障碍。

广泛性焦虑障碍是以持续的显著紧张不安，伴有自主神经功能兴奋和过分警觉为特征的一种慢性焦虑障碍。这种表现既不是由于现实生活事件或刺激造成，也不是某一种躯体疾病造成的；这种紧张程度与现实事件完全不相称，或生活事件程度不能解释这种焦虑不安的严重症状。患者往往能够认识到这些担忧是过度和不恰当的，但不能控制，因难以忍受而感到痛苦。患者常常因自主神经症状就诊于综合性医院，经历过不必要的检查和治疗。广泛性焦虑障碍是最常见的焦虑障碍，终生患病率为 4.1% ～ 6.6%，在普通人群中年患病率在 1.9% ～ 5.1%，45 ～ 55 岁年龄组比例最高，女性患者约是男性的 2 倍。广泛性焦虑障碍常为慢性病程，国外资料显示患者在明确诊断前已经有 10 年病程者并不少见。

惊恐障碍又称急性焦虑障碍。其主要特点是突然发作的、不可预测的、反复出现的、强烈的惊恐体验，一般历时 5 ～ 20 分钟，伴濒死感或失控感，患者常体验到濒临灾难性结局的害怕和恐惧，并伴有自主神经功能失调的症状。其终生患病率为 1% ～ 4%，女性是男性的 2 ～ 3 倍。起病年龄呈双峰模式，第一个高峰出现于青少年晚期或成年早期，第二个高峰出现于 45 ～ 54 岁，儿童时期发生的惊恐障碍往往不易被发现或表现出与教育相关的回避行为。

## 一、病因与发病机制

本病的病因和发病机制可能与遗传、病前性格特征、心理社会相关因素、神经生化（如乳酸盐、去甲肾上腺素、5-HT）和某些药物等有关。

## 二、临床表现

**1. 广泛性焦虑障碍**

广泛性焦虑障碍起病缓慢，可与一些心理-社会因素有关，尽管部分患者可自行缓解，但多表现为反复发作，症状迁延，病程漫长者社会功能下降。

（1）精神性焦虑：经常或持续的无明确对象或固定内容的紧张不安，或是对未来可能发生的不幸事件的担心，对现实生活中的某些问题过分担心或烦恼。这种紧张不安、担心或烦恼与现实很不相称，使患者感到难以忍受，但又无法摆脱。

（2）躯体性焦虑：运动性不安，表现为来回走动，紧张不安，不能静坐；有的患者表现为舌、唇或肢体的震颤。

（3）自主神经功能紊乱：表现为心动过速、胸闷气短、头晕头痛、皮肤潮红、出汗或苍白、口干、吞咽梗阻感、胃部不适、恶心、腹痛、腹胀、便秘或腹泻、尿频等症状。有的患者可出现早泄、勃起功能障碍、月经紊乱、性欲缺乏等症状。

（4）过分警觉：对外界刺激敏感，易受惊吓，注意力不易集中，难以入睡和易惊醒，情绪易激惹等。

**2. 惊恐障碍**

惊恐障碍的特点是莫名突发惊恐，随即缓解，间歇期有预期焦虑，部分患者有回避行为。

（1）惊恐发作：患者在无特殊的恐惧性处境时，突然感到一种突如其来的紧张、害怕、恐惧感，此时患者伴有濒死感、失控感、大难临头感；患者肌肉紧张，坐立不安，全身发抖或全身无力；常有严重的自主神经功能紊乱症状，如出汗、胸闷、呼吸困难或过度换气、心动过速、心律不齐、头痛、头昏、四肢麻木和感觉异常等，部分患者可有人格或现实解体。惊恐发作通常起病急骤，终止迅速，通常持续 20 ～ 30 分钟，很少超过 1 小时，但不久可突然再发。发作期间始终意识清晰。

（2）预期焦虑：患者在发作后的间歇期仍心有余悸，担心再发和（或）担心发作的后果，不过此时焦虑的体验不再突出，而代之以虚弱无力，需数小时到数天才能恢复。

（3）回避行为：60% 的患者对再次发作有持续性的焦虑和关注，害怕发作产生不幸后果。出现与发作相关的行为改变，如回避工作或学习场所等。

## 三、诊断

**1. 广泛性焦虑障碍**

经常或持续的无明确对象或固定内容的恐惧或担心，伴有心悸、胸闷、出汗等自主神经症状和运动性不安，症状至少持续 6 个月，并排除甲状腺功能亢进、冠心病等躯体疾病继发的焦虑，催眠镇静药物或抗焦虑药的戒断反应，以及强迫症、恐惧症、疑病症、躁狂症、抑郁症或精神分裂症等方可诊断广泛性焦虑障碍。

**2. 惊恐障碍**

存在以下表现：a. 发作无明显诱因，无相关的特定情境，发作不可预测；b. 在发作间歇期，除害怕再发作外，无明显症状；c. 发作时表现为强烈的恐惧、焦虑及明显的自主神经症状，并常有人格解体、现实解体、濒死恐惧或失控感等痛苦体验；d. 发作突然开始，迅速达到高峰，发作时意识清晰，事后能回忆。在 1 个月内至少有 3 次发作，或在首次发作后继发害怕再次发作的焦虑症状持续1个月。排除癫痫、心脏病（特别是二尖瓣脱垂）、嗜铬细胞瘤、甲状腺功能亢进症或自发性低血糖等躯体疾病，以及恐惧症、抑郁症或躯体形式障碍等继发的惊恐发作，可诊断为惊恐障碍。

## 四、药物治疗

**1. 苯二氮䓬类**

是应用、研究最广泛的一类药物，对躯体症状的缓解是有效的，但对心理症状改善甚微，具有作用强、效果快、时间持久等特点。药物副作用主要是肝损害、认知损害、依赖性、老年患者髋骨骨折等。该药目前被限制在焦虑治疗急性期的前2～4周使用，或在抗抑郁药治疗初期，或其他长期治疗中用来处理急性症状。其中阿普唑仑抗焦虑和惊恐发作效果好，剂量为每次0.4～0.8mg，每天1～3次。注意应从小剂量开始，逐渐加到最佳治疗量，维持2～4周后逐渐停药，停药过程不能小于2周。

**2. 有抗焦虑作用的抗抑郁药**

SSRIs和SNRIs对广泛性焦虑和惊恐发作均有效，且药物不良反应少，患者耐受性好，如帕罗西汀、文拉法辛、度洛西汀、艾司西酞普兰等，目前已在临床上广泛使用。三环类抗抑郁药如丙米嗪、阿米替林等对广泛性焦虑也有较好疗效，但较强的抗胆碱能不良反应和心脏毒性作用限制了它们的应用。

**3. 普萘洛尔**

能减少心悸、震颤和胃肠功能紊乱，它们是焦虑状态的常见症状；特别对静坐不能效果最好。

**4. 5-HT受体激动剂类**

包括丁螺环酮和坦度螺酮。选择性作用于5-HT1A受体，主要优点是镇静作用弱、运动障碍轻、对记忆力影响小、无成瘾性，可以同时治疗伴轻度抑郁的焦虑。但起效慢，2～4周才起效。对惊恐障碍效果不明显。服用次数多，影响依从性。曾使用苯二氮䓬类药物者效果不佳。

## 五、认知行为治疗

广泛性焦虑障碍患者容易出现两类认知错误：一是过高地估计负性事件出现的可能性，尤其是与自己有关的事件；二是过分戏剧化或灾难化地想象事件的结果。焦虑障碍患者对事物的一些歪曲的认知，是造成疾病迁延不愈的原因之一。对患者进行全面的评估后，治疗者就要帮助患者改变不良认知并进行认知重建。松弛训练、呼吸控制训练能部分缓解焦虑。认知行为治疗经研究证实为有效的治疗惊恐障碍方法。

认知行为治疗惊恐障碍通常分三步：一是让患者了解惊恐发作、发作的间歇性及回避过程。二是内感受性暴露，患者暴露于自己的害怕感觉和外界的害怕境遇，害怕感觉包括过度呼吸引起的眩晕、脸上发热和其他不适感；害怕境遇包括拥挤（如在公共汽车上和路途中）；通过有计划的暴露，使患者注意这些感受，从而耐受并控制这些感受，不再出现惊恐发作。三是认知重构，患者原来认为“我将晕倒”“我将不能忍受这些感受”，认知重构后让其发现惊恐所导致的结果与既往的认识有很大差距，这样达到新的认知重组而缓解症状。

# 第四节　恐惧障碍

恐惧障碍是一种以过分和不合理地惧怕外界客体或情境为主要特点的精神障碍。患者明知没有必要，但仍不能防止恐惧发作。恐惧发作时往往伴有显著的焦虑和自主神经症状。患者极力回避所害怕的客体或情境，或是带着畏惧去忍受。本病分为场所恐惧障碍、社交恐惧障碍、特定恐惧障碍。

## 一、病因与发病机制

西医认为本病与遗传、心理-社会因素、神经生化（去甲肾上腺素功能失调）等有关。

## 二、临床表现

某种客体或情境引起恐惧，伴有自主神经症状，如心悸、出汗等；患者对恐惧的客体或情境极力回避，且知道这种恐惧是不必要的，但是无法控制。

**1. 场所恐惧障碍**

主要表现为害怕到人多拥挤的地方，害怕到空旷的场所，害怕单独留在家里或害怕使用公共交通工具，当患者出现在以上场所时会感到紧张、不安，伴随心悸、胸闷、出汗等自主神经症状。患者会出现回避行为，但在有人陪伴时，患者的恐惧可以减轻或消失。

**2. 社交恐惧障碍**

以害怕与人交往或当众说话，担心在别人面前出丑或处于为难的境地，因而极力回避为特征。主要表现为害怕被别人注视，当发现有人注意自己时就会害羞脸红，不敢抬头，不敢与人对视等；害怕自己当众出丑使自己处于窘迫的境地，因而害怕当众说话或表演，或在社交场合说话结巴等。

**3. 特定恐惧障碍**

其特点为患者害怕的对象常限于一个或少数特殊物体、情境或活动，很少泛化；其回避行为的动机在于担心会产生严重后果，而不是害怕惊恐发作时没人帮助；有人陪伴时并不能减轻害怕。包括动物恐惧（如害怕蛇、老鼠、狗等）、自然环境恐惧（如害怕黑暗、风、雷电等）、害怕鲜血或尖锐、锋利的物品等。

## 三、诊断

（1）以恐惧为主，同时有以下4项：a. 对某些客体或处境有强烈恐惧，恐惧的程度与实际危险不相称；b. 发作时有焦虑和自主神经症状；c. 有反复或持续的回避行为；d. 知道恐惧过分、不合理或不必要，但无法控制。

（2）对恐惧情景和事物的回避必须是或曾经是突出症状。

（3）排除焦虑障碍、精神分裂症、疑病症等。

## 四、治疗

**1. 药物治疗**

a. 抗抑郁药：如丙米嗪、氯米帕明和SSRI类（氟西汀、帕罗西汀等）能够减轻焦虑和抑郁症状。b. 抗焦虑药：阿普唑仑，用法 2 ～ 6mg/d。丁螺环酮是新型抗焦虑药，其特点是不成瘾，无肌肉松弛作用，剂量 20 ～ 30mg/d。c. 普萘洛尔对以躯体焦虑为主的患者有效。

**2. 心理治疗**

心理治疗和药物治疗对本病均有疗效。尤其是心理和药物联合治疗效果更佳。

心理治疗包括行为治疗、认知行为治疗等。其中，行为治疗的基本原则包括两方面：一方面是消除恐惧刺激物和焦虑恐惧反应的条件性联系；另一方面是对抗回避反应。常用的方法有系统脱敏法、暴露疗法、阳性强化法等。

# 第五节　强迫及相关障碍

强迫及相关障碍（obsessive-compulsive and related disorders）在 ICD-11 和 DSM-5 诊断标准中是新的独立疾病分类，包括强迫症、躯体变形障碍、囤积障碍、拔毛障碍、皮肤搔抓障碍、嗅觉牵连障碍等。本节主要介绍强迫症。

强迫症（obsessive-compulsive disorder，OCD）是一种以反复出现的强迫观念、强迫冲动或强迫行为等为主要临床表现的精神障碍。多数患者认为这些观念和行为没有必要或不正常，违反了自己的意愿，无法摆脱，为此感到焦虑和痛苦。其症状复杂多样，病程迁延，易慢性化，致残率较高，对婚姻、职业、情感、社会功能都有严重影响。尽管如此，很多患者早期并不主动寻求医治。强迫症终生患病率为 0.8% ～ 3.0%，精神科门诊患者患病率约 10%，平均发病年龄 20 岁，男性（19 岁）稍早于女性（22 岁）。约 2/3 的患者症状起病于 25 岁前，不到 15% 的患者起病于 35 岁之后。女性患病率稍高于男性（1.2 ∶ 1）。强迫症与其他精神障碍具有较高的共病率，56% ～ 83% 的强迫障碍患者至少共患一种其他精神障碍，与下面精神障碍的共病率分别为抑郁症 67%、社交恐惧症 25%，与广泛性焦虑障碍、特定恐怖症、惊恐发作、进食障碍、人格障碍等有较高的共病率，因而容易误诊。

## 一、病因及病理生理

强迫症是一种多维度、多因素疾病，病因病机目前不清，多数研究者认为与病前个性（如敏感多疑、谨小慎微、优柔寡断、追求完美、做事刻板、缺乏稳定感和安全感等）、心理-社会因素、遗传、神经解剖学因素及神经生化（5-HT 功能异常，多巴胺和胆碱能系统失调等）多种因素有关。

强迫症属于中医郁证、失眠、头痛范畴，主要为人体气机失调所致，主要病因：a. 七情过伤，若喜、怒、忧、思、悲、恐、惊七种情志变化超越了一定的限度，则会导致疾病的发生；b. 劳逸失调，过劳则伤气耗精，过逸则气血壅滞。

## 二、临床表现

强迫症的基本症状包括强迫观念和强迫行为，严重程度差异很大。一些患者每天会花数小时实施重复行为，而有些患者存在持续的、顽固的侵入性思维或难以控制的强迫行为，导致社会功能丧失。

### （一）强迫观念

强迫观念系指反复闯入患者意识领域的、持续存在的思想、观念、表象、情绪、冲动或意向，对患者来说没有现实意义，非己所欲，违反了个人意愿；患者明知没有必要，试图忽略、压抑或用其他思想、动作来对抗它，但无法摆脱，因而苦恼和焦虑。有的患者抵抗不明显，或随病程进展，抵抗（反强迫）逐渐减弱。常有以下表现形式。

**1. 强迫思维**

强迫思维是以刻板形式反复闯入患者头脑中的观念、表象或冲动思维，它们几乎总是令人痛苦的，内容常常为暴力、猥亵或毫无意义。患者往往试图抵制，但不成功。虽然这些思维并非自愿且令人反感，但患者认为它们是属于自己的。

**2. 强迫穷思竭虑**

患者对一些常见的事情、概念或现象反复思索，刨根究底，自知毫无现实意义，但不能自控。如反复思考“人为什么会说话？”“天为什么会下雨？”“地球为什么是圆的，而不是方的？”“1 加 1 为什么等于 2?”。

**3. 强迫怀疑**

对自己做过的事情产生不必要的怀疑而反复确认后仍不放心。如怀疑出门时是否关好水龙头、门窗是否锁好等。

**4. 强迫联想**

患者脑子里出现一个观念或看到一句话，便不由自主地联想起另一个观念或语句。如果联想的观念或语句与原来相反，如想起“和平”，立即联想到“战争”等，称为强迫性对立性思维。

**5. 强迫表象**

在头脑里反复出现生动的画面（表象），内容常涉及恐怖、淫秽等，具有令人厌恶的性质，无法摆脱。

**6. 强迫回忆**

患者经历过的事件，不由自主地在意识中反复呈现，无法摆脱。

**7. 强迫意向**

反复体验到要做与自己意愿相违背的行为的强烈冲动，如看到电插头就想去摸、拿到刀就出现砍人的念头等。

### （二）强迫行为

强迫行为是指强迫症患者通过反复的行为或动作以阻止或降低强迫观念所致和痛苦的一种行为或仪式化动作，常继发于强迫观念。这种行为通常被患者认为是无意义的或无效的，且反复企图加以抵抗，导致产生明显的焦虑。虽然强迫行为并不是为了获得快感，但是可以使焦虑或苦恼暂时缓解。对于病程漫长的患者，抵制可能十分微弱。强迫性行为有的为外显性的，为能看得见一些仪式或行为；有的则较为隐匿，如默默计数或祷告；有的为了消除强迫思维而用另外一种行为抵抗。从根本上讲，这些行为既不能给人以愉快，也无助于任务的完成。强迫行为与患者所担心、害怕的事情之间的联系常常不合逻辑（如将物品排列整齐是为了防止心爱的人受到伤害），或明显超过了正常界限（如每天花几小时的时间洗澡来防止生病）。

**1. 强迫性仪式动作**

反复出现的一系列序列性动作，如同某种仪式；常人不能理解，但患者可以因此减轻焦虑。

**2. 强迫洗涤**

患者为了消除对受到污染的担心而反复洗涤，如强迫洗手和强迫洗衣服等。

**3. 强迫检查**

患者为了减轻强迫怀疑引起的焦虑采取的措施，如反复检查门窗是否锁好，反复检查灯有没有关好等。

**4. 强迫询问**

患者常不相信自己的判断，为了消除疑虑常反复询问他人。

**5. 强迫计数**

患者对数字产生了强迫观念，整日沉浸于无意义的计数动作中，即使对偶然接触的电话号码、汽车牌号等都要反复默记，或反复不断地数窗格、楼梯、楼层等，浪费了大量时间。

### （三）回避行为

患者通常采用回避行为、中和或随意的形式以减轻焦虑，故患者通常回避会诱发强迫思维和行为的人、地点及事物。疾病严重时，回避行为可能成为最受关注的症状。

### （四）其他症状

当面对诱发强迫思维和强迫行为的情境时，强迫症患者会经历很大的情绪波动。这些情绪反应包括明显的焦虑和（或）惊恐发作、强烈的厌恶感和（或）对“不完美”感到痛苦或不安，直到事情看上去、感觉上或者听上去“恰到好处”。一般来说，焦虑或抑郁症状的加重或减轻一般会伴有强迫症状严重程度的平行变化。强迫洗手的患者常常可见双手皮肤角质层受损，强迫性抠、挖、拔毛的患者可见相应部位的损伤。部分患者可能有神经系统软体征和精细运动协调障碍。

患者常有人际关系不良。一种是患者要求他人容忍其症状，更有甚者家属被患者要求迁就甚至执行其仪式行为，可能将症状强化、慢性化；另一种是患者与家属产生敌对关系，强迫症状被他人认为是患者的有意对抗，可能会加重患者的强迫症状并导致敌对的进一步加剧。

## 三、诊断和鉴别诊断

### （一）诊断

**1. 临床表现**

（1）症状主要表现为强迫思维、强迫行为或二者皆有。

（2）强迫症状须占据一定时间（如每天出现 1 小时或以上）。

（3）强迫症状引起患者明显的痛苦，或导致患者生活、家庭、社交、教育、职业等方面的损害。

**2. 自知力**

（1）自知力良好：患者能够意识到强迫信念可能不是真的，或可以接受它们不是真的。

（2）自知力较差：患者意识到强迫信念可能是真的。

（3）自知力缺乏：在大部分或全部时间内，患者完全确信强迫信念是真的。

**3. 量表筛查与问诊要点**

除按照上述诊断要点外，使用 Yale-Brown 强迫量表对强迫症诊断有很大的帮助。在问诊中，筛查性提问应包括以下要点：你有一些无法摆脱的令人不愉快的想法吗？你担心你有可能冲动伤害某个人吗？你必须反复计算东西，或洗手，或检查物品吗？你对你是否正确地做宗教仪式或做过违背道德的事有太多的担忧吗？你对性问题有烦恼的想法吗？你需要把物品安排得整整齐齐或以十分精确的顺序排列吗？你对丢弃一些东西烦恼吗，以至于你的屋子非常杂乱？这些担忧和行为影响你的工作、家庭或社会活动功能吗？

### （二）鉴别诊断

**1. 精神分裂症**

精神分裂症患者可出现强迫症状，强迫症患者的强迫观念亦可达到妄想的程度，二者鉴别的要点：①前者往往还会出现幻觉、妄想、言行紊乱等其他精神障碍性症状；②患者是否为之苦恼，还是淡漠处之，以及是否与环境、现实协调等。根据 DSM-5 建议，如果患者只有强迫症状，而无其他精神障碍性症状，如缺乏自知力，可诊断为其他特定的精神障碍性障碍或强迫症，但须特别注明。

**2. 抑郁障碍**

抑郁障碍与强迫症经常共存。抑郁障碍患者可表现为某些强迫症状，强迫症患者也可出现某些抑郁症状。鉴别主要根据哪种症状是原发的，并占主要地位而定。如果难以分辨，建议采用等级诊断的思路，首先考虑抑郁障碍。

**3. 广泛性焦虑障碍**

二者鉴别的最大困难在于焦虑与强迫思维的区别。广泛性焦虑障碍患者关注的多是日常生活的现实问题，忧虑源于感知到外界有威胁存在，但内容多是一种含糊不清、令人烦恼的不祥预兆，患者不认为自己的忧虑是不合适的，不会导致强迫性仪式行为；而强迫思维的内容多是一些不常见或者常人不可理解的事情，如怕脏、害怕被污染、攻击、储藏或一些宗教思想等，难以令人接受。

**4. 恐怖症**

二者具有许多相似性，如对某种物品或场景的恐惧反应和回避行为。鉴别要点：a. 强迫症患者在缺乏明确恐惧场所、事件、对象的情况下，仍然表现出持久的、反复出现的强迫性思维；恐怖症患者如无明确恐惧对象存在，通常不会出现焦虑或沮丧情绪。b. 恐怖症患者没有强迫性行为，回避行为只针对某一或某些明确的恐惧对象，而强迫症患者并不仅限于此。c. 强迫症患者对强迫性思维的最常见反应是强迫性仪式动作，常由内在的思维所触发。

**5. 脑器质性精神障碍**

中枢神经系统的器质性病变，尤其是基底节病变，可出现强迫症状。神经系统病史和体征及相关辅助检查有助于鉴别。

## 四、治疗

强迫症通常是慢性波动性病程，当强迫症症状影响功能或导致显著痛苦时则需要治疗。重要的是应注意将患者的需要与医师的治疗（药物治疗、其他治疗和社会机构的康复项目）相结合。治疗的目标包括减少症状出现的频率和严重程度，改善患者的社会功能及生活质量，增强患者配合照料的能力，减轻患者由强迫症而产生的恐惧认知，减少治疗的不良反应（如药物副作用），帮助患者制订应对应激源的策略，对患者和家庭进行疾病和治疗有关的教育。

### （一）药物治疗

药物治疗是强迫症的最主要治疗方法之一。具有抗强迫作用的药物有 SSRI，如氟西汀、氟伏沙明、舍曲林、帕罗西汀、西酞普兰，以及三环类抗抑郁药，如氯米帕明等。其中 SSRIs 是目前的一线治疗药物，氯米帕明因不良反应限制了其应用。由于强迫症呈慢性病程易复发，因而其治疗原则是全病程治疗。一般来说，强迫症的治疗应包括急性期治疗、巩固期治疗和维持期治疗。

**1. 急性期治疗**

一般建议急性期治疗 10 ～ 12 周，药物应从推荐的一线药物中选择，足量（处方推荐的较高或最高剂量）足疗程开始。多数患者治疗 4 ～ 6 周后会有显著效果，有些患者 10 ～ 12 周方有改善。经 12 周急性期治疗疗效不佳者首先考虑增加药物至最大治疗量；仍无效者可考虑联合增效剂、换药治疗或选用其他治疗方法（如心理治疗或物理治疗）。应注意，不宜一种治疗药物短期使用便认定为无效而频繁换药。抗精神障碍药单药治疗不宜作为强迫症的常规治疗，但 SSRI 联合抗精神障碍药物可以增加疗效。

常用药物包括非典型抗精神障碍药物，如利培酮、阿立哌唑、喹硫平和奥氮平等。与抗精神障碍药联合 SSRI 的方案相比，氯米帕明作为 SSRI 的联合用药，疗效较好，但安全性较差，所以一般不作为联合方案的首选。强迫症伴有严重焦虑不安时可合并使用苯二氮䓬类药物，此药单独使用无抗强迫作用。

**2. 巩固期与维持期治疗**

急性期治疗效果显著者，可进入为期 1 ～ 2 年的巩固期和维持期治疗。研究表明持续治疗能减少患者的复发。完成维持期治疗的患者，经系统评估后可考虑逐渐减药，每 1 ～ 2 个月减少药物治疗剂量的 10% ～ 25%，并严密监测停药反应和疾病是否复发。如症状波动，加回到原来的治疗剂量，延长维持治疗时间。

### （二）心理治疗

强迫症的发病与病前性格、自幼生活经历、社会心理因素及精神创伤等密切相关，单靠药物治疗往往很难达到令人满意的效果。因而需要辅以适当形式的心理治疗。目前强迫症的主要心理治疗方法有行为疗法、精神分析疗法、认知疗法、认知行为疗法、森田疗法和支持性心理治疗等。认知行为治疗被推荐用于治疗强迫症。认知行为治疗配合药物 SSRI 常作为强迫症的安全和有效的一线治疗。在强迫症的整个治疗体系中，无论是药物治疗还是心理治疗，支持性心理治疗是最重要的支点。a. 对强迫症患者的解释和心理教育；b. 帮助患者分析自己的人格特点和发病原因，尽力克服心理上的诱因以消除焦虑情绪；c. 认真配合医师，找出心理因素，进行系统心理治疗或药物治疗等。

### （三）物理治疗

目前可供选择的物理治疗方法有经颅磁刺激治疗、改良电休克治疗、深部脑刺激、迷走神经刺激等，但疗效有待肯定。

## 第六节　精神分裂症

精神分裂症是一组病因未明的精神病，多起病于青壮年，常缓慢起病，具有思维、情感、行为等多方面障碍及精神活动不协调。一般意识清晰、智能尚好，但部分患者在疾病过程中可出现认知功能损害。一般病程迁延，呈反复加重或恶化，部分患者最终可出现精神衰退。

精神分裂症发病高峰男性为 15 ～ 25 岁，女性稍晚，20% ～ 50% 的患者曾企图自杀，5% ～ 10% 的患者最终死于自杀。

## 一、致病因素

**1. 遗传因素**

家系调查研究发现，精神分裂症患者近亲的患病率比一般人群高 10 倍，而且血缘关系越近，患病率越高。

双生子研究发现，单卵双生比双卵双生的同病率高 4 ～ 6 倍。

寄养子研究发现，精神分裂症患者的子女寄养到正常家庭，仍有较高的患病率。

目前认为精神分裂症的遗传方式多数为多基因遗传，即精神分裂症是许多基因的积累作用所致，没有显性、隐性遗传那样明显的遗传规律，如有人认为它是遗传易感性和环境因素共同作用的结果，但有一个遗传阈值，超过这个阈值，才能显现疾病。

**2. 心理素质和个性**

a. 心理素质（气质）：指个体神经系统的解剖生理、生化等特点所形成的不同信息容量与综合分析等机能，因此构成了神经系统一定的兴奋性和稳定性，表现为不同的（反应强度、速度、觉醒程度和情绪）应激能力、承受能力和适应能力；b. 个性：指先天素质和后天习惯性综合形成的个体精神活动模拟，精神分裂症患者有特殊的个性，如孤僻少语、羞涩、敏感、沉溺于幻想等。

年龄因素：精神分裂症多发于青春期，可能与内分泌有关。青春期性腺发育逐渐成熟，自主神经不稳定，情绪易激动，对外界应激因素敏感。

社会心理因素：社会调查显示，精神分裂症发病率低阶层是高阶层的 9 倍，推测可能与物质条件差、心理负担重、心理应激多有关。国内调查发现，精神分裂症病前有精神刺激因素者占 40% ～ 80%，虽然目前没有证据表明这就是病因，但精神因素在精神分裂症的发生过程中可能起到一定的诱发或促发作用。

## 二、临床表现

从精神分裂症不同分型及整个病程中所表现出来的症状看，其表现是差别很大的五维症状：即阳性症状、阴性症状、攻击敌意、认知损害、情感症状。

### （一）阳性症状

阳性症状是指在正常精神活动中不该出现而出现的症状，最常见的阳性症状有幻觉、妄想、被动体验和思维形式障碍。

**1. 幻觉**

精神分裂症最突出的感知觉障碍是幻觉，有时相当顽固，其特点是内容荒谬，脱离现实。最常见的是幻听，主要是言语性幻听。患者诉说听见邻居、亲人、同事或陌生人说话，且其内容使患者不愉快；具有特征性的是听见好几个声音在谈论患者，彼此争吵，或以第三人称评论患者。如一位 50 多岁的女患者出门买菜，听到一个声音讲：“大破鞋又出门了”，患者听后十分气愤，掉头回家，声音马上又说“装洋蒜”。幻听也可以是命令性的，如威胁患者不许吃饭或命令患者跳车。有时声音重复患者的思想，患者想到什么幻听就重复什么（思维鸣响）。

其他类型的幻觉在精神分裂症患者身上虽然少见，但也能见到。如患者凭空看到墙角冒白烟（幻视）；女患者在夜间睡觉时阴道内有男性生殖器抽动、摩擦的感觉（性幻触）。精神分裂症幻觉体验可以非常具体生动，也可以朦胧、模糊，但都会给患者的思维、行动带来显著的影响，患者会在幻觉支配下做出违背本意、不合常理的举动。如与声音做长时间对话、发怒、大笑、恐惧或自言自语。幻觉可以是真性的（通过感官感知），也可以是假性的（不通过感官即可感知）。

**2. 妄想**

是精神分裂症最常见的症状之一。此症以关系妄想、被害妄想最多见。精神分裂症的妄想具有发生突然、内容离奇、逻辑荒谬的特点。所涉及的范围有不断扩大和泛化的趋势。如最初患者认为与自己有矛盾的某个人针对他，逐渐扩展到同事、朋友、亲人，甚至陌生人。周围人的一举一动都是针对他的，所到之处都在议论他，报纸、广播、电视都在含沙射影地说他。自然界的变化，如刮风下雨，甚至窗前飞来的小鸟也是在暗示要发生什么。患者对妄想的内容多不主动暴露。

妄想按其起源与其他心理活动的关系可分为原发性妄想和继发性妄想。原发性妄想是精神分裂症的特征性症状，对诊断有重要价值。此时妄想的产生并不以感知、意识、情感或其他精神障碍，或患者的特殊心理状态为基础，一旦出现，患者立即深信不疑。原发性妄想包括突发妄想、妄想知觉（患者突然对正常知觉体验赋予妄想性意义）、妄想心境或妄想气氛。如患者从外地旅行回来，一下车就感到环境气氛发生变化，周围人的神色异常，并用特殊的眼光看他，行人从旁边走过，回头看他一眼都是信号。

**3. 被动体验**

正常人对自己的精神和躯体活动有着充分的自主性，即能够自由地支配自己的思维和运动，并在整个过程中时刻体验到这种主观上的支配感。但精神分裂症患者常会出现精神与躯体活动自主性方面的问题，即患者丧失了自主支配感，感到自己的躯体运动、思维活动、情感冲动都受别人或外力控制、干扰或支配，有一种被外力强加的被动体验，感到身不由己。

被动体验常与被害妄想联系起来。患者对这种完全陌生的被动体验赋予种种妄想性解释（影响妄想），甚至认为有某种特殊的仪器、电波、电子计算机或一种莫名其妙的力量在控制自己（物理影响妄想）。有的患者坚信自己的内心体验或所想的事已人尽皆知（内心被揭露感）。如果被控制感、强制性思维与假性幻觉、内心的被揭露感相互出现［称康金斯基综合征（精神自动症）］，则对精神分裂症诊断有特殊意义。

**4. 思维形式障碍**

患者在意识清楚的情况下，思维联想过程缺乏连贯性和逻辑性，因而与之深入交谈困难。由于原发的精神活动损害，患者在交谈中忽视常规的修辞、逻辑方法，在言语的流畅性和叙事的完整性方面往往出现问题，具体可有以下表现：a. 离题与出轨：患者在交谈时经常游移于主题之外，尤其在回答医生的问题时，句句说不到点子上，但句句似乎又沾点边儿，令听者抓不到要点（思维散漫），病情严重者言语支离破碎，根本无法交谈（思维破裂）；b. 过度具体化：有的患者说话绕圈子，不正面回答问题，或者对事物做一些不必要的、过度具体化的描述，令人费解，如问患者做什么工作，答“我在单位做数数的工作”，实际上是做会计工作；c. 过度抽象化：与上述情况相反，有的患者不恰当地使用符号、公式、自造的字（语词新作）、示意图表达十分简单的含义；d. 逻辑倒错：患者言谈令人费解的另一个原因是逻辑关系混乱。如一位患者述：“我脑子乱哄哄的，都是因为我太聪明了。我的血液里全是聪明，又浓又稠。我必须生个孩子，把我的聪明分给他一半，我才能好。要不然我就得喝可乐，把我的聪明冲淡一点。”（患者把抽象的“聪明”视为可被“可乐稀释”的具体物质）

## （二）阴性症状

阴性症状指正常精神活动减退或缺失所带来的表现，包括情感平淡、言语贫乏、意志缺乏、无快感体验等。

**1. 情感迟钝或平淡**

患者表情呆板、缺乏变化，自发动作减少，缺乏体态语言，在谈话中很少或几乎不使用任何辅助表达思想的手势和肢体姿势，语调单调，缺乏抑扬顿挫，很少与交谈者有眼神接触，多茫然地凝视对方。丧失了幽默感及对幽默的反应，检查者的诙谐很难引起患者会心的微笑；对亲人冷淡，漠不关心。如亲人远道来探视，患者视若路人，不能唤起患者任何情感上的共鸣。随着疾病的发展，患者的情感体验日益贫乏，甚至对那些使一般人产生莫大痛苦的事件都表现淡漠，丧失了对周围环境的情感联系（情感淡漠）。情感淡漠、情感反应与思维内容以及外界刺激不配合，是精神分裂症的重要特征。

**2. 思维贫乏**

语言贫乏，缺乏自主言语，回答问题时异常简短，多为“是”“否”，很少加以发挥。应答可延长很长时间。即使语量足够，内容却含糊，过于概括，传达的信息量十分有限。

**3. 意志减退**

患者生活懒散，不修边幅，不注意个人卫生。在坚持工作、完成学业、料理家务等方面有很大困难，处于一种随遇而安的状态，对自己的现在和未来均没有任何计划和打算；或者虽有计划，却从不实施，活动减少，可以连续枯坐几个小时而没有任何自发活动，有的患者自称“就喜欢在床上躺着”。

**4. 兴趣减退与社交缺乏**

除了自己的病态体验，患者很少再有感兴趣的事，对娱乐活动甚至性活动的兴趣都有下降，即使有这些活动，乐趣也明显减少。多独处一隅，倾向于社会隔绝，没有朋友，也没有交友愿望。不仅难以与他人建立亲密关系，与家庭成员关系也日渐疏远。

## （三）情感症状

这种病症主要包括患者情感的不协调、情感倒错、矛盾情感、情感平淡或淡漠等。可表现为表情的变化减少或面部表情完全没有变化；自主活动减少；对外界可以引起各种情感变化的刺激的反应减少或完全没有反应；患者可以对周围的人和自己漠不关心；情感淡漠往往伴随意志活动的明显减退。

精神分裂症情感障碍中另外一个值得注意的情感问题就是抑郁情绪。精神分裂症的抑郁症状早在 20 世纪初就有学者报道，据初步统计，有 25% ～ 30% 的精神分裂症患者有抑郁症状。抑郁症状可以出现在精神分裂症早期，或与其他精神症状同时出现，或出现在疾病的后期。抑郁症状是导致患者出现自杀行为的主要原因之一。

## （四）行为症状

**1. 冲动攻击行为**

患者可以在精神病症状的支配下出现反复谩骂、威胁或破坏性行为。患者往往延迟满足困难，可以强人所难，坚持立即满足其要求，当需要或渴望被延迟满足时，患者也可出现挑衅、暴力或冲动行为；而且精神分裂症患者的情绪表达常常不稳定、不适当或控制不良，在情绪失控状态下也可企图或直接实施暴力行为。

**2. 紧张综合征**

以患者全身肌张力增高而得名，包括紧张性木僵和紧张性兴奋 2 种状态，两者可交替出现，是精神分裂症紧张型的典型表现。木僵时以缄默、随意运动减少或缺失以及精神运动无反应为特征。严重时患者保持一个固定姿势，不语不动、不进饮食、不自动排便，对外界任何刺激均没有反应。在木僵患者中，可出现蜡样屈曲，患者的肢体可任人摆布，即使被摆成不舒服的姿势，也似蜡塑一样较长时间维持不变。如将患者的头部抬高，好像枕着枕头，称之为“空气枕”。木僵患者有时可以突然出现冲动行为，即紧张性兴奋。

**3. 行为障碍**

患者可表现为退缩、无故发笑、独处、发呆或出现冲动行为。有的患者还可出现表情和姿势的作态或出现紧张性木僵、被动服从、刻板言语和动作等。此外，患者的自杀行为是值得高度注意的问题。据报道，精神分裂症患者中有 50% 左右的人有自杀观念，有 10% ～ 15% 的患者出现自杀行为。精神分裂症患者出现自杀观念和行为的原因是由于抑郁情绪，幻觉和妄想等精神症状的影响也是重要的原因之一，例如患者可在命令性幻听的支配下采取自杀行动。

## （五）认知症状

认知功能是指感知、思维、学习等方面的能力，是健全的中枢神经系统的基本功能。一般包括智力、超前计划的能力、对外界环境正确做出反应的能力、从周围环境获取经验的能力、对外界可能发生的事件的预见能力等。早在 1919 年，克雷佩林（Kraepelin）就对精神分裂症的认知功能障碍的表现进行过描述。近年来，国外有学者统计表明，有 85% 左右的精神分裂症患者有认知功能障碍。因此可以认为，认知功能障碍是精神分裂症的常见症状之一。精神分裂症的认知功能障碍主要表现在以下 5 方面。

**1. 智力的损害**

智力测验表明，尽管精神分裂症患者智商（IQ）的绝对值一般均在正常范围，但较正常人群低，或低于患者自己患病以前的水平。在近年来的一些调查中发现，精神分裂症患者的智力存在着多方面的损害，这种损害一般发生在患病后的最初 2 年内或首次发病过程中，而在疾病以后的发展过程中患者 IQ 变化不大。

**2. 学习与记忆功能的损害**

研究表明症状较轻的精神分裂症患者有短时记忆的损害，如词语记忆的损害、视觉记忆的损害、言语学习的障碍、数字记忆的损害等。症状的严重程度与发病年龄、病程、住院次数、停药次数等均无直接联系。此外，有研究认为，精神分裂症患者出现记忆损害的原因可能与颞叶结构的某些改变有关。

**3. 注意的损害**

精神分裂症患者的主动注意和被动注意功能均有不同程度的受损，具体表现在不能集中注意力从事各种活动，特别是脑力活动，因此患者接收外界信息受到影响，可具体表现为学习成绩下降、工作效率下降等。此外，由于患者的被动注意能力受到影响，可表现为对外界刺激的敏感性下降，注意的转移速度减慢等。

**4. 运动协调性的损害**

对精神分裂症儿童的回顾性研究表明，精神分裂症患者患病前已经有运动发育迟滞，表现在：a. 学习走路较晚；b. 学习讲话较晚，并且比一般人群存在更多的困难；c. 与一般人群比较，有较多的非常规的行为，如挤眉弄眼、上肢的抖动或动作过大等。当发病以后，患者则有运动的始动性下降、运动的速度减慢以及眼球运动的跳跃和不规则等。此外，精神分裂症患者所出现的刻板动作、刻板言语以及作态等也被认为是运动协调性受损的表现。运动协调性损害并非会出现在所有患者当中。

**5. 言语功能的损害**

精神分裂症患者的言语功能损害表现在患者与别人进行交谈或进行写作时，总是使用较偏的词汇，或用词不当、用词不确切，或在与人交谈中不能紧扣主题，给人以“东拉西扯”或“难以沟通”的印象，有的人会将这种情况作为思维障碍的表现来加以描述，如思维散漫或思维破裂等，但细致的精神检查表明上述现象并不是思维障碍的表现。在精神分裂症患者的部分亲属中，可以观察到同样的情况。此外，语词新作以及由于思维贫乏所产生的语词贫乏也属于言语功能受损的表现。

## 三、临床分型

临床分型有偏执型、青春型、单纯型、紧张型、未分化型 5 种。

### （一）偏执型

**1. 临床表现**

偏执型是精神分裂症最常见的一种类型。其临床表现突出一个“疑”字，以相对稳定的妄想为主，往往伴有幻觉，情感、意志、行为障碍不突出。较少出现显著的人格改变和精神衰退。

此类型占患者的 1/2 以上。发病较晚，多在 30 岁以后，多为青壮年或中年，起病缓慢，初期敏感多疑，逐渐发展为妄想。妄想范围有逐渐扩大的趋势，关系妄想、被害妄想最多见，其次是自罪、影响、中毒和嫉妒妄想。大多数患者多种妄想同时存在。有幻觉，以言语性幻听最多见，其内容大多是令患者不愉快的或批评命令性质的，有真性或假性，也可有其他性质的幻觉，如幻嗅、幻触、内脏幻觉，但较幻听少。

患者的幻觉和妄想内容多离奇抽象，脱离现实。情感行为常受幻觉和妄想支配。患者不暴露自己的思维内容。部分患者在发病数年后，在相当长的时间内部分工作能力保存，不易在早期被发现。病程发展较其他型缓慢，系统治疗可获较好疗效。

**2. 诊断要点**

符合精神分裂症诊断标准，以妄想为主，常伴有幻觉，以听幻觉多见。

### （二）青春型

**1. 临床表现**

青春型的临床表现突出一个“乱”字，占住院患者的 8%，多在青春期急性或亚急性起病，病情进展快，常在 2 周内达到高峰。主要表现为言语增多，荒谬离奇，想入非非，内容凌乱甚至破裂；情感喜怒无常，变化莫测，极不协调；行为幼稚、愚蠢、奇特，常有兴奋、冲动；本能活动亢进，也有意向倒错；幻觉生动，妄想片段不固定。此型发展较快，有自发缓解，但很快复发。药物维持治疗可减少复发。

**2. 诊断要点**

符合精神分裂症诊断标准，常在青年期发病，以思维、情感、行为障碍为主。例如明显的思维松弛、思维破裂、情感倒错、行为怪异。

### （三）单纯型

**1. 临床表现**

单纯型临床表现突出一个病态的“懒”字，占住院患者的1%～4%，起病于青少年，缓慢进行性发展，特点是日益加重的孤僻、被动、活动减少，生活懒散、行为退缩，对学习生活的兴趣越来越少，对亲人冷淡，日益脱离现实生活，幻觉、妄想不明显。早期多表现为类似“神经衰弱”的症状，如主观的疲劳感、失眠、工作效率下降等，逐渐出现日益加重的孤僻退缩、情感淡漠、生活懒散、兴趣丧失、社交活动贫乏、生活毫无目的。疾病初期常不能引起人们的重视，甚至会误以为患者“不求上进”“性格不够开朗”或“受到打击后意志消沉”等，往往在病程多年后才就诊，治疗效果较差。

**2. 诊断要点**

诊断要点：①以思维贫乏、情感淡漠或意志减退等阴性症状为主，无明显的阳性症状；②社会功能明显受损，趋向精神衰退；③起病隐袭，缓慢发展，病程至少2年，常在青少年期起病。

### （四）紧张型

**1. 临床表现**

紧张型（catatonic type）其临床表现突出一个病态的“僵”字，以明显的精神运动紊乱为主要表现。占住院患者的7%，近年有减少趋势，表现为紧张性兴奋和紧张性木僵，交替出现或单独发生。典型表现为紧张综合征。

（1）紧张性木僵：突出的表现为运动抑制，轻者动作缓慢，少语少动或长期保持一个姿势不动。重者终日卧床，不食不动，缄默不语，对周围刺激没有反应，口水不咽不吐，任其流下。可见肌张力增高、蜡样屈曲、违拗、模仿言语和动作等，偶有幻觉妄想，可持续数周或数月，意识清楚。

（2）紧张性兴奋：以突然发生的运动性兴奋为特点。冲动，不可理解，言语单调刻板，如突然起床砸东西，伤人毁物，可持续数日、数周。自发缓解较其他类型常见。

**2. 诊断要点**

符合精神分裂症诊断标准，以紧张综合征为主，其中以紧张性木僵较常见。

### （五）未分化型

未分化型（undifferentiated type）有相当数量的患者无法归入上述分型中的任一亚型，临床上有时会将其放到未分化型中，表明患者的临床表现同时具备1种以上亚型的特点，但没有明显的分组特征。目前临床较多见。

## 四、诊断与鉴别诊断

做出分裂症的鉴别诊断绝非易事，复杂而多变的临床相，跌宕起伏的病程，混杂其中的社会、心理因素，缺乏知情者提供的可靠病史，精神现状检查被动、不合作，都造成了诊断上的困难。

虽然无法分辨出严格地标识病理性质的症状，但出于实践的目的，有必要将上述症状分成一些对诊断有特殊意义的并常常同时出现的症状群。

（1）思维鸣响、思维插入、思维被撤走以及思维广播

① 明确涉及躯体或四肢运动、特殊思维、行动或感觉的被影响、被控制或被动妄想、妄想性知觉。

② 对患者的行为进行跟踪性评论，或彼此对患者加以讨论的幻听，或来源于身体某一部分的其他类型的听幻觉。

③ 与文化不相称且根本不可能的其他类型的持续性妄想，如具有某种宗教或政治身份，或超人的力量和能力（例如能控制天气，或与另一世界的外来者进行交流）。

④ 伴有转瞬即逝的或未充分形成的无明显情感内容的妄想，或伴有持久的超价观念，或连续数周或数月每日均出现的任何感官的幻觉。

（2）思维断裂或无关的插入语，导致言语不连贯、不中肯或词语新作。

① 紧张性行为，如兴奋、摆姿势，或蜡样屈曲、违拗、缄默及木僵。

②“阴性”症状，如显著的情感淡漠、言语贫乏、情感反应迟钝或不协调，常导致社会退缩及社会功能下降，但必须澄清这些症状并非由抑郁症或神经阻滞剂治疗所致。

③ 个人行为的某些方面发生显著而持久的总体性质的改变，表现为丧失兴趣、缺乏目的、懒散、自我专注及社会退缩。

## 五、病程和预后

精神分裂症具有不断发展，逐渐加重的趋势。病程类型主要有持续进行和间歇发作 2 种。前者病程不断发展，精神症状日益加重。间歇发作的病程在精神症状急剧出现一段时间后间隔一缓解期，或可以遗留一定病症。部分患者随着病程的进展，幻觉、妄想等阳性症状逐步消退，而精神衰退症状如言语内容贫乏、情感淡漠、孤僻内向、意志缺乏、认知障碍明显、社会功能严重受损。保罗·尤金·布鲁勒（PaulEugen Bleuler）对 500 例精神分裂症初次发病后进行 15 年随访观察，发现患者的转归有痊愈、轻度缺损、明显缺损和衰退 4 种情况，每种约占 1/4。随着各种治疗尤其是药物治疗的进展，偏执型与急性紧张型预后相对较好，青春型在治疗方面也能获得较好缓解，单纯型预后最差。WHO 的精神分裂症跨文化国际协作研究资料表明，发展中国家（印度、尼日利亚等）患者的预后较发达国家（英国等）为好，由此推测预后与家庭背景、职业、社会经济文化、家庭与社会支持系统有关。

## 六、治疗与康复

### （一）药物治疗

精神分裂症的药物治疗具有关键作用，特别是近 10 多年来新型抗精神病药物的研发与问世，使精神分裂症的治疗和预后大有改观，目前分裂症药物治疗痊愈与基本痊愈率高达 60%。

抗精神病药物按作用机制可分为经典药物与非经典药物两类。经典药物又称神经阻滞剂，主要通过阻断 $D_2$ 受体起到抗幻觉妄想的作用，按临床特点分为低效价和高效价两类。

前者以氯丙嗪为代表，镇静作用强，抗胆碱能作用明显，对心血管和肝功能影响较大，锥体外系不良反应较小，治疗剂量比较大，后者以氟哌啶醇为代表，抗幻觉妄想作用突出，镇静作用很弱，心血管及肝脏毒性小，但锥体外系不良反应较大。

近年来问世的非经典抗精神病药物通过平衡阻滞 5-HT 与 $D_2$ 受体起到治疗作用，不但对幻觉妄想等阳性症状有效，对情感平淡、意志减退等阴性症状也有一定疗效。代表药物有利培酮、奥氮平、喹硫平、氯氮平等。

精神分裂症药物治疗应系统而规范，强调早期、足量、足疗程的全程，一旦明确诊断应及早开始用药。药物应达到治疗剂量，一般急性期治疗期为 2 个月。有些患者、家属甚至医生担心药物的不良反应，往往采取低剂量用药，症状长期得不到控制，达不到应有的治疗效果，治疗应从低剂量开始，逐渐加量，高剂量时密切注意不良反应，门诊患者用药剂量通常低于住院患者，一般情况下不能突然停药。

维持治疗对于减少复发或再住院具有肯定的作用。每一次发作维持治疗 1 ～ 2 年，第 2 次或多次复发者维持治疗时间应更长一些，甚至是终生服药。维持治疗的剂量应个体化，一般为急性治疗期剂量的 1/2 ～ 2/3。美国精神分裂症结局研究组的研究结论是，经典抗精神病药物维持治疗剂量不应低于 300mg/d（以氯丙嗪折算），否则预防复发的效果会降低。

非经典抗精神病药物维持剂量比急性期治疗量适当减少，但具体减少到何种程序，缺乏成熟的模式。

不管是急性期还是维持治疗，原则上单一用药，作用机制相似的药物原则上不宜合用。对于出现抑郁情绪、躁狂状态、睡眠障碍的患者可酌情选用抗抑郁药、心境稳定剂、镇静催眠药，有锥体外系反应可合用盐酸苯海索（安坦）。

### （二）物理治疗

无抽搐电休克治疗（MECT）。经颅磁刺激治疗。

### （三）心理治疗

心理治疗可以改善患者的精神症状，提高自知力，增强治疗依从性，也可改善家庭成员间的关系，促进患者与社会接触。

行为治疗可以改善患者某些精神症状，纠正某些功能缺陷，提高人际交往技能，保持社会功能。

家庭治疗可以使家庭成员发现存在已久的沟通方面的问题，有助于宣泄不良情绪，简化交流方式，建立支持系统，提高治疗依从性，避免不良刺激，使患者早日回归社会。

### （四）康复治疗

康复治疗分为医院康复和社区康复 2 类，具体内容包括药物康复、社会心理康复、功能训练、全面康复、回归社会。

# 第十二章
# 临床常用康复治疗技术

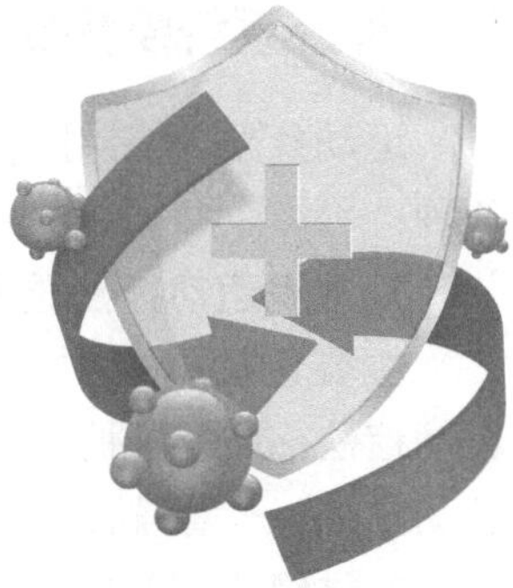

## 第一节　运动疗法

以徒手及应用器械进行运动训练来治疗伤病残患者，恢复或改善功能障碍的方法（主要利用物理学中的力学因素）称为运动疗法，是物理疗法的主要部分。运动疗法是患者应用各种运动来治疗肢体功能障碍、矫正异常运动姿势的方法，是一种重要的康复治疗手段。在实施运动疗法的过程中，所应用的各种方法和技术，即为运动疗法技术。运动疗法技术随着康复医学基础理论研究的深入和神经生理学的引入，已经获得了极大地丰富和发展，形成了针对各种运动功能障碍性疾病（如偏瘫、脑瘫、截瘫等）的独具特色的治疗技术体系。

### 一、运动治疗的目的

康复医学是功能医学，运动疗法是康复医学重要的治疗技术之一。运动疗法的总目标是通过运动的方法，治疗患者的功能障碍，提高个人的活动能力，增强患者的社会参与的适应性，改善患者的生活质量。为了达到治疗目的，治疗师在工作过程中与患者建立良好的交流、信赖关系十分重要，应注意在训练中鼓励患者，提高其训练欲望和主动训练的积极性，这常常更能提高治疗效果。为使患者积极配合，在训练前应对患者有充分的交代，尽量让患者了解治疗的目的、方法和预期的结果。治疗过程中应适时地让患者感受到治疗的效果和自己的进步，增加成功感，提高治疗的信心和主动性。也可在成组训练时，把功能水平相近的患者编成一个组，尝试在治疗过程中发挥竞争意识，互帮互学，提高训练成绩。

### 二、运动疗法在神经系统疾病的应用

运动疗法是神经系统疾病康复的重要组成部分，特别是在促进功能恢复与重建的临床康复中是一种最常用的治疗手段。

运动疗法对神经系统疾病康复的适用范围非常广泛，如偏瘫、截瘫、脑瘫、脑外伤后遗症、周围神经损伤、帕金森病、多发性硬化、神经衰弱、神经官能症等。针对神经系统疾病导致的主要问题，如肢体瘫痪、平衡差、无行走能力、功能独立性丧失和眼部受损等，特别是运动功能障碍导致患者日常生活活动能力受限，运动疗法有明显疗效。因此，运动疗法在神经系统疾病的康复中越来越受到重视。

## 三、神经系统疾病康复中常用的运动疗法

运动疗法常应用于神经系统损伤引起的运动功能障碍和心肺功能疾病，其中包括以下几种：

**1. 常规运动疗法技术**

主要包括：a. 维持关节活动度的运动疗法；b. 增强肌力的运动疗法；c. 增强肌肉耐力的运动疗法；d. 增强肌肉协调能力的运动疗法；e. 恢复平衡功能的运动疗法；f. 恢复步行功能的运动疗法；g. 增强心肺功能的运动疗法。

**2. 神经生理学疗法（neurophysiological therapy，NPT）**

是主要针对中枢神经损伤引起的运动功能障碍的治疗方法，包括 Bobath 疗法、Brunnstrom 疗法、本体感觉神经肌肉促进疗法（PNF）、Rood 疗法等。

**3. 其他**

另有一些运动疗法技术也较常用，如运动再学习、强制性运动疗法、医疗体操等，可根据具体条件选择应用。

## 四、运动疗法的禁忌证

对需要选用运动疗法的患者要注意进行身体检查，有如下禁忌证存在时，不宜施行运动疗法技术操作：

（1）处于疾病的急性期或亚急性期，病情不稳定。

（2）有明确的急性炎症存在，如体温超过 38℃，白细胞计数明显升高等。

（3）全身情况不佳、脏器功能失代偿期，如：

① 脉搏加快，安静时脉搏大于 100 次 /min。

② 血压明显升高，临床症状明显，舒张压高于 120mmHg（16kPa），或出现低血压休克。

③ 有明显心力衰竭表现；呼吸困难、全身水肿、胸水、腹水等。

④ 严重心律失常。

⑤ 安静时有心绞痛发作。

（4）休克，有明显精神症状，不合作。

（5）运动治疗过程中有可能发生严重并发症，如动脉瘤破裂等。

（6）有大出血倾向。

（7）运动器官损伤未作妥善处理。

（8）身体衰弱，难以承受训练。

（9）患有静脉血栓，运动有可能使血栓脱落。

（10）癌症有明显转移倾向。

（11）剧烈疼痛，运动后加重。

## 五、实施原则

（1）运动治疗的方案要目的明确，重点突出。

（2）制订治疗方案时，应根据患者情况个别对待，明确运动强度。实施治疗时应循序渐进。循序渐进的内容包括运动强度由小渐大、运动时间由短渐长、动作内容由简渐繁，使患

者逐步适应，并在不断适应的过程中得到提高。任何情况的突然加大运动量，都有造成功能损害的可能。

（3）在编制整个治疗动作程序时，要防止运动过分集中在某一部位，以免产生疲劳。因此，运动训练既要重点突出，又要与全身运动相结合。

（4）治疗活动内容要有新鲜感，能调动患者主动训练的积极性。

（5）按疗程需要坚持长期训练，不可随意间断，以免影响治疗效果。有些运动疗法要坚持数周、数月，甚至数年，才能使治疗效果逐步积累，显现出来。

（6）应密切观察病情，看是否有不良反应，是否已达到治疗要求，对不能达到要求的要查明原因。对患者要定期复评，以观察有无改善。对功能改善不明显者，也应查找原因，调整治疗措施。运动治疗中注意观察的内容包括以下方面：

① 训练运动量不应过大，训练次日应无疲劳感。

② 训练过程中应密切观察患者反应，如有头晕、眼花、心悸、气短等应暂停训练。

③ 训练时动作应轻柔，防止产生剧烈疼痛。

④ 防止损伤皮肤，预防压疮发生。

⑤ 肢体活动训练应手法准确、轻柔、注意病理骨折等并发症的发生。

⑥ 站立行走训练应有保护，防止跌倒。

⑦ 训练中应结合心理交流，取得患者的合作。

（7）做好各种记录，定期总结。

（8）治疗前应把治疗内容向患者讲解清楚，争取患者主动配合。对需要应用的器械要说明操作要点和注意事项，以免训练不得法，甚至造成损伤。在需要以体操形式进行训练时，既要讲清要点，还需有正确的示范动作，示范要面对面进行。

（9）医务人员应态度和蔼，声音亲切清晰，语调坚定，以增进患者的信心。应多用关心鼓励的语言，给予具体的帮助，切勿滥加指责、批评。

（10）要重点注意新患者和病情较重患者，可新老患者成组搭配，互相帮助。

（11）训练场所要光线充足、整洁，各种器械安放有序，用后归还原位，并随时检查、维修。

## 六、具体运动疗法

### （一）维持和扩大关节活动度的运动疗法

维持关节活动范围的训练是以维持正常或现存关节活动范围和防止因关节挛缩或肌肉痉挛等多种因素引起的各种关节功能障碍为目的，借助他人、器械或自我肢体辅助来完成的一种训练方法。

**1. 神经系统疾病导致关节功能障碍**

由于神经系统疾病导致的肌张力亢进，将进一步导致肌肉痉挛而引起挛缩，称为痉挛性挛缩。例如，关节的主动肌进行运动时，因拮抗肌不能放松，导致关节的运动范围受限。因末梢神经疾患所致的弛缓性瘫痪造成的挛缩，称为弛缓性挛缩。由于肌张力低下，患者身体在抗重力、阻力的情况下不能完成某种动作，因此将影响关节的主动运动，不能达到关节的最大活动范围。因此，应在可以耐受的条件下，尽早开始轻柔的关节被动或主动活动，以达到维持关节周围组织灵活性、防止粘连发生的作用，从而缩短功能恢复的时间。

**2. 常用训练方法**

（1）保持肢体良好的体位。

（2）定时进行体位转换。

（3）被动运动以及徒手体操或利用器械扩大关节活动范围。

（4）通过牵伸训练缓解肌肉痉挛，从而扩大关节活动度的训练等。

### （二）增强肌力和肌肉耐力的运动疗法

增强肌力和肌肉耐力的训练统称为力量训练。肌力增强训练是指通过训练加强肌肉进行最大力量收缩的能力，而肌肉耐力训练则是指通过训练加强肌肉持续收缩进行某项特定任务（作业）的能力。

**1. 神经系统疾病导致的肌肉功能障碍**

如脑血管病、脑瘫、小脑障碍等中枢神经障碍将导致偏瘫或四肢瘫等，由于初期卧床时间较长，不活动或较少活动，将导致肌力明显下降。

偏瘫患者的最初表现往往是患侧肌肉出现明显的肌肉萎缩，肌力下降。肌肉萎缩是由于肌原纤维减少而导致的肌纤维萎缩。主要原因有失用性肌萎缩、去神经性肌萎缩和缺血性肌萎缩。制动及无功能状态所产生的以生理功能衰弱为主要特征的肌萎缩为失用性肌肉萎缩，这是由于心脑血管疾病后保持卧床制动而导致运动减少所产生的一些障碍。在完全卧床休息的状态下，肌力每周下降 10% ～ 15%，即每天下降 1% ～ 3%；如卧床休息 3 ～ 5 周，肌力即可下降一半。肌肉也出现失用性萎缩，在股四头肌、胫骨前肌处尤为明显。肌肉耐力也逐渐减退，肌肉容积缩小，肌肉松弛，肌力、耐力下降，但通过适当的运动，肌肉的容积可复原。

由于长期卧床关节制动、韧带得不到牵拉形成自动短缩，关节周围肌肉失去弹性，形成关节挛缩畸形。常见手指屈肌痉挛性挛缩、足下垂合并足内翻等。

**2. 训练方式**

被动运动、辅助主动运动、主动运动和抗阻运动。

**3. 痉挛肌肉的肌力增强训练**

在 20 世纪 90 年代初期，神经疾病的康复理念认为，对痉挛肌肉进行肌力强化可加重痉挛的异常模式，因此禁止对痉挛肌肉进行力量训练，这种加强运动控制的理念一直延续至今。而近年来的研究报道指出，痉挛肌本身存在肌力下降的现象，特别是肌肉收缩速度的减慢。有研究指出，中风后 6 周的偏瘫患者，肘关节屈伸肌力相当于正常组的 1/2，产生相当于 90% 最大力矩所需时间延长了 2 ～ 3 倍，这种肌力的降低影响了肢体的运动功能。痉挛肌肉进行肢体抗阻训练可提高肢体的运动能力，卒中后 6 个月的患者进行递增负荷踏车运动并没有加重肌肉的痉挛和运动控制障碍。卒中患者痉挛肢体进行等速肌力训练可增强瘫痪下肢肌力，步行速度得到明显提高。这些研究均支持卒中患者进行短期肌力训练可改善瘫痪肢体的肌力，从而改善肢体的运动功能。

### （三）恢复平衡能力的运动疗法

恢复平衡能力的运动疗法是指采取各种措施激发姿势反射，改善前庭器官稳定性，提高患者维持身体平衡的能力。

**1. 神经系统疾病导致的平衡功能障碍**

正常人体的平衡控制是中枢神经系统和运动系统在不同水平的整合作用。中枢神经系统损伤导致患者正常的神经突触联系被破坏，高位中枢失去了对低位中枢的控制，患者出现平衡反射减弱、肌紧张反射亢进及肌群间相互协调能力丧失，无法维持正常的姿势控制。主要表现为静态和动态平衡障碍，如无法独立保持端坐位或站立位。患者由卧到坐、由坐到站、由站到走以及步行等移动过程中表现出躯干重心向健侧偏移，身体失衡，严重影响患者的日常生活自理能力。平衡功能减退可进一步导致病理性损害（如病理性骨折、失用性肌萎缩和痉挛等）的进行性加重，并影响身体运动功能的残存状态。

**2. 训练方法**

可利用平衡板、平衡木或在窄道上步行、身体移位运动、平衡运动等方式进行练习。

### （四）改善协调功能的运动疗法

协调性指身体肌群活动的时机正确、动作方向及速度恰当，平衡稳定且有韵律性。协调的运动功能会产生平滑的、准确的、有控制的运动，这种协调必须有适当的速度、距离、方向、节奏和肌力来配合进行，而不协调的运动则是指笨拙的、不平衡的和不准确的运动。

在运动疗法中，改善协调功能的训练最为困难，因为影响协调性的因素除了与遗传和患者心理有关外，尚与肌力、肌耐力、技术动作纯熟度、速度、身体重心平衡、动作韵律性、肌肉收缩放松有关，甚至还与柔软度等相关。

**1. 神经系统疾病导致的协调功能障碍**

当大脑和小脑发生病变时，四肢协调动作和行走时的身体平衡发生障碍，此种协调功能障碍又称为共济失调。根据中枢神经不同病变部位导致的功能障碍不同，可分为共济失调和不随意运动，其中共济失调包括小脑共济失调、基底节共济失调、脊髓后索共济失调。

（1）小脑共济失调：此类患者表现为四肢与躯干失调为主，四肢和躯干不能灵活、顺利、准确地完成动作。患者对运动的速度、距离、力量不能准确估计，导致辨距不良、动作不稳，行走时两脚分开较宽、步态不规则、稳定性差，称蹒跚步态。

（2）基底节共济失调：此类患者肌张力发生改变，随意运动出现功能障碍，如震颤、肌张力过高或低下、随意运动减少或不自主运动增多。

（3）脊髓后索共济失调：此类患者表现为不能辨别肢体的位置和运动方向，行走时动作粗大，迈步不知远近，落地不知深浅，抬足过高、跨步宽大、踏地加重，而且需要视觉补偿，总看着地走路，闭目或在暗处步行时容易跌倒。

（4）不随意运动：帕金森病等导致的不随意运动，即由随意肌不由自主地收缩所发生的一些无目的的异常动作，主要表现为：主动肌和拮抗肌交替收缩引起肢体不自主地摆动，出现震颤动作；一种快速、不规则、无目的、不对称的舞蹈样运动；手足徐动和手足抽搐等。

**2. 训练方法**

包括上下肢协调、左右侧协调、速度协调、位相（坐位 / 站立位）协调等训练，具体如手精细功能训练，肢体协调性训练及步态训练等。

# 第二节　作业疗法

## 一、作业疗法概论

### （一）作业

作业，在英文中为occupation，词中含有的“occup-”前缀即“占据、占有”的意思，作业即为占据人时间和精力的活动，也可称为“作业活动”。世界作业治疗师联盟（World Federation of Occupational Therapists，WFOT）定义作业为“每个人在家庭和社区中每天所做的事，这些事占据了时间并给生活带来意义，作业包括了人需要、想要和期待去做的事”（WFOT，2012）。美国作业治疗师协会将作业定义为“人每天参与的活动”。虽然在各种著作中对作业的表述不尽相同，但皆认可作业是人参与的具有目的性的活动。

作业覆盖了人们生活的方方面面，作业分为五方面，分别为日常生活活动、教育与工作、休闲娱乐、社会参与以及休息与睡眠。

**1. 日常生活活动**

日常生活活动（activity of daily living，ADL）分为基本性生活活动（basic activities of daily living，BADL）和工具性日常生活活动（instrumental activities of daily living，IADL）两大类。

BADL 即人日常的生活自理活动，是人维持生存状态的基础。包括进食与吞咽、洗澡、如厕、穿衣、功能性移动、个人清洁与修饰以及性活动。

IADL 即指人维持家庭与社区生活的活动，该类活动往往要求更高的技能。包括照顾人和宠物，交流工具的使用，交通工具的使用与社区移动，经济管理，健康管理与维持，家庭管理与维护，饮食准备与清理，精神活动，安全与紧急事件应对，购物。

**2. 教育与工作**

（1）教育：一切以获取知识与技能为目的的活动，包括参加教育机构组织的课程、校园活动（如兴趣小组、社团、运动）、社会实践活动等，参加兴趣班，学习班，选定一个兴趣方向进行自学等活动。例如：学生参加课外兴趣小组，家庭主妇参加烘焙班学习制作蛋糕，吉他爱好者跟着网上的视频自学吉他。

（2）工作：一切与产生价值相关的活动，分别是工作前的准备与参加工作。工作前准备包括确定工作方向与自我认知、求职（制作简历、面试等）。参加工作的作业活动有工作任务（包括时间管理、与同事合作、管理团队和完成工作任务等）和退休准备。工作可以是有偿的，也可以是无偿的，如志愿者、义工。例如：工伤患者在作业治疗师的帮助下确定现有的长处与短处，寻找新的工作方向，医学生参加运动会志愿者活动，为运动员提供医学服务。

**3. 休闲娱乐**

即人为了获得快乐、愉悦所参与的一切娱乐活动，可分为成年人参与的休闲活动和儿童及青少年参与的玩耍活动。休闲活动包括兴趣爱好、娱乐活动的探索，娱乐活动的策划与参与。玩耍活动包括儿童为了探索世界、获得发育所需的体验而参与的游戏和玩耍。例如大学篮球社团每年举办一次篮球比赛。

**4. 社会参与**

人的一切社交活动，可发生在多种场合中，包括社区、家庭、朋辈之间。

**5. 休息与睡眠**

包括放松自我精神与身体的休息活动，睡眠的准备与睡眠。

作业涵盖了人生活中所有活动，人、作业活动、环境三者密不可分。个人状况影响对作业的选择，不同年龄的人喜欢参与的作业不同，此外，性别、个性、兴趣爱好、信仰等因素都影响着人参与作业的决定。参与作业的环境因素同样影响着人对作业的选择。环境包括物理环境、文化环境和社会环境。

因此，作业是复杂的，每一项作业都由多个任务和动作组成，需要在特定的环境下完成。作业的选择受到人和环境的影响，完成作业的过程需要人的多种功能的综合应用。

作业赋予生命意义。人通过完成生活自理获得自立，通过学习与工作产生价值而获得成就感，在社交中获得自尊与自信。通过参与和完成作业，人对自我的角色与身份产生自我认同，获得存在的价值与意义。

### （二）作业治疗

作业治疗（occupational therapy，OT）是一门以作业为治疗手段促进服务对象参与生活，提升全面健康的科学。

OT 是一门具有哲学意味，具有人文关怀的学科。在 OT 中，服务对象在英文中称为“客户”（client），这里的客户可以是一个人、一个家庭、一个群体乃至整个公众。OT 提倡“以服务对象为中心”（client-centered）的治疗理念，不把人看作一台机器，而将人看成一个有思想的个体。在作业治疗中，人除了是由多个器官系统、细胞组织构成的个体，还是一位母亲、一名工作者、一个朋友，有着自我的思想和多种角色。OT 的实施过程关注人的精神层面和生理功能，注重服务对象完成功能性目标的情况以及质量。OT 关注服务对象的生活参与情况与生活质量，评判 OT 是否有效的依据是其对生活的参与程度和满意度的自我认知。

设计后的治疗活动能够吸引服务对象的参与和思考，达到改善功能、促进参与、提升生活质量的目的，这需要治疗师结合当地文化背景和 OT 哲学进行实践。作业与 OT 密不可分。作业在 OT 中可以作为治疗的目的，也称为功能性目标，是服务对象通过 OT 想达成的目标，如服务对象能够在无辅助的状态下手持筷子吃饭。作业在 OT 中也可作为治疗手段，即作业治疗师设计适合患者兴趣和功能状况的作业活动以重建和提高患者的技能。

## 二、作业治疗实践基本理论

在各个阶段，作业治疗实践工作受到了很多相关领域专业知识的影响，提炼和创立了大量治疗理念，形成了各种不同的作业治疗实践模式。作业治疗实践模式的形成是一种反复认定，不断修改思考及实践的过程，模式包含人们期望的、能提供实践及高效服务的理论及工具，能解释在治疗过程中所涉及的现象，并提供合理的解决方案。

### （一）作业表现模式

**1. 基本理论**

（1）作业表现是作业治疗的根本目标，是指人从事某作业活动时的表现，关注的作业范围包括日常生活活动、工作及生产活动、休闲活动。该模式认为个体的作业表现受作业技能和作业情景的影响。

（2）作业技能是指完成作业所需的基本功能，是作业活动的基本组成部分，包含个体感觉运动、认知技能、社会心理三方面的要素。

（3）作业情景是指个体所处的环境和不同时期的生活处境。处境与环境不同，它加入了时间的因素，包含了年龄、发展阶段、生命周期、残疾等情况，每个人身处同一环境所做的表现都会有所不同，即使同一个人身处同一环境时都会因时间不同其表现也有所不同，这就是处境，是影响作业表现的重要外在因素。

**2. 作业表现模式的应用**

作业表现模式中，良好的作业技能和作业情景是作业表现的基础，因此，在作业治疗中，作业治疗师可对个体目前所具备的作业技能与情景进行分析，同时对拟采用的治疗性作业活动进行分析，分析进行该项作业活动所需的作业技能与作业情景方面的要求。当个体目前的能力与该项治疗性作业活动所要求的最低水平相符合时，即可选取这项作业活动进行治疗。也可以选择比目前个体水平稍高的活动进行治疗，以保证作业治疗的挑战性、趣味性。但需要注意的是，应尽可能保证个体经过努力后能够完成该项活动，以保证活动后获得成就感。

### （二）人类作业模式

人类作业模式（model of human occupation，MOHO）由美国的 Kielhofner 教授于 20 世纪 80 年代提出。它是一种以服务对象为中心的理论模式，提供了一个人类的作业适应和治疗的过程。这个模式考虑到推动作业的动机（motivation），保持作业的日常习惯（routine），熟练技巧能力（skilled performance）的性质，以及环境对作业的影响。

人类作业模式强调两个要点：

**1. 行为是动态的，且行为因每一处情景而异**

即人的内部特性与外部环境相互作用，构成了影响个人动机、行动和表现的网络。

**2. 作业对个人自我组织很重要**

即通过作业活动，人们能保持或者改变他们的能力，并产生新的经验去肯定或重塑他们的动机，即作业活动可对人的内部特征、动机和表现产生影响。

MOHO 应用的基本前提是，作业治疗策略的动态变化都是由服务对象的作业参与行为驱动的，作业参与行为是康复治疗动态变化的核心，是在特定环境条件下，服务对象在治疗过程中或治疗结束时的行为、思考和感受。

在作业治疗过程中，意志、习惯和履行能力对服务对象的作业形式、完成治疗任务的情况和治疗效果均有一定的影响。在治疗的任何时刻，服务对象都可以考虑：①利用履行能力锻炼作业技能。②唤起习惯，塑造作业表现。③努力实现某一作业角色。④对作业表现是否感到满意或享受。⑤给作业活动赋予意义（即作业对于服务对象的生活意味着什么）。⑥感受是否能胜任作业的形式或任务。服务对象行为、思考和感受的各方面，均与作业治疗的动态变化相适应。

### （三）加拿大作业表现模式

加拿大作业表现模式（Canadian model of occupational performance，CMOP）首次出现在 1986 年由加拿大国家健康福利部和加拿大作业治疗师协会出版的《以服务对象为中心的作业治疗指南》中。CMOP 关注服务对象与作业治疗师之间的关系，与其相关的三方面为：以服务对象为中心的实践观、作业活动表现的概念体系、以服务对象为中心及作业活动表现理论的具体实施过程。

基于 CMOP 模式“以服务对象为中心”及“作业表现”的理论，作业治疗师罗 Law 博士设计了加拿大作业表现评估量表（Canadian occupational performance measure，COPM）于 1991 年由加拿大作业治疗师协会认定并发布，作为加拿大和美国作业治疗师的临床主要指导思想之一，已传播至欧美等世界其他地区。

COPM 用于测量随着时间的推移，服务对象对自己作业表现方面问题的自我评价的变化。评估过程以服务对象自我发现问题为起点，通过访谈帮助服务对象了解其在自理、生产及休闲活动中的表现及自己的满意程度，找出其自认为最重要和亟待解决的问题，并作为治疗的目标，让其主动地参与作业治疗。

具体步骤包括以下四方面：确认作业表现方面的问题，确认问题的重要程度，作业活动表现和满意度评分，再评估。

### （四）人、环境与作业模式

人、环境与作业（person environment occupation，PEO）模式是加拿大的 Law 博士等于 1994 年提出，PEO 模式认为，作业表现是人、环境及作业相互作用的结果，人有一种探索、控制及改变自己及环境的天性，在日常生活中的“生活”被视为是人与环境的互动，这互动过程是通过日常作业而进行的。这个过程是动态的，伴随着三者互相作用而不断变化。按照这个作业模式，服务对象是作业治疗实践的中心。

**1. 个人（内在因素）**

个人的能力和技能是支撑作业表现的内在因素，包括神经行为、生理、认知、心理、情感和精神因素。

**2. 环境（外在因素）**

环境因素始终影响作业表现，积极的环境可以促进康复的进程。作业治疗可以利用环境促进个体的作业表现，让其更好地体会作业赋予的意义。

**3. 作业活动**

在 PEO 模式中作业活动是人和环境之间的桥梁。作业活动都具有目的性。不同的目的关系到个体对不同作业活动的追求，如为提升自己而进行的受教育活动，为获得经济支持而进行的有报酬的工作和生产性活动，为愉悦身心而进行的娱乐、个人护理和休息活动等。

作业活动总是涉及社会层面，无论是直接的或间接的。作业活动的表现可以根据人的职业类型的复杂程度来描述。选定的任务和参与的作业活动的表现，反映个人的个性，不同社会角色的期望，以及在生命过程的不同阶段或时期的挑战和角色。作业活动的选择也受生活方式偏好的影响，这是基于现有的资源、利益、价值观和个人哲学所体现出来的。

### （五）重建生活为本作业治疗模式

“重建生活为本”是一套集身体功能、生活能力和幸福生活为一体的前瞻性康复模式，是一种处于高层次的、方向性的整体康复理念。在促进身体基本功能、认知及言语功能恢复的基础上，增加更贴近生活的训练方法。这个模式旨在把基本功能转化成生活能力，以建立能维持身心健康的生活方式。

重建生活为本作业治疗模式的架构是基于“生物-心理-社会”现代医学模式，结合作业治疗基础理论中的“人-环境-作业模式”，人类作业模型的系统构成部分，强化以人为本建立的一套作业治疗通用模式，2015 年由中国香港职业治疗学院资深作业治疗师梁国辉提出。这个模式含多维内容，其核心内容包括“能力阶梯”“重建生活六部曲”“作业治疗核心手段”“三元合一重建过程”“作业活动效果八要素”和“重建生活为本 OT36 项目”等。

## 三、治疗过程

作业治疗的过程是作业治疗最基本的步骤，可以分为以下六个步骤。

### （一）评定

评定可概括为数据的收集及处理。即收集患者有关资料，逐项分析、研究其意义，作为设定预期目标、制定治疗程序时的判断依据。针对具体活动障碍可以采用活动分析，而不是简单地进行徒手肌力评定或日常生活活动测试。

（1）收集数据：要收集有关患者的性别、年龄、诊断、病史、用药情况、社会经历、工作、护理记录等数据，先对患者有一个大概的了解。然后，对患者进行有目的的评定，以确定患者的目前功能水平、病程阶段等。

（2）问题分析：将上述数据进行全面分析，找出最明确的需要解决的问题。这些问题主要反映功能受限最明显或影响生活最突出的困难所在，妨碍其恢复的各种可能因素，和（或）导致畸形及个人社交能力产生不良适应的症结。另外，还要仔细分析引起这些问题的实质是什么和最终解决的目标。

### （二）设定预期目标

在评定中将各种有价值的数据综合在一起，分析其现存功能，确定妨碍恢复的因素（恢复阻碍因素），从而预测出可能恢复的限度，这就是预测目标的设定。其步骤是：

（1）首先了解必要的最低残存能力。

（2）发现妨碍因素，进行进一步核查。

（3）活用个人经验。

治疗目标可分为最终目标（长期目标）和近期目标（短期目标）。

### （三）制定治疗方案

在详细了解残疾程度及功能障碍基础上，可确定大体上能达到的目标。根据残疾评定试验亦可预测出可能出现的继发性畸形以及挛缩等，以此制定一个包括预防对策在内的、为达到目标的治疗程序，这就是治疗程序表的制定。确定治疗程序后，对每一近期目标提出具体的作业治疗方法，并用简明的形式表示出来。

### （四）治疗的实施

根据处方或确定的治疗程序表，与各专科治疗师密切联系，按照医师总的治疗方针，并运用自己的专业技术进行治疗。治疗师可依评定时的结果和自己的补充评定，结合自己的经验及技术水平选择最佳治疗手段。可以分步骤、分阶段完成。

### （五）再评定

根据处方或制定的治疗方案进行治疗之后，患者逐渐恢复，但也可能与预期相反，并未接近目标。因此要进行客观的复评，并要不断观察并记录，这就是再评定。要定期对患者的治疗进行检查，并和原来的结果进行比较，观察治疗方法是否正确。如未能完成预定目标，要寻找原因，修正治疗方案。

### （六）决定康复后去向

通过反复评定，确认患者恢复已达极限，症状已固定之后，则要决定患者今后的去向。

## 四、治疗项目

作业治疗根据分类方式的不同有不同的项目分类。

### （一）按作业治疗的名称分类

如手工艺作业、日常生活活动训练、文书类作业、治疗性游戏作业、园艺作业、木工作业、黏土作业、皮工作业、编织作业、金工作业、制陶作业、工作装配与维修、认知作业、计算机操作、书法、绘画作业等。

### （二）按治疗目的和作用分类

**1. 改善运动功能的作业治疗技术**

以增强肌力、增强肌肉耐力、增强协调性、改善关节活动度、改善平衡功能、缓解肌张力等为目的的作业活动，如手动功率车训练、磨砂板训练、木工作业、手指握力器训练、揉面团、拧毛巾、剪纸活动、深蹲练习、体操棒训练（肩肘伸举）、不同姿势下的动静态平衡训练等。

**2. 改善感觉功能的作业治疗技术**

包括感觉脱敏技术、感觉再教育技术、疼痛缓解技术以及镜像治疗技术，如不同质感刺激、振动刺激、冷暖浴、动静态感觉的建立训练，识别训练、正常的姿势宣教等。

**3. 改善认知功能的作业治疗技术**

以改善注意力、计算力、定向力、记忆力以及执行力等为目的的作业活动，如视觉追踪、划消数字、数字或字母辨别、串珠游戏、扑克牌游戏、阅读报纸、熟记地形、记忆联想法等。

**4. 改善知觉功能的作业治疗技术**

以改善失用症、失认症、单侧忽略、躯体构图障碍等为目的的作业活动，如针对意念运动性失用可首先引导患者进行运动想象，在治疗前及治疗中给患肢以触觉、本体感觉和运动觉刺激；针对意念性失用可先进行故事图片排序练习，后进行上述感觉刺激；针对视觉失认患者可进行各种识别训练；针对单侧忽略患者可进行忽略侧的肢体皮肤感觉刺激训练、视觉搜索训练、单手或双手跨越中线训练等。

**5. 改善社会心理功能的作业治疗技术**

如心理支持技术、压力管理技术、社交技能训练、家庭治疗技术、小组治疗技术、认知行为技术、自我管理技术等。

**6. 发育障碍的作业治疗技术**

如感觉统合技术以及引导式教育技术等。

### （三）按作业治疗的功能分类

**1. 功能性作业治疗**

简称为日常生活活动训练（activity of daily living）或 ADL 训练，生活自理是患者回归社会的重要前提。因此 ADL 训练是康复医学中非常重要的环节，其内容一般可再分为基本日常生活活动（basic ADL：进食、穿衣、转移、个人清洁卫生、上厕所、洗澡等）及工具性生活（instrumental ADL：小区生活技能、家务劳动等）两类。

**2. 职业作业治疗**

可概括为职业评定、职业训练、职业培训、职业指导和工作安置等方面工作。

职业评定：当身体障碍者（残疾人）可以回归社会，重返工作岗位以前，必须进行身体和精神方面的能力测定、评定。职业评定包括功能性能力评定、工作分析、工作模式评定、就业意愿评定等。

职业训练：主要内容包括工作重整、工作能力强化和现场工作强化等。

职业培训：指通过培训使患者掌握新的职业技能，从而促进就业或重新就业，如电脑培训、文员培训、家政培训等。

职业指导：内容包括建立职业康复档案、提供劳动市场信息、提出就业建议、工作环境改造指导、职业健康指导、跟踪服务等。

工作安置：指协助康复后的伤残者重返工作或者再就业，进行岗位安置的职业康复服务。工作安置的内容包括复工安置和再就业安置。

**3. 娱乐活动**

包括娱乐及游戏活动评定和娱乐及游戏活动治疗两个部分。

**4. 作业宣教和咨询**

疾病康复过程中对患者及其家庭的宣教咨询是指提供各种学习机会，帮助患者改变不良的健康行为并坚持这种变化，以实现预期的、适合各个患者自身健康水平的目标。健康知识是教育的主要内容，而教和学是贯穿于整个教育过程中的两个基本方面。

**5. 环境干预**

环境影响人的行为，同时，人的行为也改变着环境。在临床康复过程中，通过关注环境可以达到意想不到的疗效。

**6. 辅助技术**

包括矫形器配制和使用训练、辅助器配制和使用训练及假肢使用训练。

（1）矫形器配制和使用训练：矫形器是用于人体四肢、躯干等部位，通过力的作用以预防、矫正畸形，治疗骨骼、关节、肌肉和神经疾患并补偿其功能的器械。如何配制和使用矫形器是作业治疗的内容之一。

（2）辅助器配置和使用训练：患者康复辅助器具的选购、设计、改造和使用都需要作业治疗师加以指导，以产生积极的康复辅助作用。

（3）假肢使用训练：根据残疾者具体情况向康复工程师提出有关假肢处方的建议。对穿戴机械假手者训练其假肢的协调动作。对穿戴下肢假肢者进行负重与平衡训练、平地行走和上下台阶训练等。

# 第十三章
# 临床常见神经系统疾病的康复

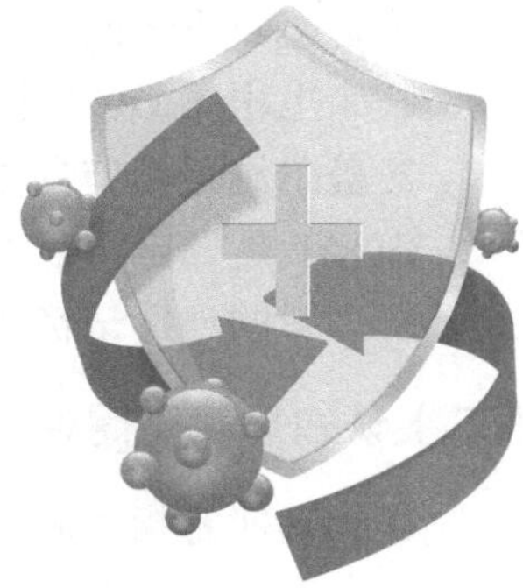

## 第一节 颅脑损伤的康复

随着社会生产的飞速发展，工矿事故、交通意外等危险因素不断增多，颅脑损伤的发病率也呈上升趋势。众多颅脑损伤患者经过积极抢救、手术等治疗后幸存下来，但常遗留不同程度的功能障碍。这些障碍严重影响着患者的生活和工作，给自身及其家庭带来痛苦和困难。因此，对颅脑损伤患者进行早期和积极的康复治疗，使受损的功能得以最大限度地恢复和代偿，具有重要的现实意义。

颅脑损伤（TBI）指致伤外力作用于头部导致头皮、颅骨、脑膜、脑血管和脑组织发生机械性损伤，从而引起暂时性或永久性的神经功能障碍。颅脑损伤的康复主要依靠有效的康复手段，对颅脑损伤患者的运动、认知、言语等功能障碍进行康复治疗，消除或改善功能障碍，使患者最大限度地恢复正常的生活、工作能力并参与社会活动。

### 一、康复评定

颅脑损伤可导致多种严重的功能障碍，主要包括意识、认知、运动、心理、行为、日常生活能力等障碍，这些功能障碍是影响患者生存质量的主要因素。因此，对颅脑损伤患者的功能障碍进行早期、全面的康复评定，对确定患者病情的严重程度、制订康复目标和具体的康复治疗计划、评定康复治疗效果、判断预后以及临床研究等均有重要意义。主要包括以下几方面内容：

#### （一）损伤严重程度的评定

颅脑损伤的严重程度主要通过意识障碍程度来判断，昏迷的深度和持续时间是判断颅脑损伤严重程度的指标。常用的有格拉斯哥昏迷量表（GCS）和盖尔维斯顿定向力及记忆遗忘检查（GOAT）。

**1. 格拉斯哥昏迷量表**

是目前国际上普遍采用的评定颅脑损伤患者意识障碍程度的量表，该量表从检查患者睁眼反应、言语反应和运动反应 3 个方面制订出具体评分标准，以三者的总分表示意识障碍的严重程度。此表内容简单，评分标准具体，结果可靠，并对预后有一定的指导意义。评分越低，昏迷时间越长，伤后遗忘时间越长，远期预后越差。GCS 总分为 15 分。最高计分 15 分，最低计分 3 分，总分越低，表示意识障碍越重。8 分以下（含 8 分）属昏迷，9 分以上（含 9 分）

不属于昏迷。下述两种情况不计入评分：入院 6 小时之内死亡、颅脑火器伤。

临床上根据 GCS 计分和昏迷时间长短将脑外伤的严重程度分为轻、中、重三型。

**2. 盖尔维斯顿定向力及记忆遗忘检查**

GOAT 是评定伤后遗忘（PTA）的客观、可靠的方法。该方法主要通过向患者提问的方式了解患者的连续记忆是否恢复。

### （二）认知功能障碍评定

认知功能是指大脑加工、储存和提取信息的能力，即人们对事物的构成、性能与他物的关系、发展动力、发展方向及基本规律的把握能力。包括语言信息、智慧技能、认知策略等方面。颅脑损伤后认知功能障碍很常见，主要涉及感知、意识、记忆力、理解力、注意力、专注力、思维能力、推理能力和解决问题的能力等。常用的方法有：Rancho- Los-Amigos（RLA）认知功能分级；神经行为认知状态测试（NCSE）；洛文斯顿作业疗法认知评定成套测验（LOTCA）。

**1. Rancho-Los-Amigos（RLA）认知功能分级**

认知功能分级按 RLA 的等级评定标准，颅脑损伤患者恢复过程中的认知与行为变化包括从无反应到有目的反应共 8 个等级。虽然不能表明患者特定的认知障碍，但可大致反映患者颅脑损伤后的认知及行为状态，并常常作为制订治疗计划的依据，因此在临床上广泛使用。

分级特点认知与行为表现Ⅰ级没有反应患者处于深昏迷，对任何刺激完全无反应Ⅱ级一般反应患者对无特定方式的刺激呈现不协调和无目的的反应，与出现的刺激无关Ⅲ级局部反应患者对特殊刺激起反应，但与刺激不协调，反应直接与刺激的类型有关，以不协调延迟方式（如闭着眼睛或握着手）执行简单命令Ⅳ级烦躁反应患者处于躁动状态，行为古怪，毫无目的，不能辨别人与物，不能配合治疗，词语常与环境不相干或不恰当，可以出现虚构症状，无选择性注意，缺乏短期和长期的回忆Ⅴ级错乱反应患者能对简单命令取得相当一致的反应，但随着命令复杂性的增加或缺乏外在结构，反应呈无目的、随机或零碎性；对环境可表现出总体上的注意，但精力涣散，缺乏特殊注意能力，用词常常不恰当并且是闲谈，记忆严重障碍常显示出使用对象不当；可以完成以前常有的结构性的学习任务，如借助帮助可完成自理活动，在监护下可完成进食，但不能学习新信息Ⅵ级适当反应患者表现出与目的有关的行为，但要依赖外界的传入与指导，遵从简单的指令，过去的记忆比现在的记忆更深、更详细Ⅶ级自主反应患者在医院和家中表现恰当，能自主地进行日常生活活动，很少出差错，但比较机械，对活动回忆肤浅，能进行新的活动，但速度慢，借助结构能够启动社会或娱乐性活动，判断力仍有障碍Ⅷ级有目的反应患者能够回忆并且整合过去和最近的事件，对环境有认识和反应，能进行新的学习，一旦学习活动展开，不需要监视，但仍未完全恢复到发病前的能力，如抽象思维、对应激的耐受性、对紧急或不寻常情况的判断等。

**2. 神经行为认知状态测试（NCSE）**

（1）评测工具：NCSE 能比较敏感地反映患者认知障碍的内容及认知障碍的程度，且操作比较方便。它具有良好的效度和信度，是一个全面的标准认知评估量表，可按患者的认知状况作出初步的筛选和评估。国外普遍应用，目前国内有电子版评估和训练软件。

（2）评测内容及方法：NCSE 评估认知功能包括 3 个一般因素（意识水平、注意力和定向能力）和 5 个主要的认知功能区域（语言能力、结构能力、记忆力、计算能力和推理能力）。除了记忆及定向分测验外，其余所有分测验都先给予“筛查试”，若受试者通过“筛查试”则认定该项认知功能未受损，不需进一步评估。若“筛查试”未通过，则给予该分测验的一系列难度渐增的“等级试”。

（3）特点：根据NCSE评估所得到的信息，判断是否存在认知障碍，同时明确了认知功能受损的区域以及尚存的功能。临床常用的认知功能筛查量表如MMSE、CCSE等，仅得出单一的总分评估结论，对于特定的认知障碍，如失语、失用症不敏感，NCSE则充分考虑了以上几个因素。

**3. 洛文斯顿作业疗法认知评定成套测验**

成套测验（LOTCA）LOTCA是目前认知评估领域应用较为广泛的方法之一。测验包括4个方面20项，4个方面是定向力、知觉、视运动组织和思维操作检查，20项检查每项满分可得4分或5分，通过评价即可了解每个领域的认知情况。在西方国家已经广泛应用于颅脑损伤、脑血管意外以及健康人群的认知功能评定。经验证，LOTCA在我国应用于颅脑损伤的评定具有良好的信度、效度和灵敏度。其优点是项目简化、全面、易操作，而且该方法能与治疗密切结合。

**4. 记忆能力评估**

常用Rivermead行为记忆能力测验（RBMT）和韦氏记忆量表（WMS）。

（1）Rivermead行为记忆能力测验（RBMT）：该方法几乎能够覆盖记忆障碍的桌面测验和自然观察法，但它是用标准化的方法进行测验。其目的是在医院的室内环境里评定日常生活的记忆功能。RBMT包含11个项目，包括时空及时间的定向、记忆姓名（延迟忆述）、记忆图片（实时忆述及延迟忆述）、记忆样貌（实时忆述及延迟忆述）、记忆故事（实时忆述及延迟忆述）、记忆要做的事情（延迟忆述）、记忆说话信息（延迟忆述）、记忆所走路线（实时忆述及延迟忆述）、记忆对象摆放位置（实时忆述及延迟忆述）等。评定方法：患者各项目得到的初步积分会转化成标准分数及筛选分数。经过测试后的记忆功能水平可分为正常、轻度障碍、中度障碍及重度障碍。22～24分为正常，17～21分为轻度障碍，10～16分为中度障碍，0～9分为重度障碍。

（2）韦氏记忆量表（WMS）：是常用的成套记忆力评定表，也是神经心理测验之一，该量表（中文版）共有10项分测验，分别测量长时记忆、短时记忆和瞬时记忆。长时记忆是指给患者看抽屉内的剪刀，数分钟后提问患者剪刀在何处等。短时记忆是让患者记住不熟悉的人名，然后主试者与之交谈无关内容，1分钟后让患者说出该人名。瞬时记忆是数字复述。主试者从两位数开始，以每秒一数的速度念各行数字，每念完一列即让患者复述，能复述5～7位数字为正常。该量表特点是对各个方面的记忆功能都予以评定，其结果也有助于鉴别器质性和功能性的记忆障碍。

**5. 解决问题能力评估**

该项目评估包括执行功能障碍的行为评估法（BADS），后设认知能力面试及Raven的演变图形（RPM）。BADS主要是针对额前叶执行能力障碍所设计的。由于额前叶障碍的患者往往在筛选评估中各方面的认知功能障碍都有好的表现，因此BADS在一些模拟的活动中，例如转换及遵守规则、计划行动以及思考方法等便能找出患者在其他测试中无法评定出的执行能力障碍。

**6. 感知功能评定**

包括感觉功能、知觉功能评定两个方面。感觉功能方面，一般检查触觉、痛觉、听觉、视觉等。知觉障碍评定包括失认症、失用症的评定。

## （三）言语功能障碍评定

言语是人类特有的复杂的高级神经活动，言语功能障碍直接影响患者的社会生活能力和职业能力，使其社交活动受限。颅脑损伤患者言语障碍的特点是：言语错乱、构音障碍、失语。在失语症中，50% 左右为命名性失语。失语的评定可采用北京医科大学汉语失语症成套测验（ABC）和中国康复研究中心版的失语症检查法（CRRCAE）；构音障碍的常用评定方法有 Enderby 构音障碍评定。

## （四）运动功能障碍的评定

目前国际上统一的运动功能评定方法主要有：Brunnstrom 等级评定法、Fugl-Meyer 评定法、Rivermead 运动指数等。

**1. Brunnstrom 等级评定法**

瑞典物理治疗师 SigneBrunnstrom 提出了著名的偏瘫恢复 6 阶段理论，并据此理论设计制订了偏瘫功能恢复 6 级评价标准。该评价标准的特点是：内容精简、省时、易重复，而且容易被患者接受，每个阶段采用罗马数字表示，医师看一下数字即知患者的运动功能处在一种什么状态；其不足是敏感度较差，常出现患者的功能恢复虽有进步，而功能级别却无变化的现象。

**2. Fugl-Meyer 评定法**

由瑞典医师 Fugl-Meyer 等人在 Brunnstrom 等级评定法的基础上发展而来，是目前公认的、使用最为广泛的评价方法。由 4 部分组成：运动、平衡、感觉、关节活动度及疼痛。优点是内容详细，并进行了量化，提高了评价信度和敏感度，有利于学术交流和科研；同时，该积分与姿势、步态、ADL 有明显的相关性。缺点：较费时，需要患者积极配合和集中注意力，运动能力的评价只注重肢体而忽略了躯干运动。

**3. Rivermead 运动指数评定**

Rivermead 运动指数评定由英格兰 Rivermead 康复中心设计而成，为一种比较新型的评价方法。该方法可采用实际操作来评估，也可通过询问获得评价结果。优点是省时，全部评价只需几分钟，可作为一种快速评价运动障碍的量化方法，对运动功能的评价内容从易到难，很容易判断患者的运动障碍处于何种状态，对运动功能的评价也较全面；但该方法的不足是其敏感度及对手功能评价不及简化 Fugl-Meyer 评定法。

## （五）行为障碍的评定

颅脑损伤患者行为障碍的评定主要依据症状判断和观察记录，如攻击、冲动、丧失自知力、无积极性、严重的强迫观念、癔症等。在没有专门心理人员的情况下，可按行为障碍常见的临床表现来评定。

**1. 发作性失控**

发作性失控往往是颞叶内部损伤的结果，发作时脑电图有阵发异常，是一种突发、无诱因、无预谋、无计划的发作，直接作用于最靠近的人或物，如打破家具、向人吐唾液、抓伤他人、放纵地进行其他狂乱行为等，其发作时间短，发作后有自责感。

**2. 额叶攻击行为**

因额叶受损引起，特点是对细小的诱因或挫折发生过度的反应，其行为直接针对诱因，最常见的是间歇性的激惹行为，并逐步升级为一种完全与诱因不相称的反应。

**3. 负性行为障碍**

常因额叶和脑干高位受损引起，特点是精神运动迟滞、感情淡漠、失去主动性，即使日常生活中最简单、最常规的活动也不愿完成。

### （六）情绪障碍的评定

颅脑损伤患者常表现为抑郁或焦虑，对于有抑郁症状的患者可用汉密尔顿抑郁量表（HAMD）和抑郁自评量表（SDS）进行评定；对于有焦虑症状的患者，可采用汉密尔顿焦虑量表（HAMA）和焦虑自评量表（SAS）进行评定。

### （七）前庭功能障碍的评定

颅脑损伤前庭功能障碍并非少见，但许多患者急性期后没有进行正规的前庭功能评估。患者往往主诉眩晕、平衡能力下降、复视、恶心，或没有以上主诉，但有头痛、易怒，对声音、光过度敏感，注意力下降等表现。

### （八）日常生活活动能力的评定

日常生活活动能力（ADL）评价的方法很多，但最常用又能定量的是 Barthel 指数和功能独立性评定（FIM）。

### （九）电生理评定

神经电生理学，特别是大脑功能的电生理研究已成为颅脑损伤研究的重要领域。如体感诱发电位（SEP）对脑损害的定位诊断、病情及对意识障碍的预后判断具有重要价值，事件相关电位（ERP）与脑损伤后功能障碍恢复相关性强。

### （十）颅脑损伤结局的评定

常采用格拉斯哥结局量表（GOS）预测颅脑损伤的结局。

## 二、康复治疗

颅脑损伤的康复治疗应全面、早期介入，贯穿急救、外科手术、NICU、医院康复、社区康复、家庭康复全过程。分为三个阶段，即急性期、恢复期和后遗症期。主要目的是促进功能恢复、预防各种并发症、改善日常生活活动能力，使患者尽快重返社会及工作岗位。

### （一）康复治疗原则

**1. 早期介入**

目前国际上一致强调颅脑损伤的康复治疗要从急性期开始介入，及早给予患者各种良性刺激以尽快促醒，预防各种并发症的发生等。

**2. 全面康复**

颅脑损伤引起的功能障碍是多方面的，因此康复治疗必须采取综合治疗方法，如运动疗法、物理疗法、作业疗法、言语疗法、认知功能训练、心理疗法、针灸疗法等，才能取得良好的康复治疗效果。

**3. 循序渐进**

在进行各种治疗和训练的过程中，要遵循治疗时间由短到长、难度由简到繁的原则，使患者逐渐适应。

**4. 因人而异**

由于每位患者损伤的部位、程度不同，患者的体质、性格不同，在制订治疗方案时，应因人而异，采取个性化的治疗方案。

**5. 持之以恒**

颅脑损伤的康复治疗没有一个明确的终点，随着时间的推移，康复治疗效果会逐渐减弱，但不会消失。

### （二）急性期的康复治疗

急性期指受伤后经过急救处理，生命体征平稳后的早期阶段。在急性期内，患者病情变化较快，并发症多，及时接受康复治疗对疾病的结局有重要的影响。一般认为，康复介入的时间应在患者生命体征平稳后 24 ～ 48 小时之内。

康复目标：维持生命体征平稳，促进意识恢复，预防各种并发症，改善呼吸、吞咽、进食等功能，保持四肢及肩胛骨的被动活动，预防关节僵硬及肌张力异常，提高患者的运动控制能力等。

**1. 促醒治疗**

有意识障碍患者的康复，应首先从促醒开始。意识功能恢复的大致顺序为：自发睁眼→觉醒周期变化→逐渐能听从命令→开始说话。可以通过各种感觉刺激帮助患者苏醒，恢复意识。

（1）听觉刺激：经常播放患者病前较熟悉的音乐；家属经常与患者谈话，谈话内容主要包括回忆对患者影响较大的事件、患者喜欢和感兴趣的话题等。通过患者面部及身体其他方面的变化，观察患者对听觉刺激的反应。

（2）感觉刺激：肢体关节位置觉、皮肤触觉刺激对大脑皮质有一定的刺激作用。可由治疗师每天对患者的四肢关节进行被动活动，利用毛巾、毛刷等从肢体远端至近端快速擦刷、拍打、挤压，进行皮肤刺激。

（3）视觉刺激：可在患者头部上方放置五彩灯，通过不断变换的彩色灯光刺激视网膜、大脑皮质。

（4）穴位刺激：选用头针刺激感觉区、运动区、百会、四神聪、神庭、人中、合谷、内关、三阴交、劳宫、涌泉、十宣等穴位，采用提插泻法和电针刺激，有助于解除大脑皮质的抑制状态，起到开窍醒脑的作用。

**2. 高压氧疗法**

（1）作用机制：提高血氧分压，增加血氧含量，增加血氧弥散距离；促进侧支循环的建立；增加血脑屏障的通透性，提高脑脊液的氧分压。

（2）方法：舱内一般为 2 ～ 3 个大气压，面罩间歇吸氧，即呼吸纯氧 20 分钟，换吸空气 10 分钟，反复 4 次，吸氧时间总共 80 分钟，每天 1 次，10 次为 1 个疗程。

**3. 运动疗法**

（1）良肢位摆放：能预防和减轻肌肉弛缓或痉挛带来的特异性病理模式，预防关节半脱位等并发症的发生。原则：头的位置不宜过低，以利于颅内静脉回流；患侧上肢保持肩胛骨向前、肩前屈、肘伸展，下肢保持髋、膝关节微屈和踝关节中立位。目前多主张采用患侧卧位或健侧卧位，少采用仰卧位。

（2）关节被动活动：患者生命体征稍稳定以后就应立即开始对瘫痪肢体关节进行被动运动训练，每日 1 ～ 2 次，每一关节在各轴向活动 20 次即可，以避免关节挛缩和畸形的发生。进行被动运动时要注意动作轻柔、缓慢、有节奏，活动范围应达到最大生理范围，但不可超过，以免拉伤肌肉或韧带。

（3）床上体位变换：瘫痪患者应经常变换体位以预防压疮。在保持至少每 2 小时变换一次体位的同时，还应使用气垫床，密切观察皮肤颜色变化，并避免皮肤破损，保持皮肤的干燥、清洁等。

（4）尽早活动：一旦生命体征稳定、神志清醒，应鼓励患者尽早进行深呼吸、肢体主动运动、床上活动和坐位、站位练习。可应用起立床对患者进行训练，预防直立性低血压、骨质疏松及泌尿系统感染，治疗时应注意观察患者的呼吸、心率和血压的变化。

**4. 排痰训练**

每次翻身时用空掌从患者背部肺底部向上拍打至肺尖部，帮助患者排痰，并指导患者做体位排痰引流，以保持呼吸道通畅，预防肺部感染。

**5. 物理疗法**

高热患者可以采用冰毯、冰帽治疗，部分患者还可接受中频、低频治疗。

**6. 中医康复疗法**

（1）针灸治疗：选用醒脑开窍针刺法，选穴以阴经和督脉为主，主穴取内关、人中、三阴交，辅穴取极泉、委中、尺泽，配穴——吞咽困难加取风池、翳风、完骨，手功能障碍加取合谷，言语障碍加取廉泉、金津、玉液，痉挛加头针。行针手法以泻为主，每天 2 次，20 次为 1 个疗程，持续治疗 3 ～ 5 个疗程。

（2）推拿治疗：对患肢进行早期推拿可促进血液、淋巴回流，同时又是一种运动感觉刺激，有利于促进运动功能的恢复。推拿手法主要选择揉法、滚法、推法、拿法等放松类手法，具体操作时要轻柔、缓慢、有节律地进行，不宜用强刺激手法。

### （三）恢复期的康复治疗

急性期结束后即进入恢复期，时间一般为伤后 2 年内。恢复期患者病情相对稳定，发病后 6 个月内是康复治疗和功能恢复的最佳时期，但 6 个月后功能仍可进一步恢复。在此期内康复治疗应全面介入，重点改善患者的运动、言语、认知等功能障碍，提高患者的 ADL 能力。

恢复期康复目标：在急性期康复治疗效果的基础上，使患者最大限度地恢复运动功能、认知功能、言语交流功能，学会应对残疾，尽可能在工作、个人生活等方面达到自理。

**1. 运动疗法**

恢复期的运动治疗主要是进一步改善和加强患者感觉和运动功能，训练各种转移能力、姿势控制及平衡能力，尽可能使患者达到日常生活活动自理。主要采用神经发育疗法，包括 Brunnstrom 技术、Rood 技术、Bobath 技术、神经肌肉本体促进技术以及运动再学习技术，如床上运动、翻身训练、坐起训练、坐位训练、站起训练、站位训练、步行训练等。通过训练，促进神经功能的恢复，使颅脑损伤患者重新恢复机体的平衡、协调及运动控制功能。

**2. 认知功能训练**

是患者参与、觉察、掌握、接受和自我认同的一个过程。治疗方法包括知觉、注意力、记忆力、思维及解决问题能力等训练。认知功能训练应贯穿康复治疗的全过程；训练时应在安静的环境中进行；训练时向患者出示简单具体的训练材料；训练过程中引导患者体验成功的喜悦，提高其治疗积极性。

（1）知觉障碍的训练：知觉是指大脑将感觉信息进行综合，在人脑中产生对该事物的整体反应或对事物之间简单关系的反应，包括视知觉、听知觉、触知觉、味觉、嗅觉。颅脑损伤引起的知觉障碍往往会对康复训练造成很大的影响，因此应给予重视和先行处理。知觉障碍表现为各种失认症和失用症，两者的具体训练方法不同。

① 失用症的训练：a. 结构性失用的训练：训练患者对家庭常用物品的排列、堆放等，可让治疗师先示范，再让患者模仿练习。开始时可给予较多的暗示、提醒，有进步后再逐步减少暗示和提醒，并逐步增加难度。b. 运动失用的训练：如训练患者完成刷牙动作，可将刷牙动作分解，然后提示患者一步一步完成。也可将牙刷放在患者手中，通过触觉提示完成一系列刷牙动作。反复练习，改善后可逐步减少暗示、提醒。c. 穿衣失用的训练：训练穿衣时，训练者可暗示、提醒患者穿衣，甚至可以一步一步用言语指导并手把手地教患者穿衣。d. 意念性失用的训练：当患者不能按指令要求完成系列动作，如泡茶后喝茶、洗菜后切菜、摆放餐具后吃饭等动作时，可通过视觉暗示帮助患者。也可将连续动作分解，然后分步进行训练，在上一个动作将要结束时，提醒下一个动作，启发患者有意识地活动。e. 意念运动性失用的训练：治疗时要设法触发其无意识的自发运动。如要让患者洗脸，可以将毛巾放在患者手中，通过触觉提示完成一系列洗脸动作。启发患者的无意识活动以达到治疗的目的。

② 失认症的训练。

（2）注意力的训练：注意力障碍的康复是认知康复的中心问题。虽然它只是认知障碍的一个方面，但只有纠正了注意力，记忆、学习、交流、解决问题等认知障碍的康复才能有效地进行。颅脑损伤患者往往不能注意或集中足够的时间去处理一项活动任务，容易受到外界环境因素的干扰而精力分散。因此，这类患者的训练应遵循以下原则：每次训练前，在给予口令、建议、提供信息或改变活动时，应确定患者注意力集中；应用功能性活动治疗，提高注意能力和应变能力；治疗应先在一个安静、不分散注意力的环境里进行，逐渐转移到接近正常的环境中；当患者注意力改善时，逐渐增加治疗时间和任务难度；教会患者主动地观察周围环境，识别潜在的引起注意力不集中的因素，并排除它们或改变它们的位置；强调按活动顺序完成每个步骤，并准确地解释为什么这样做；与患者及家属一起制定目标、实施训练计划。鼓励家属、照顾者参与训练，使其了解患者的情况并掌握照顾技巧，鼓励他们在非治疗时间应用训练时所学到的技巧督促患者；在注意力训练的同时，应兼顾其他认知障碍的康复。

① 信息处理训练：如兴趣法，用患者感兴趣的东西和熟悉的活动刺激其注意，如使用电脑游戏、专门编制的软件、虚拟软件的应用等，还有示范法、奖赏法、电话交谈等。

② 以技术为基础的训练：这种训练不仅要集中注意力，还需要一些理解、判断能力。a. 猜测游戏，取透明的两个杯子和一个弹球，在患者注视下，治疗师将透明的杯子扣在弹球上，让患者指出哪个杯中扣有弹球，反复数次。成功后改用不透明的两个杯子，操作同前，反复多次。成功后改用 3 个或更多的不透明杯子和一个弹球，方法同前。再成功后难度逐渐增加。b. 删除作业，在一张白纸中央写上一行大写的英文字母，如 PWSGZ（亦可依患者文化程度选用数字或图形），让患者用铅笔删去治疗师指定的字母，如“S”。成功后更改字母的顺序和规定要删除的字母，反复进行数次。再成功后难度逐渐增加。c. 时间感，给患者一个秒表，要求按口令启动并于 10 秒内停止。然后将时间由 10 秒逐步延长至 1 分钟，当误

差小于 1 ～ 2 秒时改为不让患者看表，启动后让他心算到 10 秒时停止，然后将时间延长到 2 分钟时停止，误差不应超过 1.5/10 秒。在此基础上，改为治疗师一边与患者交谈，一边与患者进行上述训练。d. 代币法，让治疗师用简单的方法在 30 分钟的治疗中每 2 分钟记录一次患者是否注意治疗任务，连记 5 日作为行为基线。然后在治疗中应用代币法，每当患者能注意治疗时就给予代币，每次治疗中患者得到的代币数要达到给定值才能换取患者喜爱的实物，当注意改善后，治疗师逐步提高上述的给定值。

（3）记忆力的训练：记忆力是指保持、恢复并在之后可再次使用信息的能力。颅脑损伤可导致逆向或顺向记忆障碍，逆向记忆障碍是指不能回忆受伤前的事，更为多见的是顺向记忆障碍，表现为不能记忆新的信息。记忆障碍常在康复治疗中限制了患者学习新技能的能力，常常使一些常规治疗不能正常进行，并严重影响患者的交流和工作。进行记忆训练时，要遵循因人而异、循序渐进的原则，要帮助患者学会充分利用记忆策略和记忆辅助物，而不是单调、重复的训练。

① 常用的记忆策略：a. 朗诵法：反复朗诵需要记住的信息，随后回忆与朗诵相一致的图示印象，如回忆不出再朗诵，最终达到能回忆起来的目的。b. 背诵法：是反复无声地背诵记住的信息。背诵的好处是背诵一个项目可以增加患者的注意时间，从而加强对它们的记忆；另外，背诵可以将一些项目保持在短期的记忆之中，将它们编好码，并将之转移到长期记忆中去。c.PQRST 法：P（preview）——先预习要记住的内容；Q（question）——向自己提与内容有关的问题；R（read）——为了回答问题而仔细阅读资料；S（state）——反复陈述阅读过的资料；T（test）——用回答问题的方式来检验自己的记忆。d. 提示法：用活动信息的第一个字母或首个词句来提醒记忆，如“今天我要练习步行”，让患者记住“今天”一词，在练习步行前可问患者“今天”有何安排？使患者回忆“今天”一词，随之联想到“练习步行”。e. 叙述法：将需要记住的信息融合到一个故事里，当患者在表达故事情节时，记忆信息不断地叙述出来，提示患者从事已安排好的工作。f. 印象法：在患者大脑中产生一个印象帮助记忆，比如购物活动信息在大脑中形成一个熟悉的商店印象，当这个印象出来后，随之回忆商店的距离、交通条件等。g. 视意象：是让患者将要记住的信息在大脑中形成与之有关的视觉形象的方法。如需患者记住几个人的名字，则应让患者在脑海中想起这几人独特的面容特征，作为姓名之间的区别和联系等。h. 语言或视觉提示：让患者记住一件事物时，口头提问有关的问题并同时让他观看相关的图片等。i. 姓名和面容记忆：用视觉想象帮助记忆姓名和面容，用连接法训练记忆：将作业分解为许多步骤，每次只要求患者记住一个步骤，记住后再加入下一步。j. 联想记忆：要患者培养成一种良好的、善于将新信息和已知的、熟悉的信息联系起来的记忆方法。

② 记忆训练课：a. 视觉记忆，先将 3 ～ 5 张绘有日常生活中熟悉物品的图片卡放在患者面前，告诉患者每张卡可以看 5 秒，看后将卡片收走，让患者口述或用笔写下所看到的物品的名称，反复数次，成功后增加卡片的数目，反复数次。成功后再增加卡片的行数（如原仅一行，现改放 2 ～ 3 行卡片等）。b. 地图作业，在患者面前放一张大的、上有街道和建筑物而无文字标明的城市地图，告诉患者先由治疗师用手指从某处出发，沿其中街道走到某一点停住，再让患者将手放在治疗师手指停止处，从该处找回到出发点，反复 10 次，连续 2 日无错误，再增加难度（路程更长、绕弯更多等）。c. 彩色积木块排列，用 6 块 2.5cm×2.5cm×2.5cm 的不同颜色的积木块和 1 个秒表，以每 3 秒一块的速度向患者展示木块，展示完毕，让患者按治疗师所展示次序展示木块，正确的记“+”，不正确的记“-”，

反复 10 次，连续 2 日均 10 次完全正确时加大难度（增多积木块数或缩短展示时间等）。

③ 辅助记忆法：是利用身体外部的辅助物或提示来帮助记忆的方法。a. 日记本，应用的条件是患者能阅读，最好能写，如不能写，由他人代写也可以，且患者能提取信息中的关键词。应用时要注意一人一本，随身携带，放置的地点要恒定，开始使用时记录要勤，以 15 分钟为时间段记下要记的事，记忆能力改善后再逐步延长。在患者视力不佳、注意力差或口语能力不良等情况下使用日记本的效果较差。b. 时间表，将有规律的活动写在大而醒目的时间表上，贴在患者经常停留的场所。起初，经常提醒患者观看时间表，让他知道什么时候应当做什么。这样，即使有严重的记忆障碍，患者也能掌握生活的规律。c. 地图，适用于伴有空间、时间定向障碍的患者。用大的地图、罗马数字和鲜明的路线，标明常去的地点和顺序，以便应用。d. 闹钟、手表和各种电子辅助物，可以定时报时的手表较为适用，如日记本上为每 15 分钟记一次事，则将手表调到每 15 分钟报时一次，则可及时地提醒患者看日记本。e. 记忆提示工具，包括清单、标签、记号等。如治疗师或家人为患者列出要记住的事情的清单，患者按清单完成任务；在橱柜、衣柜、抽屉及房门上用易粘贴的纸条做标签，写上内置何种物品及其位置，补偿记忆丧失，对于那些忘记物品放在家中何处，不知道哪间房间属于自己的记忆障碍者而言，则是一个有效的方法；在日历牌上做记号，以刺激患者记住重要的约会和事情；让患者常携带记事本，本中记有家庭地址、常用电话号码、生日等，并让他经常做记录和查阅等。需要注意的是，记忆的康复训练不必从零开始，绝大多数患者并不是所有的记忆都丧失了，通常只是在某些时候记不住一些事情。在记忆重建过程中帮助最大的是强化仍留在记忆中的东西，这是一个自然渐进的过程。

（4）思维及解决问题能力的训练：思维是心理活动最复杂的形式，是认知过程的最高阶段，是大脑对客观事物概括和间接地反映。思维包括推理、分析、综合、比较、抽象、概括等多种过程，而这些过程往往表现于人类对问题的解决中。简易的训练方法如下：

① 指出报纸中的消息：取一张当地的报纸，首先问患者有关报纸首页的信息，如大标题、日期、报纸的名称等。如回答无误，再让其指出报纸中的专栏，如体育、商业、广告等。如回答无误，难度逐渐增加。

② 数字作业：让患者按顺序写出 0 ～ 10 的数字，如有困难，可排列 10 张数字卡。成功后，增加数字系列，反复进行。随后改为让患者按奇数或偶数的规律说出或写出一系列数字，并由治疗师任意改变起点的数字。在此基础上再进行该列数字的算术处理，如在该列数字的每 4 个数字的末一个数字上加上由治疗师指定的数目，并以患者报出两者相加的结果等方式以增加训练的难度。

③ 问题状况的处理：给患者纸和笔，纸上写有一个简单动作的步骤，如刷牙、将牙膏挤在牙刷上、清理牙膏和牙刷等，问患者孰先孰后。更换几种简单动作，回答正确后再让其分析更复杂的动作，如煎鸡蛋、补自行车内胎等，此时让患者自己说出或写出步骤，如漏了其中某一步或几步，治疗师可以问“这一步该放在哪里？”训练成功后，治疗师可以向患者假设一些需要其作出决定的困难处境，看其如何解决，如问“丢失钱包该怎么办？”“在新城市中迷了路怎么办？”“在隆重的宴会上穿着不恰当怎么办？”

④ 从一般到特殊的推理：请患者从工具、动物、植物、国家、职业、食品、运动等内容中随便指出一项，如食品，让患者尽量多地想出与食品有关的细项。如回答顺利，可对一些项目给出一些限制条件，让患者想出符合这些条件的项目。如谈到运动时，可向患者提出哪些运动需要跑步，哪些运动需要用球，哪些运动队员之间有身体接触等，这时患者必须除

外一些不符合上述条件的项目，其中就有了决定的过程。成功后问题难度逐渐增加。

⑤ 分类：给患者一张上面有 30 项物品名称的单子，并告诉他 30 项物品都属于三类（如食品、家具、衣服）物品中的一类，让其进行分类，如不能进行，可以帮助他。训练成功后，仍给上面列有 30 项物品的清单，让患者进行更细的分类，如初步分为食品后，再细分是植物、肉、奶制品等。成功后难度逐渐增加。可做预算：让患者假设做一个家庭在房租、水、电、食品等方面的每月开支账目（可做 6 个月或 1 年的），然后问患者某一个月的哪一项花费最高或最低？回答正确后，再让患者算算各项开支每年的总消耗是多少，如每年电费花费是多少等。回答正确后，问题难度逐渐增加。

（5）计算机辅助训练：随着我国经济的发展和人民生活水平的提高，计算机的应用越来越广泛。在注意、记忆、反应、手眼协调、言语、知觉、分辨等康复中，计算机的作用是肯定的。其特点是：可用高度受控的方式提供单刺激，患者自己可以完成训练，而且可以自己控制治疗过程，从而提高患者自身的主动性和能动性；能准确、客观、即时地提供反馈；趣味性较大，患者乐于使用。在选用计算机程序时，治疗师应注意：有稳定的、可被控制的难度；训练课程能培养患者的能力；指导应简明易懂；有一致的反应形式；有与年龄相应的内容；有患者乐于接受的反馈方式；各种参数可调；有保存记录的方法等。

**3. 作业治疗**

颅脑损伤患者由于精神、情绪异常、行为失控、肢体运动功能障碍等原因，不能自我料理日常生活，作业治疗对其功能恢复有着特殊的意义，如治疗性作业训练（滚筒运动、体操棒训练、板钉训练、操球训练等）和日常生活活动能力训练（床与轮椅间的转移、轮椅训练、进食、洗漱、修饰、更衣、入浴、如厕等训练）等。训练中可尽量逐渐减少他人的帮助，充分调动患者的主观能动性，以达到生活自理。

**4. 言语治疗**

言语是人类特有的复杂的高级神经活动。颅脑损伤患者言语障碍的特点是损伤程度重，失语和构音障碍常同时存在，治疗难度大，50% 左右为命名性失语，早期多表现为言语错乱。患者病情稳定后即可开始言语训练，以方便医患之间的交流，增强整体康复的效果。

**5. 吞咽功能训练**

颅脑损伤后一部分患者会因延髓性麻痹等因素导致吞咽功能障碍，影响患者的进食、发音等，治疗方法包括食物的调整、胃肠营养、Mendelsohn 方法、冷刺激咽部、舌肌训练、咽收缩练习及吞咽障碍治疗仪等。

**6. 康复工程**

对部分功能障碍的患者需要矫形器及各种自助具的代偿、替代和补偿。包括：a. 多功能固定带；b. 腕关节背伸位固定板；c. 进食类自助具：弹性筷子，叉、勺，防滑垫，盘档等；d. 更衣类自助具：系扣器、拉锁环、穿衣棒、穿袜自助具；e. 梳洗修饰类自助具：刷子、梳子、固定式的指甲刀；f. 沐浴类自助具；g. 写字用自助具；h. 炊事自助具；i. 手杖：有单足手杖、三足手杖、四足手杖；j. 踝足矫形器。

**7. 物理疗法**

在颅脑损伤的康复治疗中可根据患者不同时期的临床表现及并发症选择恰当的物理因子治疗方法。

（1）温热疗法：可用蜡疗、温水浴、红外线等，可改善血液循环，减轻疼痛。

（2）冷疗：长时间冷敷、快速冰水浸泡，可抑制肌梭的活动，降低神经传导速度，缓解肌痉挛，但作用短暂。

（3）功能性电刺激：可刺激痉挛肌的拮抗肌收缩来抑制痉挛肌。

（4）低频脉冲电疗法：可增强肌张力及兴奋支配肌肉的运动或感觉麻痹的神经，以增强肢体运动功能。

（5）超声波治疗：利用频率大于20000Hz的超声波的机械振动波和在介质中的传播起到机械、温热及化学治疗作用，达到缓解肌肉痉挛、止痛、镇静和促进伤口愈合的作用。

（6）高频电疗：对肺部感染及尿路感染有显著效果。

（7）磁疗：对于肩关节半脱位所致肩关节疼痛及髋、膝、踝等关节疼痛的患者可以进行磁疗缓解疼痛。

（8）光疗：紫外线照射具有杀菌作用，亦可促进压疮患者肉芽组织的生长。

**8. 中医康复疗法**

针灸治疗：针对恢复期颅脑损伤患者，针刺能够改善大脑皮质的血液循环和脑组织的摄氧和代谢能力，减轻脑水肿，保护损伤的脑组织。在颅脑损伤的治疗和功能恢复方面有较好的疗效。临床较常用的有体针、头针及耳针。

### （四）后遗症期的康复治疗

后遗症期一般是指发病2年以上，部分患者经过前期康复治疗，仍存在部分功能障碍，如偏瘫、痉挛、关节畸形、认知言语障碍，常停留在某一水平或进行性加重，进入后遗症期。现代康复医学认为超过5年病程的患者仍可进一步康复。

后遗症期康复目标：进一步改善和提高患者的运动、言语、认知功能，学会使用新的方法来代偿不能恢复的功能；增强患者在各种环境中的独立和适应能力，争取最大限度地生活自理，回归社会。

**1. 维持和强化康复训练**

目的是维持或促进功能的进步，至少防止功能的退化。

**2. 功能代偿**

加强健侧肢体的功能训练及矫形器和辅助器具的使用以增强其代偿功能。

**3. 强化职业训练**

TBI患者大部分是青壮年，现实中很多患者即使在功能恢复后仍无法重返工作岗位，因此，当患者的运动功能、认知功能等基本恢复后，应进行一些有针对性的职业能力训练。具体内容包括患者个体能力的评估、就业环境的评估、技能训练等。可在模拟环境中进行训练。为满足某些工作的特殊需要，也可为患侧的上下肢装配一定的支具，以利于重返工作岗位。

**4. 心理疗法**

患者家属要从患者思维、情绪变化中发现其积极和消极因素，采用说服、解释、启发、鼓励、对比等方法，调动患者的积极性，提高其战胜伤残的信心。

**5. 康复宣教**

中重度颅脑损伤患者的康复往往是长期甚至终身的，因此必须有患者家人的参与，通过对患者及家属的教育和指导，使其掌握一些日常的、不复杂的训练技巧进行日常的康复训练，是长期康复最现实、最可靠的方法。

**6. 注意事项**

此期患者残留的各种功能障碍恢复较慢，会导致焦虑、忧愁、痛苦等不良情绪，担心自已成为家庭的负担和累赘，丧失生活的信心。因此，应积极争取家庭的配合，尽早开始制订家庭康复训练方案，从易到难、循序渐进、坚持不懈，可以达到理想的康复效果。

## 第二节　帕金森病的康复

帕金森病（PD），又称震颤麻痹。帕金森病最显著的生物化学特征是脑内多巴胺含量减少。帕金森病多见于60岁以后，偶尔有30岁以下发病者。

### 一、康复目的

**1. 近期目标**

（1）保持主被动关节活动度，以满足患者功能性活动的需要，通过肌肉牵伸与放松，预防挛缩的发生。

（2）加强患者躯干旋转、重心转移和平衡训练，增强姿势稳定性、平衡反应及安全意识。

（3）改善患者运动幅度、速度和灵活性，促进运动的启动过程及协调功能。

（4）进行扩胸训练，维持或增加肺活量及说话能力。

（5）纠正不正常姿势，改善步态。

（6）维持或改善患者耐力，预防或减轻失用性萎缩及肌肉无力。

（7）改善或维持患者的独立生活能力和生活质量。

（8）教会患者节省能量和工作简化技术。

（9）改善患者心理状况及适应生活方式的调整。

**2. 远期目标**

（1）预防和减少继发性损伤并发症，如肌肉萎缩、骨质疏松、心肺功能下降、肺炎、周围血液循环障碍、压疮等。

（2）教会患者代偿策略。

（3）维持患者日常生活活动能力，延长寿命，提高生命质量。

（4）帮助患者和家属调整心理状态。

### 二、康复评定

#### （一）Yahr分期评定法

这是目前国际上较通用的帕金森病病情程度分级评定方法，它依据功能障碍和能力障碍水平综合评定，分为3期和Ⅰ～Ⅴ级。

#### （二）身体功能评定

**1. 肌力评定**

采用徒手肌力检查法来判断肌肉力量。

**2. 肌张力评定**

采用Ashworth量表或改良Ashworth量表进行评定。

**3. 关节活动范围评定**

可用关节量角尺进行测量。

**4. 平衡能力评定**

主要采用观察法及功能性评定法。

（1）观察法：采用 Romberg 检查法，观察患者在活动状态下能否保持平衡。

（2）功能性评定：即量表评定法。国内主要采用 Berg 平衡量表。

**5. 步行能力评定**

常用 Hoffer 步行能力分级和 Holden 步行功能分类等定性评定法，此外也可采用步态分析仪进行相对精细和定量的评定。

### （三）日常生活活动能力评定

常用评定量表为 Barthel 指数（BI）和功能独立性评定（FIM）量表。

### （四）认知心理功能评定

常用的智力测验量表有韦氏智力量表（WAIS-RC）和简易精神状态检查法（MMSE）；情绪评定分为抑郁和焦虑的评定，常用的抑郁评定量表有汉密尔顿抑郁量表（HAMD）、Berk 抑郁问卷（BDI）和抑郁状态问卷（DSI）等；常用的焦虑评定量表有焦虑自评量表（SAS）、汉密尔顿焦虑量表（HAMA）。

**1. 韦氏智力量表**

韦氏智力量表是当今国际心理学界广泛使用，信度、效度较好的量表。我国学者修订的韦氏成人智力量表（WAIS-RC）适用于 16 岁以上成人，包括语言量表（VS）和操作量表（PS）两部分，共 11 个分测验。

**2. 汉密尔顿抑郁量表**

汉密尔顿抑郁量表的测试内容有 24 个项目，大部分项目按无、轻度、中度、重度、极重 5 级评为 0 ～ 4 分；少数项目按无、轻中度、重度 3 级评为 0 ～ 2 分。

**3. 汉密尔顿焦虑量表**

汉密尔顿焦虑量表用于测量焦虑症以及患者的焦虑程度，是当今用得最广泛的焦虑量表之一。

### （五）吞咽功能评定

临床常用的有反复唾液吞咽测试及洼田饮水试验。

## 三、康复治疗

帕金森病是一种慢性进行性病变，通过运用各种康复治疗技术，预防关节畸形，改善患者运动功能及协调能力，增强患者独立活动能力，提高生活质量。

### （一）运动疗法

帕金森病的康复治疗以运动疗法为主，针对帕金森病四大运动障碍，以及由此产生的继发性功能障碍，如肌萎缩、心肺功能降低、脊柱后凸畸形、周围循环障碍、压疮、直立性低血压等采取相应治疗及预防措施。

**1. 松弛训练**

开始时动作要缓慢，运动时要有节律，从被动运动到主动运动；从小范围运动逐渐过渡到全关节范围运动；柔缓地来回摇动和有节律的运动促使全身肌肉松弛，从而改善患者的运动模式，尤其是躯干的旋转能力。每天训练，每次 3 组，每组 10 次。

（1）坐位的松弛运动：a. 左、右同向缓慢、有节奏地晃动双下肢，同时用一只手向对侧身体侧方的容器内递送物件；b. 左、右同向缓慢、有节奏地晃动双下肢，同时缓慢、反方向地转动双肩。

（2）仰卧位的松弛运动：a. 仰卧屈髋、屈膝，双手十指交叉放于胸前，头缓慢向左侧转动，双下肢向右侧转动。然后再做相反动作，重复以上运动。b. 仰卧屈膝，双肩外展 45°，肘屈曲 90°，左上肢做外旋运动和左肩向外转动，右上肢做内旋运动和右肩向内转动。然后再做相反动作，重复以上运动。c. 仰卧屈膝，两侧肩外展 90°，肘屈曲，左上肢做外旋运动，带动头缓慢地向左侧转动，而双膝向右侧转动，然后右上肢做外旋运动，带动头缓慢地向右侧转动，而双膝向左侧转动。重复以上运动。

**2. 关节活动度训练**

关节主动或被动训练是每天必须进行的项目。训练重点是牵拉紧张的屈肌，防止挛缩的发生，维持正常的关节活动度。

（1）俯卧位：a. 俯卧于垫上，在肘支撑情况下，用另一只手做向前上方伸手取物的活动；b. 俯卧位，由肘支撑过渡到手支撑，挺起上身，而骨盆以下紧贴于床面。

（2）坐位：a. 外展肩部，屈肘用手掌触及后脑勺，再伸肘弯腰尽力触及对侧足的足尖，左右交替进行；b. 双上肢后伸，双手横握一根木棒，治疗师将木棒缓慢向后拉至有紧张感时保持 10 ～ 20 秒，重复 20 次左右，训练过程中要求患者保持躯干挺直并抬头。

（3）站位：面对着墙，身体紧贴墙壁，双上肢沿墙壁尽量摸高并做标记，日后训练时逐渐增加高度。训练时避免过度牵拉出现疼痛，强调整体运动功能模式。

**3. 平衡能力训练**

帕金森病患者平衡能力较差，重心转移困难而难以坐直、跪直和站直，治疗师应有意识地训练患者的前后、左右重心转移。在施加外力的情况下，使患者脱离平衡，让患者自己调整恢复平衡。以后逐渐增加活动的复杂性和难度，增加重心转移的范围或配合上肢的作业，如从其他位置拾东西。还可在坐位增加臀部前后移动训练，或做坐-站转移训练，以及缓慢站立时行走准备的训练，如摇晃骨盆、跨步或进行交替摆臂等。

**4. 交互运动训练**

帕金森病患者双上肢之间、双下肢之间以及上肢与下肢之间的交互运动困难，影响平衡和运动协调，可以进行下列训练：

（1）膝关节屈伸练习：患者迈步时双足往复困难，可在仰卧位下双膝关节做往复快速交替屈伸练习。

（2）坐位手足交互运动：治疗师与患者相对而坐，让患者模仿行走时手足的交互运动，矫正同手同足现象。根据患者情况，可以先从双上肢或双下肢的交互运动开始，然后过渡到上下肢之间的交互运动。

（3）坐位伸腿击掌训练：让患者模仿治疗师的动作，将一侧下肢向身体外侧伸出，同时双上肢在另一侧的头外侧击掌，然后换另一侧进行训练，如此反复进行。

（4）上肢翻转交叉再复原运动：患者取坐位，双上肢前伸，握体操棒，通过旋转将体操棒翻转 180°，然后再恢复至原来位置，如此反复进行。

**5. 步行能力训练**

帕金森病患者步行时存在启动困难、前冲及小碎步步态、姿势调整差及姿势反射差等现象。训练时应针对以上缺点，加快启动和步行速度，加大步幅及步伐基底宽度，确保躯干活动和上肢摆动相互交替的协调性，提高足跟足趾步态模式及重心转移能力，调节行走的程序及练习高跨步等。

训练方法：根据音乐节奏或节拍加快启动速度和步行速度；可在前方设置矮障碍物，让患者行走时跨步，避免小碎步；上肢摆动和躯干旋转训练、上下肢协同运动训练、转弯训练等。

**6. 改善躯干、肢体运动的协调控制能力**

通过治疗性活动训练，如拾木钉、翻纸牌、抛接球、练习写字等提高手的灵活性，控制和减少颤抖，改善躯干的转动、肢体的摆动。

**7. 功能体操**

为了尽可能改善功能，延缓病情，针对帕金森病的临床特征，设计功能体操，具体方法如下：

（1）面肌体操：a. 闭眼、睁眼运动；b. 皱眉运动；c. 交替瞬目运动；d. 鼓腮吹气、凹腮运动；e. 皱鼻；f. 张口呈“O”形；g. 口角交替向左右移动。

（2）头颈部体操：a. 头向左右、前后运动；b. 下颌向后收缩，并保持不动 3 ～ 4 秒。

（3）肩部体操：a. 耸肩向上，两肩交替进行，各 10 次；b. 双肩同时向上耸；c. 双肩向后，使双肩胛骨尽可能相互靠近，来回各 10 次。

（4）躯干体操：a. 背部伸展体操，站立位，两手前举水平位扶在墙上，上身向前，两肘屈曲，然后两肘伸直，上身复原位，两足不能移动。b. 旋转体操，俯卧位，双上肢伸直，右上肢上举带动右半身向左旋转，复原位；左上肢上举带动左半身向右旋转。站立位，两手叉腰，躯干向左旋转，复原位；向右旋转，复原位。来回各做 10 次。c. 弯腰体操，站立位，双上肢下垂，弯腰前屈，双上肢、手触及膝以下，复原位。来回各做 10 次。d. 躯干侧屈体操，双上肢下垂，或叉腰，躯干向左右侧屈。来回各做 10 次。

（5）步伐训练操：a. 原地踏步操，直立位，左右腿交替抬高，尽可能抬高至腹部，同时摆动双臂左右交替。各做 10 次。b. 原地跨越体操，在地上放置 10 ～ 15cm 高的障碍物，左右交替跨越障碍。c. 行进体操，根据口令向前、向左、向右和向后行走。

（6）床上体操：a. 翻身体操，仰卧位，头转向左侧，右小腿放在左小腿上，双臂上举，摆动双臂左右几次后，顺势向左侧用力摆动，带动躯干转动，再复至仰卧位。按上述方法做反方向运动，每侧各做 10 次。b. 仰卧起坐，仰卧位，双臂放在体侧，头、上身抬起，可借助双手推床帮助坐起。做 10 次。c. 爬行体操，双膝跪立位，双肘屈曲，双手撑地，向前爬行，再向后爬，复原位。来回做 10 次。

（7）呼吸体操：a. 通气调节体操，仰卧位，上身轻微抬高，下肢伸展，一手置于胸上，一手置于腹上，鼓腹做平静深吸气，以手调节胸腹部运动，收腹时将吸入的气全部呼出，再做胸扩展深吸气，收胸时做呼气运动。最后同时进行扩胸和鼓腹深吸气运动，收胸和收腹将气全部呼出。反复做 10 次。b. 增强呼气量体操，深呼吸气后，用吸管向有水的杯中缓缓吹气，直至气全部呼出，做 10 次。

### （二）作业疗法

**1. 作业训练**

疾病的早期治疗，主要通过维持粗大或精细协调活动、肌力、身体姿势和心理状态实现日常生活活动自理，尽可能保留原有的习惯、兴趣和爱好，与家人、社会正常交往。重点选择穿脱衣服，坐、站转换，进出厕所、浴室或出入浴池、携物行走、上下车等活动作为训练内容。后期随着病情的发展，患者的活动能力逐渐受限，应积极采取能量保存技术，减少患者的疲劳和功能损害，最大限度地维持其原有的功能和活动能力，加强日常活动的安全性防护。训练过程中采取下列途径与方法。

（1）穿脱衣服：要鼓励患者自己完成穿衣、系鞋带、扣纽扣、拉拉链等日常活动。治疗中，要指导患者选择安全、省力、舒适的体位（一般为坐位）和技巧完成穿脱衣服。应选择易穿脱、重量轻、保暖舒适的衣物；选择穿脱方便（如松紧鞋）、舒适、支撑好、鞋底有弹性、摩擦力大的鞋，以增加步行的稳定性。

（2）个人卫生：尽可能保留患者的卫生修饰习惯。患者抓握牙刷、梳子困难时可增加手柄直径，或使用电动牙刷，在浴室铺防滑垫，墙壁安装扶手，选择安全、舒适的淋浴方式等。

（3）如厕：包括移入厕所、脱裤、坐下、站起、局部清洁、整理衣裤、冲洗等过程。由于患者用药后易便秘，所以每天饮水量不应少于 3000mL。坐站困难者应在坐便器四周安装扶手，卫生纸、冲厕开关尽量置于患者易于获取之处。

（4）进食：帕金森病患者进食速度一般会减慢，但只要能完成应鼓励其自己进食，进食困难者，应选择易咀嚼、吞咽的温热食物，少量多次。应教会患者减少震颤影响的适应性技术，如在上肢不靠身体的情况下使用双手端茶杯；以肘部为活动轴，完成将勺子从盘子放入口中的动作。餐具要适当调整，配合必要的辅助器具。

（5）移动和转移

① 座椅转移。座椅选择适合患者身体放松、进食、伏案工作的高度，底座要坚实，靠背要牢靠，扶手要高低适中。座椅转移困难者可以适当升高座椅后腿高度，即座椅稍前倾，便于患者站起。可进行坐下到站起练习：患者背对椅子，双手支撑座椅扶手支撑身体向后坐下；将臀部移至座椅前缘，上身向前移（使鼻尖超过足尖），两足稍分开，其中一足后移，膝屈曲向前，双手支撑推压扶手站起。

② 床上转移。患者床的高度、硬度要适中，不影响平卧时身体转动。a. 翻身。头先转向一侧，然后屈腿，用足支撑床面，同时对侧手跨过躯干用力抓住床沿，随之骨盆转动，完成翻身。b. 从卧位转移到坐位。一手抓住床沿，双下肢移向同侧床边，双小腿自然垂于床边，同侧肘用力撑起身体，另一只手用力拉住床边保持身体稳定坐起。c. 坐位转卧位。要完成的动作与 b 相反即可，还可抬高床头或在床上方系一根绳子供患者牵拉，以提高患者的起床能力。

**2. 家务活动和安全**

尽量按照患者原有的生活习惯合理安排和计划家务活动，保证室内温暖、舒适，去除任何可能绊倒患者的障碍物（如地毯、脚垫等）。可以提供简单、容易操作、省力的方法完成各种活动，例如借助辅助装置和设施帮助患者完成日常活动；对环境和家具进行适当改进；使用系扣器、穿袜器、取物器、腿支撑架等。同时对患者家属进行宣教指导，使其与患者之间的配合更密切，尽量做到在给予最小帮助的情况下让患者自理。

### （三）物理因子疗法

使用低频经颅磁刺激治疗方法，采用适当强度刺激双侧额叶，每侧刺激 30 次为 1 个序列，频率 0.5Hz，每日 1 个序列，连续治疗 7 次为 1 个疗程。

### （四）心理疗法

帕金森病为进展性疾病，患者多伴有精神症状，常见情绪不稳、抑郁、焦虑等，若不及时给予心理疏导，容易严重影响患者的预后，尽早进行心理行为干预是防治的关键。

**1. 心理疏导**

给予患者帕金森病知识指导，让患者对疾病有足够的认识，建立心理健康档案，聆听患者的倾诉，对负性情绪类型正确分类并记入档案。根据患者心理障碍的类型给予针对性心理治疗，启发患者树立良性情绪，自觉抵制负性情绪，从而建立起健康的心理状态。

**2. 放松训练**

患者平卧病床，在轻音乐的伴奏下，进行深呼吸练习及全身分段肌肉放松锻炼，每日至少半小时。

### （五）康复工程

为防止畸形，可让患者穿戴适当的矫形器；为防止患者跌倒，为患者配备适合的助行稳定用具；注意调整助行器的高度，避免患者驼背；嘱患者睡硬板床；调整写字台高度，使患者在直腰和保持头颈部稍屈曲的体位下工作；房间地板无障碍，墙壁安装把手等。

### （六）药物疗法

主要以补充脑内多巴胺的含量以及抗胆碱能药物为主，通过改善症状，提高患者生活质量，但不能阻止病变的自然进展。现多主张当患者的症状已显著影响日常生活工作，表明脑内多巴胺活力已处于失代偿期时才开始用药。

### （七）手术疗法

适用于症状局限于一侧或一侧症状相对较重，经药物治疗无效或难以忍受药物不良反应，且年龄较轻的患者。可行脑立体定向手术破坏丘脑腹外侧核或苍白球，能缓解症状，但可能复发，少数患者术后可引起轻偏瘫等并发症。

# 第三节　脑卒中认知障碍的康复治疗

认知是重要的大脑高级功能之一，其概念有狭义和广义之分，狭义的认知就是认识，而广义的认知是指人脑反映、分析和认识客观事物的特点与联系，并揭示事物对人的意义与作用的心理活动，具体包括感知觉、注意、视空间、学习、记忆、思维和语言等心理过程。认知是人们为了适应环境的需要而获得和应用信息的能力，存在认知功能障碍的患者，由于不能对事物进行正确的理解、认识和反应，进而影响其日常生活和社会交往，甚至影响到其他功能的康复。

在评定患者认知功能障碍程度之前，先要明确患者有无意识障碍，患者的意识清楚是进行认知功能评定的前提条件。目前判断意识障碍程度最为通用的国际量表是 Glasgow 昏迷量表（Glasgow coma scale，GCS）。

## 一、认知功能障碍筛查

当患者意识清楚时，可以通过简易精神状况检查表（mini mental status examination，MMSE）、蒙特利尔认知评估（Montreal cognitive assessment，MoCA）等量表进行认知功能筛查，判断是否存在认知障碍。

### （一）简易精神状况检查表（mini mental status examination，MMSE）

该检查包含对定向力、记忆力、注意力和计算力、回忆、命名、复述、指令执行、阅读、书写、临摹等方面的测试。

### （二）蒙特利尔认知评估（Montreal cognitive assessment，MoCA）

该量表包含对视结构功能、执行功能、记忆、语言、注意、计算、抽象思维以及定向力等方面的测试，其敏感性高，测试时间短，适合临床应用。

## 二、注意

注意是一项基本的认知功能，是指不被其他的内部刺激和外部环境刺激所干扰，而对特异性刺激产生注意的能力。存在注意障碍的患者，不能专注于当前的康复训练，不能高质量地完成治疗师的指令，从而影响康复训练的效果，这在作业治疗中尤为突出。

### （一）注意的特征

注意的维持：在一定时间内，把注意力集中于特定的对象或某项活动的能力。如在公路上开车。维持障碍表现为注意力涣散，易受干扰。

注意的转移：根据需要能够及时地、主动地将注意力从一个对象或活动转移到另外一个对象或活动中。如课间十分钟孩子们正在玩耍，上课铃声一响孩子们注意力立即集中到课堂上。转移障碍表现为不能跟踪事件发展。

注意的分配：进行多种活动时能够把注意力分配到不同活动中。如边弹琴边唱歌。分配障碍表现为不能同时进行多项任务。

注意的选择：选择有关的活动、刺激，忽略无关刺激的能力。如在嘈杂环境中认真写着作业。选择障碍表现为注意力不能集中，容易受到自身或外界环境的干扰。

注意的广度：也就是注意的范围，在同一时间内，一个人所能有效注意到的事物数量。如进治疗室瞬间，便可察觉今天下午大概来了多少患者。广度障碍表现为注意范围缩小。

### （二）注意障碍的评估

**1. 注意维持的检查**

（1）等速拍击试验：要求被试者在5min内以每秒1次的速度进行连续拍击的试验。

（2）划消试验：给被试者一段数字或字母，让其划去某个数字或字母，计算正确的个数及划消时间。

（3）连续减7：让被检查者计算100−7，连续递减5次。

**2. 注意转移的检查**

连线测验：一张纸上印有25个小圆圈，其中13个标有1～13的数字，另外12个标有A～L的字母，要求被检查者按照正确的顺序将数字和字母进行间隔连线，记录其完成的时间。

**3. 注意分配的检查**

可采用视听双任务或双耳分听任务来检查，也可将记忆和计算任务相结合，如要求被检查者连续听随机排列的1～9的数字，同时要求计算出相邻2个数字之和。

**4. 注意选择的检查**

（1）Stroop字色干扰任务：给受试者出示印有颜色名称的汉字卡片，且汉字的颜色与其字面意思不同，要求受试者念出汉字或者说出汉字的颜色，计算其正确数以及反应时间。

（2）“A”无意义文字测验：检查者以每秒一个字母的速度读一列无序、无意义的字母，让患者听到“A”时拍一下桌子，注意力选择障碍患者可能出现3种情况：a. 漏掉：出现“A”没有拍击；b. 失误：其他字母出现时也拍击；c. 保持失误：“A”的下一个虽是非目标字母，却不能停止拍击。

**5. 注意广度的检查**

数字复述：测试时一定要注意每个数字间隔1秒，读音时语调要平淡，一般正常人顺复述可达到6位，逆复述可达到5位。在没有失语症和智力低下的情况下，不能顺复述5个以上的数字，提示有注意广度障碍。

## 三、记忆力

### （一）记忆障碍的概念

记忆是指获得的信息在脑内储存和提取的神经过程。记忆障碍是指对识记的材料不能再认或回忆，或者表现为错误地再认或回忆。

一般认为，前额叶损害会引起短期记忆障碍，颞叶、海马、乳头体等与近期记忆有关，其中海马起着由短期记忆过渡到长期记忆的作用。

记忆过程主要是由编码、储存、提取3个部分组成。根据提取内容的时间长短，又分为瞬时记忆、短时记忆、长时记忆。下面是记忆的几个相关概念：

**1. 瞬时记忆**

刺激出现后1秒之内的记忆，又称为感觉记忆，是记忆的第一阶段。

**2. 短时记忆**

刺激消失后1min或2min以内的记忆，又称工作记忆，是感觉记忆的信息被注意转入到短时记忆中，是记忆的第二阶段。

**3. 长时记忆**

刺激消失2min以后的记忆，可维持数日、数年甚至终身，是记忆的第三阶段，长时记忆又分为近期记忆和远期记忆，近期记忆保留的时间在数小时、数日、数月之内，而远期记忆的信息可保留数年，甚至终身不忘。

**4. 遗忘**

对于曾经识别并记住的内容无法提取和回忆。

**5. 顺行性遗忘**

不能识记病后的新课题。

**6. 逆行性遗忘**

不能回忆患病前发生的事情。

### （二）记忆障碍的评估

**1. 瞬时记忆的评估**

（1）数字距测试，具体方法同前，所复述的数字长度为5～7个为正常，低于5个提示瞬时记忆缺陷。

（2）词语复述测试，检查者说出4个不相关的词，速度为1个/s，要求被检者立即复述，正常情况下能复述 3 ～ 4 个词。

**2. 短时记忆的评估**

方法同瞬时记忆，但复述的时间要求是在 30 秒后。

**3. 长时记忆的评估**

（1）情节记忆测试：要求被检者回忆其亲身经历的事件或重大公众事件，包括事件的时间、地点、内容等。

（2）程序性记忆测试：程序性记忆是指学习有关行为技巧、认知技能及运算法则的能力，如骑自行车、游泳等，该测试要求被检者完成一定的指令性操作如开启罐头、订书。

### （三）标准化的记忆测验

**1. 韦氏记忆测验**

是在我国目前应用较多的成套记忆测验，适用于 7 岁以上儿童及成人，测试内容包括 10 项分测验，分测验 A ～ C 测长时记忆，D ～ I 测短时记忆，J 测瞬时记忆，M ～ Q 表示记忆的总水平。本测验也有助于鉴别器质性和功能性记忆障碍。

**2. 临床记忆测验**

根据国外单项测验编制的成套记忆量表，用于成人（20 ～ 90 岁）。测试内容包括 5 个分测验：a. 指向记忆；b. 联想学习；c. 图像自由回忆；d. 无意义图形再认；e. 人像特点回忆。本测试可以鉴别不同类型的记忆障碍。

## 四、计算

计算障碍指计算能力减退，以前能做的计算现在无法正确做出。此时需要进一步进行标准化测验，对不同任务中的错误进行定性和定量分析，同时需要考虑患者的教育水平、年龄、职业特点。常用 100−7，连减 5 次进行简单评估。

## 五、定向

定向指一个人对时间、地点、人物以及自身状态的认识能力，前者称为对周围环境的定向力，后者称为自我定向力。时间定向包括对当时所处时间如白天或晚上、上午或下午的认识，以及对年、季、月、日的认识；空间定向是指对所处地点的认识，包括所处楼层、街道名称；人物定向是指辨认周围环境中人物的身份及其与患者的关系；自我定向包括对自己姓名、性别、年龄及职业等状况的认识。对环境或自身状况的认识能力丧失或认识错误即称为定向障碍。常用的检查方法为提问法。

## 六、执行功能

执行功能是指确立目标、制订和修正计划、实施计划，从而进行有目的的活动，是一种综合运用知识、信息的能力。执行功能障碍的患者运用知识以达到某种目的的能力下降，如不会做出计划，不能根据规则进行计划调整，不能对多件事进行统筹安排。

执行功能是注意力、记忆力和运动技能统合的结果，通过评估解决问题的能力和日常生活能力进行评定。

### （一）解决问题能力的评定

**1. 类比测验**

分为相似性测验和差异性测验两种，前者是要求被检查者说出一对事物或物品的相似之处，如草莓和香蕉都是水果；后者是指出不同之处，如草莓是红色，香蕉是黄色。

**2. 推理测验**

通过推理寻找事物之间的规律，分为言语推理和非言语推理。

（1）言语推理：如已知张的年龄比李大，李比刘大，刘比王大，请问以下哪项说法是正确的？ A. 张比王大　B. 刘比李大　C. 刘比张大。

（2）非言语推理：a. 数字推理：在横线上填上正确的数字：2、4、6、8、10; b. 图形推理：瑞文推理测验是一种非文字的智力测验，可以判断被检查者的观察力以及思维能力。

### （二）日常生活能力检查

要求被检查者完成一些日常生活活动，如穿衣、吃饭、刷牙等，观察其在完成过程中的表现。

## 七、知觉

知觉是人对客观事物各部分及属性的整体反应，是发现信息的能力。知觉包括所有的感觉功能如视觉、空间觉、听觉、触觉等，知觉以感觉为基础，却又不等于各种感觉信息的叠加。知觉障碍是指在感觉传导系统完整的情况下对感觉刺激的认识和整合障碍，最常见的表现是失认症和失用症。

### （一）失认症

失认症是指对视觉、听觉、触觉等感觉途径获得的信息缺乏正确的分析和识别的能力。这种对对象物体的认知障碍，不是因感觉的异常、智能的低下、意识障碍等原因引起的；并且通过其他感觉途径便能将对象辨别出来的一种状态。各种失认症的康复治疗一方面是针对失认症本身的治疗，另一方面是针对其所导致的日常生活能力障碍的康复治疗。

**1. 视觉失认**

视觉失认是在没有视觉障碍的前提下却不能通过“看”的方式辨识对象为何物的一种状态。换言之，可以看到眼前的客观实体，却不知是什么，以及其特质内容（如形状、性质、功能、用途等）的一种状态。视觉失认的分类与评定如下：

（1）视觉对象失认：是失认症中最常见的一种类型，表现为视力正常却不能识别物品，但通过其他感觉可以识别，如看见勺子不知道是什么，但是用手触摸后就知道是勺子。评估方法：视物辨认、配对测试、模仿画图、描述物品的特征。

（2）相貌失认：患者不能识别自己熟悉的家属、亲戚、朋友及名人的面孔，而通过听其声音可以识别。评估方法：用家人、亲属、名人等的照片让其辨认。

（3）色彩失认：患者对色彩命名或指出物品的颜色困难，描述物品的概念（天空是什么颜色）困难，给辨别色彩特征物体的线形图上涂色困难。评估方法：色卡辨认、颜色命名、给图片涂色。

（4）同时失认：患者对于复杂的情景画面的各个部分能够理解，但对整体是什么却不能理解的一种症状，即每个部分的视知觉是正常的，但其部分和部分之间的关系却不能把握。

评估方法：给被检者出示一幅画，让被检者描述画面内容，看其描述是否仅关注局部而忽略画面的整体性。

**2. 听觉失认**

听觉失认为听力保留，但对所能听到的原本知道的声音的意义不能辨别和肯定的一种状态。根据失认的对象可将听觉失认分为语聋和环境音失认。

（1）语聋：不能识别言语声音的意义，而言语声音以外的所有听觉认识正常保留。主要表现为听理解障碍，但自发言语、书写及阅读均没有障碍。评估方法：检查者说一段话或者放录音，让被检查者复述，或写下听到的内容。

（2）环境音失认：听力检查正常，但不能将一种物体和它所发出的声音相联系。如对熟悉的狗吠、鸡鸣虽能听到，但却不知是什么声音的一种状态。评估方法：让被检查者闭眼听各种声音，如拍手、敲桌面等，让其说出声音的来源。

**3. 触觉失认**

患者的触觉、温度觉、痛觉及本体感觉正常，但不能通过用手触摸的方式去认识感觉到熟悉的物体。在闭眼的情况下，患者对手里所握持的物体不能辨别其形状、大小、重量、温度、质感等。评估方法：令被检者闭眼触摸物品后说出其名称。

**4. 单侧忽略**

指患者对大脑损伤对侧身体或空间物品不能注意，或对其变化不能做出相应的反应。存在单侧忽略的患者在日常生活中可以表现为身体、面部总是朝向一侧，进食结束后，总是把碗碟中一侧的食物或多或少地剩下。

半侧忽略和偏盲的鉴别：偏盲是视野缺损造成的，在视线固定的情况下，视野有一部分的缺损，通过客观的视野检查就能确诊；当其眼球能自主活动时，通过转头、转身等动作是可以代偿的。而单侧忽略，则是在视线可以自由活动的条件下，仍然对一侧的刺激对象无反应，在接受康复训练之前，不能通过转头、转身得到代偿。

半侧忽略的评定：在被检查者面前横行放置一根长度与肩等宽的线绳，让其指出中点时，通过其所指的中点的偏向侧可以大致判断出患者是否存在单侧忽略。除此之外还可通过下列方法进行评估：

（1）二等分线段测验：如图 13-1 所示，在纸上画出平行分布的多个长短不一的线段，要求被检查者在每条线段的中点处做标记，观察其完成的情况，即所标“中点”的位置是否偏向一侧，或是漏掉标注图中一侧的线段。

（2）Albert 线段划消试验：如图 13-2 所示，纸上画出 40 条短线段，要求被检查者将图上所有的线段进行划消，分析其遗漏的线段数以及偏向。

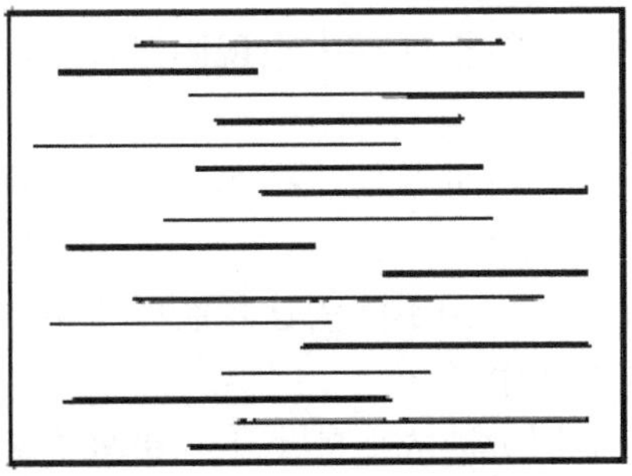

图 13-1　二等分线段测验

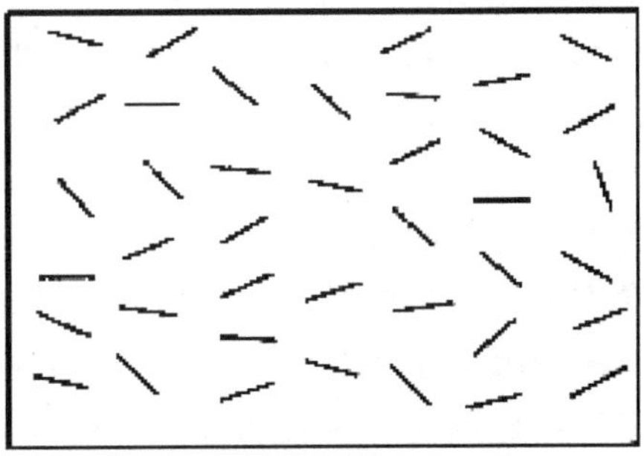

图 13-2　Albert 线段划消试验

（3）画图测验：通常选择具有对称性的图形如房子等让被检查者进行临摹，也可以要求被检查者在已经画好的圆圈内填写表盘上的数字和指针，如果被检者只完成画面的一半或一多半，提示存在单侧忽略。

## （二）失用症

失用症是指在没有运动功能障碍的情况下，不能进行有目的的动作行为，即在临床上没有肌力减退、运动共济失调、肌张力异常及言语听力障碍等的情况下，不能完成有目的的运动。

**1. 失用症诊断**

（1）被试者能够很好地配合。

（2）被试者能理解主试者的意图，即不是因为言语理解障碍（失语、痴呆、意识障碍等）引起的。

（3）其行为障碍不是因动作器官（口、舌、手、足等）的运动障碍（肌力减退、共济失调等）和感觉障碍（深感觉障碍）、视知觉障碍（视觉障碍、半侧空间失认等）、精神障碍（智力低下、意识障碍等）等的原因引起的。

**2. 失用症的分类及评估**

（1）意念运动性失用：表现为不能执行运动的口头指令，也不能模仿他人的动作，但对于过去学会的运动仍有记忆，可在其无意识的状态下完成，在指令条件下却无法完成或无法模仿。

评估方法：通过执行动作口令进行测试，让被检查者使用某种工具，或者要求其做模仿动作。例如：给予“刷牙”口令时患者茫然不知道该做什么，而把牙刷、牙膏放在其手中却可以不假思索地完成挤牙膏、刷牙的动作。

（2）意念性失用：表现为不能自动或根据指令完成有目的的动作，尤其是多步骤的动作。如患者能正确完成某复杂动作中的每一个步骤，但不能按顺序完成系列动作，也不能正确选择和使用工具。

评估方法：通过完成事物的目的性和规划性进行测试。例如：将准备好的牙刷、牙膏、水杯递给患者让其刷牙，患者表现为先刷牙，漱口，然后挤牙膏。

（3）肢体运动性失用：在排除肢体运动障碍的基础上，出现肢体（多为上肢和手）的精细动作笨拙、缓慢等症状。

评估方法：通过检查精细运动进行判定：a. 手指或足尖敲击试验：让被检查者一侧手指快速连续敲击桌面或足趾叩击地面；b. 手指模仿试验：让被检查者用手指模仿检查者的手动作；c. 手指轮替试验：叮嘱被检查者快速进行前臂旋前旋后动作。

（4）结构失用：表现为组合或构成活动障碍，在结构性活动中表现困难，不能根据指令完成绘图、积木搭建等活动。

评估方法：结构失用的检查方法很多，通过绘画、图形模仿、拼图、立方体组合、手指动作模仿等各种方法均可。

（5）穿衣失用：是指日常的独自穿衣能力丧失，表现为不能辨认衣服的上下、前后、内外等，不能将衣服穿在身上，或两条腿穿入同一条裤腿中。

评估方法：通过观察穿衣的过程，观察其是否能够分清衣服的上下、里外关系，是否能正确将衣服穿到自己身上。

（6）口颜面失用：表现为不能按指令完成口面部动作，如伸舌、弹舌、咳嗽、鼓腮、眨眼、吹口哨等动作，或表现为动作不协调。

评估方法：可以通过指令其做口颜面动作进行检查。

## 八、认知障碍的康复治疗原则、策略及治疗模式

认知障碍康复（cognitive impairment rehabilitation）的目的在于使患者保持现有的认知功能，延缓其衰退，提高患者的生活自理程度，改善患者的生活质量。它既包含使用一系列治疗技术来帮助改善受损的智力、知觉、精神运动和行为技能，也包含通过其他代偿方法增加或改善个人处理和利用信息，帮助其在日常生活中提高功能的能力。

### （一）治疗原则

认知障碍训练计划的制订要以评定为基础，治疗计划个体化，治疗项目由易到难、循序渐进，强化训练与代偿训练相结合，同时要重视对患者及家属的宣教与指导。

### （二）康复治疗策略

认知障碍康复的治疗分为功能性恢复和代偿两大策略。恢复性策略（recovery strategy）旨在通过反复的刺激训练恢复丧失的功能，代偿性策略（compesentory strategy）重在改善某项功能以代替补偿已损伤的功能。这两种治疗方法不是截然分开的，而是相辅相成、互相促进的。

### （三）治疗模式

一般认知康复治疗的模式分为三种，包括基本认知能力训练、认知功能技巧训练、环境改造。

**1. 基本认知能力训练**

基本认知能力训练是将患者现有的基本认知能力加以训练，从而巩固加强其运用认知能力的技巧。训练的时间、次数和技巧对整个治疗效果显得尤为重要。

**2. 认知功能技巧训练**

是帮助患者寻找适当方法和技巧，从而适应日常生活的基本要求。方法是训练患者使用内在的策略或借助外在的辅助装置，内部策略是调动自身因素，以损害较轻的功能代偿受损的功能达到改善或补偿功能障碍的目的的方法。外部辅助是指利用身体外部的辅助或提示来帮助记忆的方法，通过提示，将由于功能障碍给日常生活带来的不便减少到最低限度。

**3. 环境改造**

环境改造是通过改造患者现有的家居环境、工作环境，简化工作流程，以便患者更好地适应日常生活。

## 九、认知障碍治疗措施

### （一）注意力障碍治疗

**1. 基本技能训练**

包括注意的维持性、选择性、转移性、分配性和广度性训练。

（1）注意维持性训练：训练患者视觉固定或追视移动的目标，也可让其进行删除作业，

或者让其从大量信息中筛选出关键词，随着症状的改善，逐渐增加难度。

（2）注意选择性训练：主要通过增加各种干扰来实现，在活动中将引起注意力分散或无关信息合并，如在众多图形中选出与所给图形相同的图形，或在进行作业训练的同时播放新闻或故事。

（3）注意转移性训练：基本方法是训练患者将注意力从一件事上转移到另外一件事上，例如为患者准备至少两种不同的作业，当发出“变”的指令时，要求其立即从一项转向另一项。

（4）注意分配性训练：在同一时间进行几种活动，如边走路边聊天。值得注意的是，一个人的注意分配能力与他是否熟练掌握其中一项技能有关，技能训练以及多种技能的协调性训练是注意分配训练必不可少的内容之一。

（5）注意广度性训练：在活动中，如在一张白纸上写有大写字母、小写字母和数字，先删除大写字母，再删除数字。

**2. 内辅助训练**

（1）兴趣法：可选择患者熟悉或感兴趣的活动刺激注意，如玩扑克、玩电脑游戏、打电话交流等。

（2）奖赏法：用词语称赞或其他强化刺激增加所希望的注意行为出现的频率和持续的时间，希望的注意反应一旦出现，立即给予奖赏。

**3. 适应性调整**

包括作业活动调整和环境调整，治疗先在安静、不会引起注意力分散的环境下进行，逐渐转移到接近正常或正常的环境中进行；在提示下，按活动顺序完成每个步骤，逐渐到不提示下完成整个活动。

### （二）记忆力障碍治疗

改善或补偿记忆障碍的方法大体分为内辅助和外辅助，环境调整也是减轻记忆负荷、提高效率的重要方法，另外临床上可把改善记忆的药物与康复训练相结合，将更好地改善记忆障碍。

**1. 内在记忆辅助工具**

（1）图像法：把将要学习的字词或概念幻想成图像。

（2）层叠法：将要学习的内容转化为图像，然后层叠起来。

（3）联想法：当试图回忆一件事或一个事实时，可将新学的东西和熟悉的事物联系起来。

（4）故事法：将所要记住的重点转化为故事，通过语义加工，加深患者的记忆。

（5）关键词法：常用于罗列事物的记忆，将所列各项事物浓缩成一个字，编成自己容易记忆的词组或“顺口溜”。

（6）数字分段：将一串数字分成几部分。

（7）PQRST 法：分别指用预习、提问、阅读、陈述、回答问题的方式来进行自我测验。

（8）情景助忆法：利用情景帮助记忆。

（9）倒叙法：倒回事件的各个步骤找到所找的物或事。

（10）自问法：当回忆一件事时，多问自己一些问题。

（11）视意象法：让患者把要记住的信息在脑中形成与之有关的视觉形象。

**2. 外在记忆辅助工具**

（1）个人记忆辅助物：日历本、日记本、备忘录、日程表、照片等或带有电子蜂鸣器类的便携式辅助具。

（2）环境记忆辅助具：路牌、提示板、箭头、符号、地域颜色的区分、钟表等明显的标志做指引，进行时间和空间的辨别训练。

### （三）计算力障碍治疗

训练患者辨别多少，理解“1 个”“2 个”的概念，掌握数字概念后可进行实物加减运算，包括算术事实、算术法则、笔算、心算、估算、日常生活（理财）能力训练等，由简单到难地为患者出计算题。

### （四）定向力障碍治疗

针对时间、地点、人物的定向反复训练与强化：对时间定向障碍者强化时间感，让其分清具体的时间；对地点定向障碍者从开始告知这是何地，逐渐变为提示这是何地，到最后提问这是何地；对人物定向障碍者教会患者根据相貌、衣着和声音进行辨认。

### （五）执行功能及其障碍治疗

执行功能训练需要充分利用患者残存的功能来弥补已受损的功能，给患者安排的任务从简单到复杂，重复患者的行为，使活动变得有规律，改变患者的生活环境，同时避免患者感觉疲劳、有压力等。

### （六）知觉障碍康复治疗

**1. 失认症**

1）视觉失认

（1）视觉对象失认：a. 改善功能的训练：对常用的、功能特定的物品通过反复实践进行辨认，如将图表放大或使用放大镜可以增加视觉刺激，增加背景和目标物之间的对比度可以让患者更好地接收到视觉系信息。也可在训练中利用语言以外的感觉一运动训练，如通过喝水来识别水杯。b. 功能适应性训练：除了视觉外，同时可借助听觉、触觉等进行辨认。另外，教会患者观察物品的特有特征，也可以调整生活环境，在必需品上做特殊备注。

（2）相貌失认：a. 改善功能的训练：反复看照片，通过面容的声音、长相及其他信息的辅助帮助患者对面容识别产生熟悉感，从混放的照片中选出目标照片。b. 功能适应性训练：教患者根据人的外在特征（头发、身高、脸型等）、声音特征（音质、音量、音调等）、行为特征（姿势、步态等）及其他信息进行辨认。

（3）色彩失认：a. 改善功能的训练：用各种颜色的图片和拼板，进行辨认、学习。b. 功能适应性训练：教会患者识别、辨认特定物品的颜色。

（4）同时失认：a. 改善功能的训练：让患者先理解每部分的具体细节，然后学会按照时间顺序、逻辑推理等方法逐步把整个部分串在一起。b. 功能适应性训练：将每部分的内容做特殊标注，然后按照一定的规则排列起来并加以描述。

2）触觉失认

（1）改善功能的训练：进行刷擦、按摩、冷热、压力觉等刺激交替进行，同时加强辨识不同质地、形状等物体特征。

（2）功能适应性训练：利用视觉和健手的感觉帮助患肢进行感知，同时加强体会物品的特征，如质地、软硬、冷热等。

3）听觉失认

（1）听觉辨识训练：反复进行听声指物训练，强化各种声音辨识训练，如反复练习汽车鸣笛声、门铃声和狗叫声的听觉辨认。

（2）代偿技术训练：用其他感官代偿，在视野内可利用视觉输入帮助辨认，如可将电话设置为铃声加闪灯来代偿。

4）单侧忽略

（1）改善功能的活动：a. 感觉输入：浅感觉是指对忽略侧肢体的皮肤进行冷热觉、触觉刺激。深感觉是指主动或被动活动忽略侧肢体，向忽略侧的翻身练习、坐起训练等。视觉是指训练患者对忽略侧进行有意识地扫描。面对镜子进行梳洗、整理衣服等。b. 忽略侧肢体的作业活动：交互促进训练是指健侧上肢越过中线在患侧进行作业，在语言提示下进行患侧穿衣活动。躯干旋转是指在听觉提示下患侧肢体进行活动等。c. 注意力的训练：双眼在视野范围内不断变换注视点、寻找并追踪目标的能力训练，包括对各种文字、字母、图形等的划消作业。

（2）功能适应性训练：a. 功能代偿：如把患侧的轮椅车闸柄加长并做上颜色鲜艳的标记。b. 环境调整：如床档加在忽略侧，与患者讲话时站在患者忽略侧。

**2. 失用症**

失用症是大脑半球特定部位的损害引起高级功能障碍的症状，表现为不能正确地运用后天习得的运动技能执行有目的运动的运用障碍。

（1）意念运动性失用

① 改善功能的训练：a. 在治疗前及治疗中给予患肢触觉、本体觉和运动觉刺激，纠正患者错误动作或指导患者动作时，治疗师需握住患者的手去完成动作。b. 患者做动作前应闭上眼睛想象动作的全过程，然后睁眼尝试完成。

② 功能适应性训练：a. 训练时不宜将活动分解，尽量减少指令性言语，如需按门铃时应说“注意一下门铃”，而不是说“你把门铃按一下”。b. 日常生活活动应在相应的时间、地点和场景下进行。

（2）意念性失用

① 改善功能的训练：a. 活动之前，要求患者说出整个活动步骤，若患者不能通过描述整个活动步骤来促进运动改善时，可进行视觉或触觉提示。b. 将活动分解成若干步骤，再按照一定顺序串联起来形成一套完整的系列动作。

② 功能适应性训练：应选用动作简单或步骤少的代偿性方法，如选用拉链代替扣子，松紧口鞋代替绑带鞋。

（3）躯体运动性失用

① 改善功能的训练：选定特定的活动前，给予本体觉、触觉、运动觉的刺激，在训练中给予提示或亲手教，逐渐减少提示并过渡到复杂动作的执行。

② 功能适应性训练：动作应简化，反复训练，尽量减少口头指令。

（4）结构失用

① 改善功能的训练：a. 在进行结构性活动之前，先用手触摸该物，进行触觉、视觉和运动觉的暗示。b. 从简单的平面设计到复杂的立体设计，从单一颜色到彩色，从大小和形状相同到不同。

② 功能适应性训练：a. 分析动作成分，按一定顺序摆放配件或按顺序给配件做出标记。

b. 可用逆行连锁法，先辅助患者完成部分动作，再让患者完成全部动作。

（5）穿衣失用

① 改善功能的训练：在穿衣前让患者感知衣服的形状、质地等，在穿衣过程中适当给予视觉和语言提示，也可以教给患者一套固定的穿衣方法，反复练习，掌握要领。

② 功能适应性训练：教会患者使用标签或做标记区分衣服的不同部位，如对上衣、裤子和袜子做不同的标识。

（6）口颜面失用：口颜面失用患者不能按指令或模仿检查者完成面部动作，但不经意间能自发地完成。口颜面失用的康复治疗方法总结见表 13-1。

**表 13-1 口颜面失用的康复治疗方法**

| 训练目的 | 训练方法 |
| --- | --- |
| 喉活动 | ① 视、听联合刺激法：治疗师与患者同时面对镜子，治疗师发“ao”或“ou”，患者模仿，反复进行；<br>② 视、听、触联合刺激法：治疗师与患者同时面对镜子，将患者的手放在治疗师的喉部，治疗师发“ao”或“ou”，患者模仿，反复多次进行。这样患者除视、听外，还能感觉到发音时喉的震动；<br>③ 反射性诱导：利用反射性声音来诱导发音。如用叹气音来促进发“哎”，用笑声促进发“哈” |
| 舌活动 | ① 视觉、听觉刺激下的诱导法：治疗师与患者同时面对镜子，治疗师用唱歌、数数等来诱导患者完成舌运动；<br>② 辅助法：治疗师与患者同时面对镜子，帮助患者完成舌操（舌前伸、后缩、左右摆动、舌上抬、弹舌等） |
| 言语活动 | ① 自发性言语促进法：用患者熟悉的歌曲、诗词来促进自主言语。如当患者唱完“东方红，太阳升”时，治疗师不是用唱的方式，而是轻轻说出“东方红”时，患者就说出了“东方红，太阳升，中国出了个毛泽东”；<br>② 序列语促进法：利用序列语（如 1、2、3……或第一、第二、第三……）来促进患者的自主言语 |

# 第四节 脑卒中失语症的康复治疗

失语症是指因与语言功能有关的脑组织的病变，造成原已获得的语言能力受损或丧失的一种语言障碍综合征。患者表现为发音和构音正常但不能言语，肢体运动功能正常但不能书写，视力正常但不能阅读，听力正常但不理解言语，即不同程度的听、说、读、写的功能障碍。

## 一、失语症的主要症状

### （一）听理解障碍

一般认为，言语听理解的过程是：声学信号的接收-音素的感知-词汇和语义的理解-句法的理解。失语症的听理解障碍可以表现在上述某一阶段或多个阶段出现障碍，从而表现出不同的听理解障碍。

**1. 语音辨认障碍**

患者能像正常人一样听到声音，但不能理解。典型者为纯词聋，即患者不能理解或复述已听到的内容，而朗读、阅读、书写及自发言语相对正常。

**2. 语义理解障碍**

患者能正确辨认语音，部分或全部不能理解词义，根据病情轻重的不同表现为：

（1）对常用物品名称或简单的问候语不能理解。

（2）对常用的名词能理解，对不常用的名词或动词不能理解。

（3）对长句、内容和结构复杂的句子不能完全理解。

## （二）言语表达障碍

**1. 发音障碍**

又称言语失用，表现为音素、音节分离，言语速度减慢，语音歪曲，模仿语言发音不如自发语言，常见于运动性失语。

**2. 说话费力**

表现为说话不流畅、缓慢，并伴有全身用力、叹气及附加表情或手势，能理解别人的语言。

**3. 错语**

包括语音错语、词义错语和新语。语音错语是音素之间的置换，如将“电视”说成“念四”；词义错语是词与词之间的置换，如将“桌子”说成“椅子”；新语则是用无意义的词或新创造的词代替说不出的词，如将“铅笔”说成“乌里”。在表达时，大量错语混有新词，称为杂乱语。

**4. 语法错误**

其言语表达多为实义词，而缺乏语法功能词，动词相对较少，言语不能扩展，表现为典型的“电报式”言语。

**5. 找词困难**

指找不到恰当的词表达自己的意思，多见于名词、形容词和动词，表现为谈话出现停顿或重复结尾词及其他功能词，如想说头痛却指着头说不出来，或重复说这个、这个…。如果找不到恰当的词时以描述说明等方式进行表达，则称为迂回现象。

**6. 刻板语言**

只能说出几个固定的词或短语，如“妈妈”“打”“哎呀”等，有时会发出无意义的声音。

**7. 模仿语言**

是一种不自主复述他人的话的行为，如问“你叫什么名字”，回答也是“你叫什么名字”。有些患者常有语言的补完现象，即患者对于系列词、熟悉的诗歌不能自动叙述，但若他人说出前面部分，他即可接着完成其余部分，如检查者说“1、2、3”，他可以接着说“4、5、6”，检查者说“东方红”，他可以接着说“太阳升”。

**8. 复述困难**

不能正确复述别人说的词或句子。

**9. 流畅度**

以每分钟说出多少词表示，每分钟说出的词在100个以上称为流畅型口语，在50个以下称非流畅型口语。

## （三）阅读障碍

阅读的过程涉及对语言符号的“形”“音”“义”3个方面的掌握，由“形”到“音”的过程称为朗读，此过程出现问题表现为不能正确朗读，但能理解其文字含义，即朗读障碍；由“形”到“义”的过程称为理解，此过程的障碍表现为能正确朗读，却不理解文字的意思，即理解障碍；以上两个过程均出现问题表现为既不能正确朗读，也不能理解文字含义，即失读症。

## （四）书写障碍

**1. 书写不能**

不能构成字形，也不会抄写。

**2. 构字障碍**

所写的字看起来像该字，但笔画错误、增添或缺少。

**3. 镜像书写**

笔画正确，但方向相反。

**4. 书写过多**

书写中混杂一些无关字、词或造字。

**5. 惰性书写**

写出一字词后，让其写其他词时，仍不停重复地写前面的字词。

**6. 象形书写**

不能写字，而可以用图表示。

## 二、失语症的分类

### （一）运动性失语

也称作 Broca 失语，病灶位于优势半球额下回后部，患者表现为典型的非流利型口语，复述和阅读困难，但听理解相对较好，能够理解一般对话，对复杂句法结构的句子理解有困难。自发言语的语量明显减少，常常表现为电报式言语。

### （二）感觉性失语

也称 Wernicke 失语症，病灶位于优势半球颞上回后部，其特点是言语流利、语量多，但包含大量错语。听理解严重障碍，患者的听觉是正常的，但不理解词语的意思，复述中错语较多。命名、阅读和书写均有困难。

### （三）传导性失语

突出特点是复述困难，常以错语代替，自发言语呈流利型，但存在找词困难、说话中断、错语等现象，听理解相对较好。

### （四）经皮质运动性失语

特点是复述语句、朗读与命名的能力较好，但自发言语的量减少，言语简单，听理解和阅读理解相对较好。

### （五）经皮质感觉性失语

复述相对较好，言语流利，但听理解有困难。自发言语中常因找词困难而言语中断，模仿性言语是其主要特征。

### （六）命名性失语

突出特征是在自发言语和视物命名时，有明显地找词困难，可以描述一件物品的特征而说不出物品的名称。听理解、阅读理解、朗读和复述相对较好。

### （七）完全性失语

语言功能的各个方面受到严重损害，自发言语极少，仅限于单音节，听理解、复述、命名、阅读和书写功能均严重障碍。

### （八）皮质下失语

主要分为2类：丘脑性失语患者的言语是偏流利的，声调低、音量小，理解能力损害较轻，找词有轻至中度的困难，复述正常或稍差。基底节性失语的自发言语以非流利型口语多见，复述相对完整，轻度命名困难，听理解相对较好。

## 三、失语症的评价

### （一）失语症的评定量表

根据世界卫生组织ICF，失语症的评定可以分为2大类，即语言功能评定和交往能力评定。

**1. 语言功能评定**

语言功能评定应用完整的测验进行，通常是对严重度的测量，可用于个体的失语症分类。

（1）波士顿诊断性失语症检查（boston diagnostic aphasia examination，BDAE）：是目前英语国家普遍采用的标准失语症检查法，包含听理解、命名、复述、书写、阅读以及自动语序、背诵和唱歌等方面的测验，是根据失语症分类系统所制订，可以对失语症进行鉴别诊断。缺点是检查所需时间长。

（2）西方失语症成套测验（western aphasia battery，WAB）：根据BDAE进行修改制定的，是目前西方国家流行的一种失语评估方法。包括自发言语（包括言语流畅和信息内容）、听理解、复述及命名4个分测验，求得失语商（AQ），另外还可根据阅读、书写、计算、运用等非言语性大脑功能测查，评出操作商（PQ）、皮质商（CQ）。可对失语症进行鉴别诊断，也可以进行失语症的严重程度分级。

（3）明尼苏达失语症鉴别诊断测验（minnesota test for differential diagnosis of aphasia，MTDDA）：是成人失语症最早的综合性测验，它的诊断目的在于鉴别是否有失语症或失语症伴有知觉障碍、废用症、构音障碍等。它包括46个分测验，分为5个部分：听觉障碍、视觉和阅读障碍、言语和语言障碍、视运动和书写障碍、数字关系和计算过程障碍。

（4）汉语失语症全套检测法（aphasiabattery of chinese，ABC）：参考西方失语成套测验（WAB），结合中国国情和临床经验而拟订。测验内容包括谈话、理解、复述、命名、阅读、书写、结构与视空间、运用、计算9类检查，共有32个分测验。是汉语者的标准失语检查法，可用于失语症的临床诊断、治疗和研究。

**2. 交往能力评定**

（1）日常生活交往活动检查（communicative activities in daily living，CADL）：评价患者在日常环境中采取任何可能的方式传递信息的能力。测验内容包括68个项目，对每个项目的反应分为正确、恰当和错误。

（2）功能性交际测验（functional communication profile，FCP）：根据患者患病前的日常生活交往能力，对现有的能力进行评分。如患者在患病前可书写商务信件，100%表示正常操作能力，50%表示目前的操作能力是患病前的一半。

### （二）失语症的评定内容

以我国的ABC为例，包含对口头表达、听理解、阅读和书写功能的评定：

**1. 谈话**

分为问答和系列语言 2 个部分。将患者的谈话录音，问答的问题例如“您以前来过这儿吗？”“您叫什么名字？”“您家住在什么地方？”从信息量和流畅度两个方面进行打分。

**2. 听理解**

包含是 / 否问题、听辨认和口头指令 3 个部分：

（1）是 / 否问题：包含 22 个与日常生活相关的问题，如“你的名字是张小红吗？”“你穿的衣服是红色的吗？”“纸在火中燃烧吗？”用“是”或“不是”回答，如口语表达有困难，可用手势动作表示。

（2）听辨认：包含实物、图形、图画、动作、颜色、家具、身体部位等共 45 个词语，让患者听到名称后，从一组物、画或身体部位中选出正确的。

（3）口头指令：从简单到有多步骤的和有语法的指令，如“把手举起来”“指一下门，然后再指窗户”，让患者听到后执行，必要时可重复全句一次。

**3. 复述**

包括常用词和不常用词、具体词和抽象词、短句、长句、超常复合和无意义词组，注意患者复述时有无错语，复述结果时缩短还是延长。

**4. 命名**

包括指物（身体部位或画）命名、列名、颜色命名和反应命名。指物命名是依托视觉的命名，按次序给患者出示实物或图片，问患者“这是什么？”；列名为不依托视觉时，在 1min 内能说出的蔬菜名称数；颜色命名包括视色命名和以颜色名回答提问；反应命名是以物体名称回答问题。

**5. 阅读**

包括视读、听字-辨认、字-画匹配、读指令并执行、选词填空。

（1）视读：看着字朗读 10 个合体字。

（2）听字-辨认：从一组形似、音似、意似字中选出听到的字。

（3）字-画匹配：先朗读所示的词，无论朗读是否正确均要求配上相应的画，以考查患者的文字理解，如“钥匙”“方块”“喝水”“蓝色”。

（4）读指令并执行：先朗读字卡上的句子，如“闭眼”“摸右耳”，无论朗读是否正确均应按文字指令执行。

（5）选词填空：对留有空当的句子朗读或默读后从备选词中选出正确的填空，如苹果是__的，从“原的、圆的、圆圈、方的”中选词填空。

**6. 书写**

包括写姓名、地址，抄写，写系列数字，听写（包括偏旁、数、字、词和句）、看图写和写病史。

**7. 结构与空间**

包括照图画和摆方块 2 项。

**8. 运用**

让患者按指示做一些动作，观察完成情况，面部动作如“吹灭火柴”，上肢动作如“挥手再见”，复杂动作如“假装把信纸叠起来，放进信封，封好”。

**9. 计算**

让患者进行简单的加减乘除运算，测验完成以后，将各项得分汇总，然后将患者的上述

9 项内容的检查结果与常见失语类型检查的得分的近似平均值进行比较，即可看出患者的相近失语类型。

## 四、失语症的适应证及治疗时机

### （一）适应证

原则上，所有失语症都是语言治疗的适应证，但应排除有明显意识障碍、情感障碍、行为障碍、精神异常以及全身状况差不能配合训练者。

### （二）治疗时机

在患者生命体征平稳后，尽早介入语言治疗。每天的训练时间为 0.5 ～ 1h，重症者可以是 15 ～ 20min；住院患者每日治疗 1 ～ 2 次，门诊患者可以每周治疗 3 ～ 5 次。如果患者出现以下状况，应暂时停止语言训练：全身状态不佳；意识障碍；重度痴呆；拒绝训练，无训练动机患者；经过一段时间的系统语言训练后，已经达到相对静止状态（称为平台期）。

## 五、失语症的治疗机制

失语症恢复的理论依据为脑的可塑性，关于失语症的治疗机制有两种学说，即功能代偿学说和功能重组学说。

**1. 功能代偿学说**

此学说认为，由其他脑区来取代病损区的功能，某些神经细胞代偿受到损伤的神经细胞的功能。

**2. 功能重组学说**

此学说认为，失语症的恢复就是神经系统的重组，利用其他神经通路，用不同的方法来完成被破坏的神经结构所承担的功能。反复的刺激可能促进神经系统的重组。

## 六、失语症的治疗方法

失语症治疗方法有不同分类，通常可以分为改善语言功能和改善日常生活交流能力的治疗。在临床失语症治疗时要因人而异，选择方法要考虑到患者的实际情况，如注重原发病、病程和相关障碍、失语症分类、严重程度、职业和学历等。

### （一）改善语言功能的治疗方法

通过听觉刺激、视觉刺激、手势和文字图片等帮助患者理解语言，以获得有益的语言刺激，其重点是促进理解和表达训练，其主要方法有：

**1. 阻断去除法**

根据 Weigi 理论，失语症患者基本上保留了语言能力，而语言的运用能力存在障碍，通过反复地去阻滞刺激训练，可使患者重新获得语言运用能力，如当患者命名无法完成时，可以通过词头音提示，帮助患者建立正确反应。

**2. Schuell 刺激法**

即舒尔刺激法或传统刺激法，是以对损害的语言符号系统应用强的、控制下的听觉刺激为基础，最大限度地促进失语症患者的语言重建和恢复。

（1）Schuell 刺激法的主要原则见表 13-2。

表 13-2　失语症 Schuell 刺激法的主要原则

| 刺激原则 | 说明 |
| --- | --- |
| 利用强的听觉刺激 | 是刺激疗法的基础，因为听觉模式在语言过程中居于首位，而且听觉模式的障碍在失语症中也很突出 |
| 适当的语言刺激 | 采用的刺激必须输入大脑，因此，要根据失语症的类型和程度，选择适当控制的刺激，难度上要使患者感到有一定难度但尚能完成为宜 |
| 多途径的语言刺激 | 多途径输入，如给予听刺激的同时给予视、触、嗅等刺激（如实物），可以相互促进效果 |
| 反复利用感觉刺激 | 一次刺激得不到正确反应时，反复刺激可能提高其反应性 |
| 刺激应引出反应 | 一项刺激应引出一个反应，这是评定刺激是否恰当的唯一办法，它能提供重要的反馈而使治疗师能调整下一步的刺激 |
| 正确反应要强化以及矫正刺激 | 当患者对刺激反应正确时，要鼓励和肯定（正强化）。得不到正确反应的原因多是刺激方式不当或不充分，要修正刺激 |

（2）治疗课题的选择：a. 按语言模式和失语程度选择训练课题。失语症这种语言障碍会涉及听、说、读、写四个方面不同程度的受损，每一方面的障碍又具体表现为轻度、中度和重度损伤。原则上为轻症者以改善功能为目的，重症者重在激活其残存功能或进行实验性治疗。b. 按失语症类型选择训练课题。c. 对于重症失语症患者先改善其听理解，中度患者重点在于言语表达和书写训练，轻度患者重点在于书写训练。

**3. 程序介绍法**

是将刺激的顺序分成若干个阶段，对刺激的方法和反应的强化严格限定。各个步骤出现正反应时给予强化；出现错误反应时再给予刺激；再刺激后再次出现错误反应时，要回到第一步重新开始。如复述“大大圆圆的苹果”，先复述“苹果”，然后逐步进行，苹果→圆圆苹果→大大圆圆的苹果。

**4. 脱抑制法**

充分调动患者本身可能保留的功能来解除其功能的抑制，如画表情来描述心情。

**5. 功能重组法**

通过对抑制的通路和其他通路的训练使功能重新组合、开发，以达到语言运用的目的，如对感觉性失语患者可通过手势、图片、写字板等加强日常生活交流。

**6. 非自主性言语的自主控制**

利用非自主性言语作为康复的基础，建立自发性词语的正确反应，然后将这种反应进一步扩展，并达到自主控制水平，从而改善患者的命名和交流水平。如患者保留语为“毛”，我们进一步扩展为“毛衣”和“穿毛衣”。

**7. 认知加工法**

认知加工法是基于认知神经心理的正常语言加工模型，它提供了对失语症损害类型进行有条理的、逻辑的思维方法。如在图画命名时涉及事物特征输入，在复述单词时涉及语音输入，而两者都涉及语义系统和语音输出。通过比较 2 个任务的不同表现，可以得到患者在哪些语言环节受损。

**8. 强制诱导治疗**

这是一种系统的、强迫使用言语进行交流的方式。强制诱导治疗的关键是鼓励患者尽可能地采取言语表达，减少代偿手段，如手势、绘画、书写等。

**9. 计算机辅助治疗**

计算机治疗能将图像、声音、动画有机结合起来，具有图文并茂、形式多样、不受限于训练场景、治疗师易于对患者进行升降级训练、易激发患者兴趣的特点。

**10. 神经调控技术**

神经调控技术中经颅直流电刺激（tDCS）、重复经颅磁刺激（rTMS）等作为一种非侵入性脑刺激技术，通过刺激大脑皮层，进而引起相关功能区兴奋性的改变，从而达到促进语言功能的改善。

rTMS 治疗通过高频或低频刺激脑功能区，对失语症患者的图片命名、自发言语、听理解、阅读理解和复述等语言功能有改善作用，常用的刺激部位有 Broca 区、Wernicke 区及额叶，刺激多选择高频刺激左侧脑区或低频刺激右侧脑区，刺激时间多选择 20min，其中基于循证医学的 rTMS 指南推荐低频 rTMS 刺激右侧额下回对非流利性失语患者具有明确的疗效（B 级推荐）。

在临床中，tDCS 因具有有效、无创、易操作、易携带等优点亦得到了广泛的应用。已有不同临床观察发现 tDCS 通过刺激额下回、颞上回及左侧额叶等部位改善失语症患者的语言功能，如言语的节奏和韵律、图片命名、自发言语、听理解等，但目前对于刺激方式的选择尚无定论，临床中多用阳极刺激 Broca 区、Wernicke 区、左侧额叶等，阴极刺激多用于刺激右侧颞上回、额下回等部位，但亦有实验证实双侧刺激额下回可提高患者图片命名的准确率；刺激电流多选择 1 ～ 2mA，刺激时间 20min。2020 年发表的 tDCS 应用于神经精神疾病的循证医学指南推荐阳极刺激 Broca 区、Wernicke 区及阴极刺激右颞额叶，或阳极刺激 Broca 区及阴极刺激右颞额叶治疗脑卒中慢性期言语功能障碍（C 级推荐）。

**11. 高压氧治疗**

脑卒中失语患者给予高压氧治疗有利于受损脑组织的修复，也可在一定程度上激活神经元，有效调节语言中枢的兴奋性，改善患者失语的症状。

## （二）改善日常生活交流能力的治疗方法

**1. 交流效果促进法（promotingaphasics communication effectiveness，PACE）**

PACE 法注重的是信息的交流，目的是让患者最大限度地利用其残存功能与他人进行有效的沟通。在训练中遵循交换新的未知信息、自由选择交流手段、平等会话责任、合理的良性反馈等原则。

**2. 小组治疗**

它是语言治疗的一个重要组成部分，每个患者平等、自由会话，互换角色交流日常生活有关话题。

**3. 交流板的应用**

交流板适用于某些存在严重言语表达、书写、手势障碍的患者，其方法是治疗师与患者及家属共同设计一套交流板，包括日常生活用语的语卡和图片，并指导患者反复学习使用。

**4. 家庭训练指导和语言环境调整**

为保证治疗的延续性，对患者及其家属加强失语症康复治疗的健康教育，并确保患者家属在病房或家庭协助患者完成治疗任务并做相应的记录，同时将治疗过程应用于日常生活的交流中，最终达到最大限度恢复患者语言交流能力、促进患者回归家庭和社会的目标。

### （三）针灸治疗

头针具有疏通经络、调节阴阳的作用。舌针可刺激舌根部的末梢神经，从而增强中枢神经系统的兴奋性反射，促进语言功能的恢复。常见腧穴的选择：

**1. 舌穴**

包括直接针刺舌体、舌底部穴位，间接针刺舌体 3 种方法，目前应用较广泛的是靳氏舌三针和点刺金津、玉液。

**2. 头穴**

头针治疗各种失语症，一般根据大脑语言功能定位的相应区域来取穴。

**3. 体穴**

选用传统体穴治疗中风失语，可采用针刺哑门、廉泉、通里、百会、合谷、照海等穴。

**4. 综合取穴**

体穴取廉泉、哑门、丰隆、列缺；头穴取言语功能区，以取左侧为主；舌穴取舌下金津、玉液。

## 七、失语症的训练方式

常见失语症训练方式有：个体训练，此训练为失语症治疗的主要形式，是指一名治疗师对一名患者的一对一训练方式。这可使患者注意力集中，情绪稳定，而且刺激条件容易控制，治疗更有针对性；自主训练，是指患者自己进行的语言训练。自主训练中可选择实物、图片进行命名、语句等练习或书写练习，也可利用录音机进行复述或听写等练习；小组训练或集体训练，选择不同类型及相同程度的失语症患者，以小组形式进行语言训练，一般 3 ～ 5 人，由治疗师设定一课题目标，进行自我介绍、唱歌、游戏等适合群体进行的课题题目；家庭训练，是指言语治疗师将患者目前的语言评估结果和治疗方案介绍给患者家属，并教会家属掌握训练技术，由家属在家庭中训练患者的治疗形式。

## 八、失语症训练方法

### （一）听理解训练

**1. 语音辨识**

有语音辨识障碍的患者，可练习从不同声音中分辨出目标音。

**2. 音节及单词的辨识**

训练顺序先是单元音，然后是双元音、辅音、单词。

**3. 词的语义理解**

先练习听词指图，逐渐到听语记忆广度扩展，听物辨认。

**4. 句篇听理解**

让患者听一句话理解其含义，根据句子的语义进行实物辨认训练，逐渐过渡到听一篇短文后回答相关问题。

**5. 执行口头指令**

从执行一步指令逐渐到二步、三步、多步指令，听理解指令并执行。

### （二）阅读理解训练

**1.词-图匹配训练**

从所给图片中选出与目标词意义相同的图片。

**2. 分类作业**

从不同类物中找出同类物。

**3. 语义联系**

可以是同义词、反义词、语义相关词等。

**4. 句子的辨识和理解**

运用词与短语匹配、执行文字指令、句子找错、双重否定句的理解、组句等课题来进行训练。

**5. 语段、篇章的理解**

让患者逐段分析、总结阅读材料后再用自己的话整理整篇阅读材料。

**6. 朗读障碍的治疗**

应在阅读理解的基础上进行，充分利用图画和汉字结构特点，灵活处理形、音、义的关系，朗读并理解词-图匹配和执行指令。

### （三）言语表达训练

**1. 发音训练**

从元音到辅音再到元辅音组合训练。

**2. 复述训练**

从单音节、单词、词组、短句、长句到绕口令等练习，复述词组训练。

**3. 视图命名训练**

先从日常用品命名开始，命名有困难时可给予词头音提示、选词提示和语义相关提示。命名训练从高频词到低频词，从名词到动词。

**4. 词选择训练**

从日常生活中常出现的高频词逐渐到出现频率低的低频词，如从常见的医生穿白大褂、戴口罩，逐渐到不常见的矿工头戴安全帽、护目镜，身穿工作服，脚穿雨鞋。

**5. 自发言语表达训练**

看动作画、情景画、漫画，让患者自由叙述；与患者交谈自身、家庭及日常生活中的问题，逐渐增加句子的难度。

### （四）书写训练

书写是一个复杂的过程。它不仅涉及语言本身，而且还有视觉、听觉、运动觉、视空间功能等联合运作完成的。书写训练的课题设计可分为：临摹和抄写；提示书写和自发书写。书写训练从抄写开始，逐渐到听写、看图书写、自发书写。

### （五）非言语代偿方式的交流

由于重度失语症患者的口语及书面语严重受损，影响了语言交流活动，使得他们不得不将非言语交流方式作为最重要的代偿手段，非言语交流代偿方式包括：手势语、画图、交流板或交流手册、电脑交流装置。

## 九、失语症预后影响因素

失语症的预后与以下因素有关：发病年龄；原发病、病灶部位和范围；失语症的类型；病情轻重程度；并发症的有无；利手关系；智力；性格；训练时机；训练的积极性和对恢复的期望。

# 第五节　脑卒中构音障碍的康复治疗

构音障碍是由于神经病变导致与言语有关的肌肉无力或运动不协调所致的言语障碍。患者通常听理解正常并能正确选择词汇，而表现为发音和言语不清，严重者甚至完全不能讲话或丧失发声能力。

## 一、构音障碍的分类

根据神经解剖和言语声学特点，构音障碍分为 6 种类型，具体分类如下（表 13-3）。

表 13-3　脑卒中构音障碍的康复治疗

| 名称、损伤部位、病因 | 运动障碍的性质 | 言语症状 |
|---|---|---|
| 痉挛型构音障碍（中枢性运动障碍）：脑血管病、假性球麻痹、脑瘫、脑外伤、脑肿瘤、多发性硬化 | 自主运动出现异常模式，伴有其他异常运动，肌张力增强，反射亢进，无肌萎缩或失用性萎缩，病理反射阳性 | 说话费力，音拖长，不自然地中断，音量、音调急剧变化，粗糙音、费力音、元音和辅音歪曲，鼻音过重 |
| 迟缓型构音障碍（周围性构音障碍）：颅神经麻痹、球麻痹、肌肉本身障碍、进行性肌营养不良、外伤、感染、循环障碍、代谢和变性性疾病 | 肌肉运动障碍，肌力低下，肌张力减低，腱反射降低，肌萎缩 | 不适宜的停顿，气息音，辅音错误，鼻音减弱 |
| 失调型构音障碍（小脑系统障碍）：肿瘤、多发性硬化、酒精中毒、外伤 | 运动不协调（力、范围、方向、时机），肌张力低下，运动速度减慢，震颤 | 元音辅音歪曲较轻，主要以韵律失常为主，声音的高低强弱呆板震颤，初始发音困难，声音大，重音和语调异常，发音中断明显 |
| 运动过强型构音障碍（锥体外系障碍）：舞蹈症、肌阵挛、手足徐动 | 异常的不随意运动 | 构音器官的不随意运动破坏了有目的运动而造成元音和辅音的歪曲，失重音，不适宜的停顿，费力音，发音强弱急剧变化，鼻音过重 |
| 运动过弱型构音障碍（锥体外系障碍）：帕金森病 | 运动范围和速度受限，僵硬 | 由于运动范围和速度受限，发音为单一音量，单一音调，重音减少，有呼吸音或失声现象 |
| 混合型构音障碍（运动系统多重障碍）：威尔森病、多发性硬化、肌萎缩侧索硬化症 | 多种运动障碍的混合或合并 | 各种症状的混合 |

## 二、构音障碍的评定

构音障碍患者言语损伤程度与神经肌肉受损程度是一致的。言语肌群的运动速度、力量、范围、方向和协调性影响着言语清晰度。构音障碍评估主要包括客观评估和主观评估两个方面。常用的主观评定方法有 Frenchay 评定法和中国康复研究中心构音障碍评定法。

### （一）Frenchay 构音障碍检查法

分为 8 个部分，包括反射、呼吸、舌、唇、颌、软腭、喉、语言可理解度，以及听力、视力、牙齿、语言、情绪、体味等影响因素。按照评定标准每个项目分为 a、b、c、d、e 5 个等级和 1 ～ 9 分，a 为无异常，e 为最严重的异常。

### （二）中国康复研究中心构音障碍评定法

该评定法主要用于评定有无构音障碍、构音障碍的种类和程度，推断原发疾病及其损伤程度，包括构音器官及构音检查 2 部分。

**1. 构音器官检查**

检查目的：通过构音器官的形态和粗大运动检查来确定构音器官是否存在器官异常和运动障碍。

检查范围：包括肺（呼吸情况）、喉、面部和口部肌肉、硬腭、腭咽机制、下颌、反射等。

用具：压舌板、笔式手电筒、长棉棒、指套、秒表、叩诊槌、鼻内窥镜等。

方法：在安静状态下观察构音器官的状态，然后由检查者发出指令或者做示范运动，让被检查者模仿，注意观察以下内容：

（1）部位：构音器官的哪个部位存在运动障碍。

（2）形态：确认各器官的形态是否异常及有无异常运动。

（3）程度：判定构音障碍的异常程度。

（4）性质：确认异常，判定是中枢性、周围性或失调性。

（5）运动速度：确认速度或节律变化。

（6）运动范围：确认运动范围是否受限，协调运动控制是否低下。

（7）运动的力：确认肌力是否异常。

（8）运动的精确性、圆滑性：可通过协调运动和连续运动判断。

**2. 构音检查**

此项检查主要用于使用汉语的患者，以普通话语音为标准音，结合构音类似运动，对患者的各个言语水平及其异常的运动障碍进行系统评价。

房间及设施要求：房间内应安静，光线充足、通风良好，有 2 把无扶手椅和 1 张训练台。

检查用具：单词检查用图卡 50 张、记录表、压舌板、卫生纸、消毒纱布、吸管、录音机、鼻内窥镜。

检查范围及方法：

1）会话：可以通过询问患者的姓名、年龄、职业等，观察是否可以说、音量、音调变化是否清晰、气息音、粗糙声、鼻音化、震颤等，并进行录音。

2）单词检查：此项由 50 个单词组成，检查时首先向患者出示图片，患者根据图片的意思命名，不能自述则采取复述引出，检查结果记录。

3）音节复述检查：按照普通话发音方法设计，共 140 个音节，均为常用和比较常用的音节，目的是在患者复述时，在观察发音部分的同时注意患者的异常构音运动，发现患者的构音特点及规律，方法为检查者说一个音节，患者复述。

4）文章水平检查：通过在限定连续的言语活动中，观察患者的音调、音量、韵律、呼吸运用，选用的是一首儿歌，患者有阅读能力者自己朗读，不能阅读者由复述引出。

5）构音类型运动检查：依据普通话的特点，选用代表性的15个音的构音类似运动。方法是检查者示范，患者模仿，观察患者是否可以做出，在结果栏将能与不能项标出，此检查可发现患者构音异常的运动基础，对指导今后训练有重要意义。

6）结果分析：将前面单词、音节、文章、构音运动检查发现的异常分别记录加以分析，确定类型。

（1）错音：指发音时出现错误，如发"布鞋"的"b"，错发为"p"。

（2）错音条件：是指在什么条件下发成错音。

（3）错误方式：所发成的异常音或方式。

（4）一贯性：包括发声方法和错法，患者的发音错误为一贯性的，就在发音错误栏内以"+"表示，比如在所检查的词语中把所有的p均发错就标记"+"，反之，有时错误，有时正确，就标记"−"。

（5）错法：指错时的性质是否恒定，如把所有的[k]均发成[t]表示恒定，以"+"表示；反之，如有时错发为[t]，另一些时候又错发为别的音，就用"−"表示。

（6）刺激性：在单词水平出现错误时，如用音节或音素提示能纠正，是为有刺激性，以"+"表示；反之则为无刺激性，以"−"表示。

（7）构音类似运动：可以完成规定音的构音类似运动，以"+"表示，不能完成以"−"表示。

（8）错误类型：根据临床上发现的构音异常总结出常见错误类型14种，即省略、置换、歪曲、口唇化、齿背化、硬腭化、齿龈化、送气音化、不送气化、边音化、鼻音化、无声音化、摩擦不充分和软腭化等。

## 三、构音障碍的治疗原则

（1）准确评估、针对治疗

对患者进行训练前首先要详细评估，根据患者的言语障碍症状，制订有针对性、个体化的训练方案，并在治疗中根据患者反应随时调整治疗方法，确保训练效果。

（2）强化训练、循序渐进

训练时以患者主动训练为主，治疗师要给予患者反复刺激以强化训练，遵循由易到难的原则。

（3）环境良好、态度温和

训练时要求环境安静、温馨舒适。治疗师态度温和，语速缓慢，语调平稳。

（4）积极参与、强化信心

训练期间，治疗师要以积极、耐心的态度，做好家属与患者的宣教和指导工作，

## 四、构音障碍的治疗方法

### 1. 放松训练

训练时患者可采取卧位或坐位等放松体位，精力集中于放松的部位，治疗师设计一些运动使患者先体会肌肉紧张，然后再放松肌肉，放松时鼓励患者平稳地深呼吸。

**2. 呼吸训练**

呼吸气流的量和呼吸气流的控制是正确发声的基础，呼吸是构音的动力，是保证语调、韵律正确的先决条件，呼气时压力的控制及维持是说话的必要条件。

（1）体位

如果患者可以坐稳，应做到躯干直立，双肩水平，头保持正中位。如果病情不允许，可采取平卧位，头偏向一侧或侧卧位。

（2）辅助呼吸训练

如果患者呼气时间短而且较弱，可采取辅助呼吸训练，治疗师将双手放在患者两侧肋弓上方的位置，让患者自然呼吸，在呼气末时施以压力，使患者呼气量增加，以延长呼气时间。

（3）口、鼻呼吸分离训练

嘱患者由鼻吸气，然后从口缓慢呼出。如果患者不能自己完成，可在家属或治疗师的帮助下进行，在鼻吸气时帮助患者挤压双唇不漏气，在唇呼气时帮助患者捏紧鼻子。

（4）呼气压控制及维持训练

治疗师数 1、2、3 时，患者吸气，然后数 1、2、3 时，患者憋气，治疗师再数 1、2、3 时，患者呼气，以后逐渐增加呼气时间至 10s，也可以在水杯中吹泡泡、吹气球、吹纸张等。

**3. 口部运动治疗**

口部运动治疗在构音障碍中有着非常重要的作用，即通过触觉和本体感觉刺激的技术，以口腔运动机能发育原理为根本，促进口部结构（下颌、唇、舌）感知觉正常化，抑制其异常的运动模式，从而帮助患者建立正确的口部运动模式。

（1）口腔感知觉障碍治疗

一般感知觉刺激技术主要是通过对患者视觉、听觉、嗅觉、味觉、触觉等方面的刺激，常用刺激方式有冷刺激、热刺激、触摸刺激、食物刺激、视觉反馈刺激以及异物刺激等。

（2）口腔运动障碍治疗

主要包括下颌运动治疗、唇运动治疗和舌运动治疗。下颌运动治疗主要针对下颌运动受限、下颌运动过度、下颌分级控制障碍和下颌转换运动障碍。因此，常采用的方法包括下颌抵抗法、下颌控制法、下颌分级控制和下颌自主运动治疗。唇部运动治疗方法包括促进圆唇运动治疗、促进展唇运动治疗、促进唇闭合运动治疗、促进唇齿接触运动治疗、促进圆展交替运动治疗。舌运动治疗方法包括促进舌向前运动治疗、促进舌向后运动治疗、促进舌前后运动治疗、促进舌马蹄形上抬运动治疗、促进舌后部上抬运动治疗、促进舌侧边上抬运动治疗、促进舌尖上抬与下降运动治疗、促进舌前部上抬运动治疗、促进舌叶上抬运动治疗。

**4. 构音运动训练**

主要包括下颌构音运动治疗、唇构音运动治疗和舌构音运动治疗 3 个部分，三者又都包括单一运动模式构音运动治疗和转换运动模式构音运动治疗。

（1）下颌的构音运动训练

① 上位构音运动障碍（如发 i、u 音）：主要通过设计下颌上位运动的单音节词、双音节词和三音节词反复练习，达到建立相应构音运动的目的。

② 下位构音运动障碍（如发 a 音）：主要通过设计下颌下位运动的单音节词、双音节词和三音节词反复练习，达到建立相应构音运动的目的。

③ 半开位构音运动障碍（如发 e、o 音）：主要通过设计下颌半开位运动的单音节词、双音节词和三音节词反复练习，达到建立相应构音运动的目的。

④ 下颌转换构音运动障碍（如发复韵母音）：主要通过设计下颌转换运动的单音节词、双音节词和三音节词反复练习，达到建立相应构音运动的目的。

（2）唇的构音运动训练

① 唇韵母构音运动障碍：针对圆唇构音运动障碍（如发 u、o 音障碍）设计圆唇运动、展唇构音运动障碍（e、i）设计展唇运动、圆展转换构音运动障碍（复韵母）设计圆展唇转换运动。

② 唇声母构音运动障碍：针对唇闭合与圆唇构音运动障碍（如发 b、p、m 与圆唇韵母音障碍）设计唇闭合与圆唇构音重读训练、唇闭合与展唇构音运动障碍（如发 b、p、m 与展唇韵母音障碍）设计唇闭合与展唇构音重读训练、唇闭合与展圆构音运动障碍（如发 b、p、m 与展圆韵母音障碍）设计唇闭合与展圆转换构音重读训练、唇齿接触与圆 / 展唇构音运动障碍（如发 f 与圆 / 展唇韵母音障碍）设计唇齿接触与圆 / 展构音重读训练。

（3）舌的运动训练

① 舌韵母构音运动障碍：针对舌前位构音运动障碍（如发 i 音障碍）设计舌前位构音重读训练、舌后位构音运动障碍（如发 u、o、e 音障碍）设计舌后位构音重读训练、舌前后转换构音运动障碍（复韵母）设计舌前后转换构音重读训练、舌尖鼻韵母构音运动障碍（如发-n 音障碍）设计舌尖鼻韵母构音重读训练、舌根鼻韵母构音运动障碍（如发-ng 音障碍）设计舌根鼻韵母构音重读训练、鼻韵母转换构音运动障碍设计鼻韵母转换构音重读治疗。

② 舌声母构音运动障碍：针对马蹄形上抬构音运动障碍（如发 d、t、n 音障碍）设计马蹄形上抬构音重读训练、舌根部上抬构音运动障碍（如发 g、k、h 音障碍）设计舌根部上抬构音重读训练、舌尖上抬下降构音运动障碍设计舌尖上抬下降构音重读训练、舌前部上抬构音运动障碍（如发 j、q、x 音障碍）设计舌前部上抬构音重读训练、舌前部上抬构音运动障碍（如发 j、q、x 音障碍）设计舌前部上抬构音重读训练、舌两侧缘上抬构音运动障碍（如发 zh、ch、sh、r 音障碍）设计舌两侧缘上抬构音重读训练、舌叶轻微上抬构音运动障碍（如发 z、c、s 音障碍）设计舌叶轻微上抬构音重读训练。

**5. 发音训练**

（1）先发元音，然后发辅音，再将元音与辅音相结合，再就是元音 + 辅音 + 元音组合训练，最后过渡到单词和句子。

（2）克服鼻音化，此音是由于软腭运动无力或软腭的运动不协调，以及运动速度和范围减退，将非鼻音发成鼻音，音的清晰度下降对方难以理解。常用的方法有引导气流法、推撑疗法、使用腭托。另外发舌根音“卡”，也可以用来提升软腭肌力促进腭咽闭合。

（3）克服费力音，此音是由于声带过分内收所致，听起来喉部充满了力量，声音似从其中挤出来的。常用的方法有打哈欠法、颈部肌肉放松法、咀嚼练习，及训练患者随着“喝”的音发音，由于此音是由声带的外展产生，因此可以用来克服费力音。

（4）克服气息音，此音是由于声门闭合不充分引起，要训练在发声时关闭声门，可用上述所说的“推撑法”训练及用一个元音或双元音结合辅音和另外一个元音结合发音。

（5）音量控制训练

① 呼吸是发音的原动力，自主呼吸控制对音量的控制和调节非常重要。训练时指导患者尽量持续强有力地呼气，尽量地延长呼气时间和最大数数能力。

② 音量变化训练可采取朗诵古诗、数数等方式，音量从低音逐渐过渡到高音，或者从高音逐渐到低音，或者音量一高一低交替。

**6. 纠音训练**

（1）语音辨别训练

对于不能分辨语音或分辨语音能力较差的患者，让患者多次听取治疗师发出的正确音，然后对错误音进行辨别，并同时口述正确音。

（2）构音运动训练

适用于构音错误已成固定化、习惯化的患者，目的是促使患者正确发音。训练过程为：引导构音运动→自发正确发音→熟练正确发音→向其他发音泛化，先从词组开始，逐渐到短句、长句、绕口令。

**7. 韵律训练**

目的是改善说话的速度、节律、重音等，使言语更自然清晰。可用节拍器或轻拍桌子来控制言语的速度，由慢开始逐渐变快，患者随节奏发音纠正节律。

**8. 语调训练**

语调不仅是声带振动的神经生理变化，而且也是说话者表达情绪和感情的方式。训练患者加强升调、降调和平调的练习，如疑问句、命令句等用升调，对于厌恶、迟疑情绪的语句用曲折调，对于一般陈述句用平调。

**9. 交流辅助系统的应用**

部分重度构音障碍的患者，由于言语运动功能的严重损害，通过各种手段训练，仍不能讲话或虽能讲但清晰度很低，可选择适当的替代言语交流的方法训练，包括图片板、词板和句子结构板等。

**10. 其他治疗方法**

（1）声学反馈训练系统在构音障碍中的应用

通过声学采集和分析仪器，对患者的音量、音调、最长发音时间、发音基频等方面进行客观评价，并通过视觉反馈的方式对患者进行反馈，提高患者主动参与治疗的积极性。

（2）针灸治疗

针刺可以刺激舌根处的舌下神经，通过神经回路促进引起语言的神经反射。主穴可选择颈项局部腧穴，包括廉泉、金津、玉液、风池、翳风和完骨等穴，还有舌根、咽喉部及咽壁的点刺。

（3）低频电刺激

通过用低频电刺激咽喉部肌肉调整肌张力，既可以使麻痹肌肉张力增高，也可以使痉挛肌肉得到松弛，并通过神经元细胞恢复的可塑性原理或刺激功能转移机制改善患者的构音功能。

（4）肉毒毒素注射治疗

适用于痉挛性构音障碍（又称喉肌肌张力障碍）的治疗（B 级推荐）。建议采用经皮肌电或纤维喉镜导引注射。肉毒毒素治疗可以明显改善语音障碍指数，提高患者的发音功能（减少微扰、降低基频，改善声谱特征），改善讲话流利程度，延长发音最长时间等。其中，内收型痉挛性构音障碍多采用单侧或双侧甲杓肌注射，外展型痉挛性构音障碍多采用单侧环杓后肌注射，常用初始剂量为 1 ～ 3U/ 侧。常见的不良反应包括一过性声音嘶哑、吞咽及呼吸困难。

# 第六节　脑卒中吞咽障碍的康复治疗

吞咽障碍是脑卒中后常见的功能障碍，其发生率为 50% ～ 78%。吞咽障碍对患者的生理、心理健康造成严重影响。因此对于有吞咽障碍的脑卒中患者需要及时正确地进行评价，采取适当的、有针对性的康复治疗措施及营养支持。最终使患者能够安全、充分、独立摄取足够的营养及水分。

## 一、吞咽障碍的筛查

吞咽障碍筛查对尽早发现可能有吞咽障碍的患者至关重要。国内外指南均建议所有急性脑卒中患者经口进食、进水前应完成吞咽障碍筛查，应由接受过专业训练的医务人员（言语治疗师、医师或护士）在入院 24h 内进行筛查，并将此作为 I 级推荐。关于筛查量表，美国 2016 年《成人脑卒中康复和恢复指南》中尚无可推荐使用的检测工具。我国康复指南当中基于专家共识，提出饮水试验可以作为脑卒中患者判断误吸风险的筛选方法之一，但其可能漏诊隐匿性误吸，需要进一步的仪器检查明确诊断。另外进食评估调查工具-10（eating assessment tool-10，EAT-10）有助于识别误吸的征兆和隐性误吸以及异常吞咽的体征，与饮水试验合用可提高筛查试验的敏感性和特异性。

## 二、吞咽功能的系统评价

对吞咽功能进行系统评价的目的是明确是否存在吞咽障碍及障碍产生的机制并制订相应的治疗计划。吞咽功能的评价分为临床评价及仪器评价。不同医院使用的临床评价内容不同，目前尚无标准的临床床旁评价工具。《中国吞咽障碍评估与治疗专家共识（2017 年版）》中提出将容积-黏度吞咽测试（volume-viscosity swallow test，V-VST）应用于临床评估，但首先要确认患者是否有适应证和禁忌证。仪器评估方面，国内外指南均提到吞咽造影检查和软式内镜吞咽评估可用于评估吞咽机制，但其各有优缺点，对于首选的研究工具，文献中尚无共识。近年来国内指南当中提到咽腔测压、动态立体 CT 检查、肌骨超声检查、表面肌电等可作为系统评价的辅助手段，在不同的医疗中心、针对不同的患者群体时，临床医生应该权衡利弊，谨慎选择。

## 三、代偿性方法治疗吞咽障碍

代偿性方法包括保持口腔卫生、进食姿势的改变、食物性状的调整等。目前国内外指南在代偿性治疗方面均给出了较高的推荐等级。对于脑卒中急性期营养管理，国外指南推荐对不能安全吞咽的脑卒中患者，应在 7d 内进行肠内喂养，鼻饲管喂养可做短期营养支持使用（2 ～ 3 周），慢性病患者可以选择经皮胃造瘘术。我国指南及专家共识依据国情，推荐留置鼻胃管超过 4 周的患者给予胃造瘘术。但由于医疗及文化方面因素的影响，上述时间节点可能不能完全按照指南推荐意见，医务人员应根据具体情况制订个体化方案。

### （一）摄食姿势和体位

摄食姿势和体位的选择既能有利于患者安全进食，又能产生保护性反射和代偿吞咽动作。由于吞咽障碍的部位、性质不同，因此进食的体位因人、因病情而异。

**1. 最初体位**

适用于不能维持坐位的患者。患者取躯干30°仰卧位，颈部前屈，偏瘫侧肩背部垫高，喂食者位于患者健侧喂食。若患者功能有所改善，确认能安全吞咽，可适当抬高肩背部高度。

**2. 空吞咽与交互吞咽**

适用于咽肌无力、残留物分布于咽部的患者。空吞咽即每次吞咽一口食物后，反复做几次空吞咽，使咽部的食团全部咽下，再进食下一口，可防止食物过多聚集在咽部，超过梨状窝的承载能力而发生误吸。交互吞咽即每次进食吞咽后饮用极少量的水（1 ～ 2mL），既有利于刺激诱发吞咽反射，又能除去咽部残留物。

**3. 转头吞咽**

适用于一侧舌肌和咽肌麻痹（同侧口腔和咽部有残留）的患者。转头吞咽即采取将头转向一侧的方法进行吞咽。当将头转向患侧时，患侧梨状窝受到挤压，而健侧的喉部空间相对增大，利于食物经过健侧进入食管，充分利用健侧的咽肌对食团的推动力；同时，将头转向患侧还可促进患侧受损的声带也受到压力，向中线移动，增加声带关闭机会，从而减少误吸。

**4. 侧头吞咽**

适用于单侧舌部或单侧咽部功能障碍患者。主要是将头部向健侧倾斜进行吞咽，有利于食团在重力的作用下进入口腔和咽部的健侧，利用健侧的吞咽肌群完成吞咽。

**5. 低头吞咽**

适用于吞咽启动延迟、舌根部后缩不足、呼吸道入口闭合不足的患者。采用颈前屈，将下颌贴近前胸部的姿势吞咽，低头吞咽能扩大会厌谷的空间，使食物先尽量多地聚集在会厌谷内，这样避免食物提前进入下咽部引起误吸；低头还能收窄喉的入口，并让会厌向后移位，处于保护气道的位置。

**6. 仰头吞咽**

适用于口或舌功能缺损的患者，食团较容易进入口腔。当颈部后伸仰头时会厌谷变得狭小，残留食物可被挤出，紧接着尽量前屈（即点头），同时做用力吞咽动作，可帮助舌运动能力不足患者利用会厌清除咽部残留物。

**7. 一口量**

一口进食量过多或过少都会引起问题。过多的食团会引起咽部残留，还会增加误吸的风险。相反，一口量过少，对于存在感觉、运动障碍的患者吞咽反射无法发生。一般先以少量试之（稀液体1 ～ 4mL），根据不同恢复阶段适当调整一口量。

### （二）食物性状及进食用具

作为适宜吞咽障碍患者的食物，首要条件是易于口腔内移送和吞咽，不易误咽。通常情况下，为保障吞咽障碍患者安全进食流质，需将流质添加增稠剂。进食用具方面需兼顾安全、有效的原则。

**1. 食物性状**

a. 柔软，密度及性状均一；b. 有适当黏度，不易松散；c. 通过口腔和咽部时容易变形；d. 不易粘在黏膜上；e. 还要兼顾食物的色、香、味及温度等。

**2. 餐具选择**

a. 匙面小、难以粘上食物的汤匙；b. 饮水杯子不宜颈部伸展过多，可用杯口不接触鼻子的杯具；c. 选择有边缘倾斜的盘子，盘子底下放上防滑垫。

## 四、治疗性方法治疗吞咽障碍

治疗性方法主要是通过间接（无食）及直接（有食）训练来改善吞咽过程，包括吞咽各期相关结构的温度触觉刺激、吞咽手法等方法。以上方法在临床当中应用广泛，适应证广且疗效肯定，但因为缺少大型随机对照研究的数据，目前尚没有明确的指南推荐等级。近年来，电刺激、肌电反馈、神经调控技术、球囊扩张技术、针灸在吞咽障碍领域应用广泛。国外指南针对上述治疗方法仅有针灸治疗给出中等级别推荐，其他方法目前受益不明，尚无推荐意见。在我国新近专家共识及临床应用当中，低频电刺激已作为治疗吞咽障碍的重要手段而得到广泛应用；肌电生物反馈技术对于依从性较好的吞咽障碍患者有较多的循证支持；神经调控技术中 rTMS、tDCS 等，通过改变脑的兴奋性诱导脑可塑性的变化，从而改善吞咽障碍。研究发现 rTMS 作用涉及不同的频率（10Hz、5Hz、3Hz、1Hz）、强度、位置（损伤侧下颌舌骨肌运动代表区、健侧运动皮质代表区），对吞咽功能康复均有效。导管球囊扩张术是脑卒中所致环咽肌痉挛（失弛缓症）首选治疗方法之一，包括一次性导管球囊扩张术和分级多次导管球囊扩张术。窦祖林等利用普通导尿管中的球囊治疗环咽肌痉挛（失弛缓症），通过注水使放置在环咽肌下的导尿管球囊充盈，然后自下而上拉出，控制注水量的变化可改变球囊直径，达到逐渐扩张环咽肌的目的。大量临床实践表明其疗效肯定。尽管医生、护士、言语治疗师均可操作导管球囊扩张术，但要获得较好的疗效，严格掌握适应证很有必要，作为一种适宜治疗技术，应避免泛用、误用及滥用。最近有研究肉毒毒素注射治疗环咽肌痉挛（失弛缓症）的报道，但因注射定位需要较高精准度且风险较大，限制了其应用推广。另外对于经康复治疗无效或代偿无效的严重吞咽障碍及误吸，可以采取外科手术治疗，如会厌重塑、环咽肌切开术、代偿性喉-舌骨-颌固定术等，各项术后治疗均有严格的适应证和禁忌证，临床及指南中尚无明确的推荐等级。

### （一）间接训练

间接训练的尽早开展对失用性功能低下等并发症的预防很有效。一般来说，间接训练对直接训练有促进作用，故间接训练应先于直接训练，并在直接训练开始后仍可继续间接训练。间接训练的目的是从预防失用性功能低下、改善摄食吞咽相关器官的运动及协调能力开始，为经口腔摄取食物做必要的功能性准备。间接训练在训练过程中不使用食物，大大降低误吸、窒息等危险的发生率，可用于严重的摄食吞咽障碍患者。

**1. 口腔感觉训练技术**

（1）感觉促进综合训练技术：在患者开始吞咽之前，给予其各种感觉刺激，使其能够触发吞咽，称感觉促进法。对于吞咽失用、食物感觉失认、口腔期吞咽启动延迟、口腔感觉降低或咽期吞咽延迟的患者，通常采用在进食 / 吞咽前增加口腔感觉训练，其方法包括把食物送入口中时，增加汤匙下压舌部的力量；给予感觉较强的食物，如冰冷的食团，或有强烈味道的食物，如榴梿；给予需要咀嚼的食团，增加口腔感知觉，对于口腔期控制较差，咽期启动延迟或咽肌无力者食团体积不应超过 3mL ；鼓励患者自己动手进食。

（2）冰刺激训练：吞咽反射延迟或消失是吞咽障碍患者常见的症状，冰刺激可有效地提高软腭和咽部的敏感度，使吞咽反射容易产生。方法：用冰棒轻触患者软腭、腭弓、咽后壁及舌后部，慢慢移动冰棒前端，左右交替；并让患者做一次空吞咽动作，促进吞咽反射启动；训练时冰棒应大范围、长时间地接触需刺激的部位。

（3）味觉刺激：舌的味觉是一种特殊的化学性感受器，通常舌尖对甜味敏感，舌体对咸味和痛觉敏感，舌两侧缘对酸味敏感，舌后根部对苦味敏感。给患者不同味蕾区不同味觉刺激，增加了外周感觉的输入，从而诱发吞咽皮层兴奋性，改善吞咽功能。

（4）嗅觉刺激：又称“芳香疗法”，嗅觉刺激可以改善感觉和反射活动。嗅觉刺激不会产生副作用，也不需要遵从口头指令，只是经鼻吸入有气味的气体，治疗方法简便易行，常用黑胡椒和薄荷刺激治疗。

（5）气脉冲感觉刺激训练：使用具有一定压力的气泵发生器，或手动挤压气囊，对口腔舌咽神经支配的扁桃体周围区域给予气脉冲刺激的治疗方法称为气脉冲刺激治疗。通过气动吞咽可改善吞咽功能。对于咽反射消失或吞咽延迟的患者，传统采用按摩、温度刺激等方法，但对于口水过多的患者慎用，此时优选气脉冲感觉刺激，对腭舌弓、舌根部、咽后壁等部位进行气体脉冲感觉刺激重新建立咽反射，加速吞咽启动。

（6）K 点刺激：K 点是由日本语言治疗师小岛千枝子教授发现，并以她的英文名字第一个字母 K 命名。K 点位于磨牙后三角的高度，在腭舌弓和翼突下颌帆的凹陷处。通过刺激此部位可以诱发患者的张口和吞咽启动。对于严重张口困难和（或）吞咽启动延迟的患者，可用小岛勺或棉签直接刺激 K 点，治疗师也可以戴上手套，用食指从牙齿和颊黏膜进入 K 点处直接刺激。

（7）深层咽肌神经刺激疗法：是由美国语言治疗师 KarleneH.Stefanakos 发明的。该方法是由治疗师戴上手套，用湿纱布包住患者前 1/3 的舌面，使用稳定的压力将舌牵拉出来，同时用冰冻柠檬棒刺激咽喉的反射功能，重点刺激舌根部、软腭、咽后壁等部位，达到强化口腔肌肉与咽喉反射，从而改善吞咽功能。

（8）改良振动棒深感觉训练：改良振动棒可以为口腔提供感觉刺激，将振动棒的头部放于舌根部、软腭、咽后壁、颊等部位，开启电源，可滑动振动棒的头部到需要刺激的部位，直到被刺激的部位产生动作和感觉。

**2. 呼吸训练**

正常吞咽时，呼吸暂停，而吞咽障碍患者在吞咽时有时会吸气，引起误吸。呼吸训练的目的是：提高呼吸控制能力；学会随意咳嗽，及时排出误吸入气道的食物；强化声门闭合。

（1）缩唇呼吸：用鼻腔吸气，缩拢唇呼气，呼气控制越长越好。此方法可调节呼吸节奏、延长呼气时间，使呼气平稳。

（2）腹式呼吸：患者卧位屈膝，治疗师将手放在患者的上腹部，让患者用鼻吸气，以唇呼气，并在呼气结束时在上腹部稍加压力，让患者以此状态吸气。单独练习时，可在患者上腹部放 1kg 的沙袋，体会吸气时腹部膨胀、呼气时腹部凹陷的感觉。卧位腹式呼吸熟练掌握后，可转为坐位练习，最后将腹式呼吸转换为咳嗽动作。

（3）强化声门闭锁：患者坐在椅子上，双手支撑椅面做推压运动和屏气，此时胸廓固定、声门紧闭。然后突然松手，声门打开，呼气发声。

**3. 口腔运动治疗技术**

（1）口腔器官运动体操：加强唇、上下颌、舌及软腭运动控制，强化肌群的力量及协调，从而改善吞咽的生理功能。

（2）口部运动训练器辅助训练：是针对口颜面吞咽器官的不同运动特点而设计的运动辅助器具，常见的有咀嚼器、下颌训练器、吸舌器、改良振动棒、压舌板、发声笛、负压吸引器等，对构音器官（包括下颌、唇、舌、软腭等）进行各个方向的主动、辅助、被动三种形式的功能训练，有助于下颌分离，提高两侧咬肌肌力，改善舌的灵活性和口腔的控制能力，从而改善吞咽功能。

（3）Shaker 训练法：即头抬升训练，也称等长 / 等张吞咽训练。目的是增强上食管括约肌（upper esophageal sphincter，USE）开放相关肌肉的力量，通过强化口舌及舌根的运动范围，有助于 USE 的开放；减少下咽腔食团内压力，使食团通过 USE 入口时阻力减小，改善吞咽后食物残留和误吸。具体做法是让患者仰卧于床上，尽量抬高头部使眼睛看见自己的脚趾，但肩不能离开床面，反复数次。

（4）Masako 训练法：Masako 训练法又称舌制动吞咽法，适用于咽后壁向前运动减弱和咽腔压力不足的患者，其不足之处在于呼吸道闭合时间缩短，吞咽后食物残留增加，咽期吞咽启动更加延迟，故此方法不能用于直接进食过程中。具体做法是吞咽时将舌尖稍后的小部分舌体固定于牙齿之间或者治疗师用手拉出一小部分舌体，然后让患者做吞咽动作，使患者咽壁向前收缩。

**4. 气道保护手法**

气道保护手法是一组旨在增加患者口、舌、咽等结构本身运动范围，增强运动力度，增加患者对感觉和运动协调性的自主控制，避免误吸、保护气道的徒手操作训练方法。主要包括：

（1）声门上吞咽：又称屏气吞咽，从鼻腔深吸一口气，然后屏住呼吸；空吞咽（2 ～ 3 次为极限，可在口腔卫生的情况下用少量水进行辅助训练）；吞咽后立即咳嗽。

（2）超声门上吞咽：吸气并且紧紧屏气，用力将气向下压；吞咽时持续保持屏气，并且向下压，吞咽结束时立即咳嗽。适用于呼吸道入口闭合不足的患者，特别是做过喉声门上切除的患者。

（3）用力吞咽：吞咽时用所有的咽喉肌肉一起用力挤压，使食团全部咽下，也可采用空吞咽即反复几次空吞唾液的方法，将口中食物咽下去，也可每次进食吞咽后饮少量水，1 ～ 2mL，继续再吞咽，这样既有利于诱发吞咽反射，又能达到清除咽部残留物的目的，称为“交互吞咽”。

（4）门德尔松手法：对于喉部可以上抬但幅度不够的患者，让其空吞咽并保持喉上抬位置；或吞咽时让患者以舌尖顶住硬腭、屏住呼吸，以此位置保持数秒；同时让患者示指置于甲状软骨上方、中指置于环状软骨上，感受喉部上抬。对于喉部上抬无力的患者，治疗师可按摩其颈部、上推其喉部，来促进吞咽；即使喉部上抬无力，只要开始抬高，治疗师可用置于环状软骨下方的手指推住喉部并固定；首先让患者感受喉部上抬，上抬逐渐变为可能后，再让其有意识地保持上抬位置。

**5. 肌电触发生物反馈**

在进行一系列食团吞咽和气道保护的同时，可把表面肌电图（surface electromyography，sEMG）电极置于颈前舌骨与甲状软骨上缘之间，电脑肌电生物反馈训练仪能无创探测到吞咽时喉上抬的幅度，实时显示在电脑屏幕上，当肌电信号水平超过预设定的阈值时，通过肌电触发刺激器提供一次有功能活动的肌肉收缩，并通过语音提示及时给予患者鼓励。通过患者视觉模仿及再学习正常的吞咽模式，以强化舌骨上下肌群的收缩活动，此方法可以明显提高吞咽训练的疗效。

**6. 电磁刺激治疗**

吞咽障碍的电刺激治疗由外周干预与中枢干预联合应用，如作用于外周干预的低频及中频电刺激，作用于中枢干预的经颅直流电刺激、重复经颅磁刺激，治疗参数依据设备的不同而有所差异。

**7. 说话瓣膜的应用**

说话瓣膜能够改善吞咽功能和交流能力，特别对于气管切开长期不能拔出气管套管患者，可作为首选方法。其方法是在气管套管口安放一个单向通气阀，当吸气时开放，吸气末自动关闭，没有气体再从瓣膜排出，这恢复了声门下生理性呼气末正压，可以减少误吸，增加经口进食的机会和经口进食的量。

**8. 针灸治疗**

中医理论认为脑卒中的病理机制为气血亏虚，心肝肾三脏阴阳失调，加之忧思恼怒，起居失宜，以致脏腑功能失常，气机逆乱，气血上逆，夹痰夹火，流窜经络，蒙蔽清窍。①针刺取穴：天突、廉泉、丰隆；②耳穴贴压取穴：神门、交感、皮质下、食管、贲门。

**9. 吞咽障碍的心理治疗**

吞咽障碍患者日常生活能力减退，参与社会能力差，常出现不同程度的心理障碍，如悲观、抑郁、畏惧、烦躁，甚至自杀倾向，因此，应帮助患者克服心理障碍，树立乐观和积极向上的心态，使其积极配合医生治疗，战胜疾病。

**10. 导管球囊扩张术**

球囊扩张术操作人员一般由医生或治疗师与护士 2 人合作完成。扩张前准备 12 ～ 14 号乳胶球囊导尿管、水、10mL 注射器等，插入前先注水入导尿管内，使球囊充盈，检查球囊是否完好无损，然后抽出水后备用。

（1）由 1 名护士按插鼻饲管操作常规将备用的 14 号导尿管经鼻孔插入食道中，确定进入食道并完全穿过环咽肌后（长度约 30cm），将导尿管交给操作者原位保持。

（2）护士将抽满 10mL 水（冰水或温水）的注射器与导尿管相连接，向导尿管内注水 6 ～ 9mL，使球囊扩张（直径 22.2 ～ 27.1mm），顶住针栓防止水逆流回针筒。

（3）操作者将导尿管缓慢向外拉出，直到有卡住感觉或拉不动时，用记号笔在鼻孔处做出标记（长度 18 ～ 23cm），以便再次扩张时作为参考点。

（4）操作者嘱护士抽出适量水（根据环咽肌紧张程度，球囊拉出时能通过为适度）后，嘱患者空吞咽同时轻轻地向外提拉导尿管，如此反复进行，一旦有滑过感，或持续保持 1 ～ 2min 后拉出阻力锐减时，嘱护士迅速抽出球囊中的水。

（5）操作者再将导尿管从咽腔插入食管中，重复操作 10 遍，自下而上地缓慢移动球囊，通过狭窄的食道入口，充分牵拉环咽肌，降低肌张力。

一般情况下，每天 1 次，需时约 0.5h。扩张前要做内镜检查确认舌、软腭及喉无进行性器质性病变，方可操作。插管时上下提拉、移动尿管容易引起鼻黏膜疼痛、打喷嚏等不适，影响插管进程，因此插管前可用棉签蘸 1% 丁卡因插入鼻孔行局部黏膜麻醉以降低鼻黏膜的敏感性。扩张后，可给予地塞米松 +α- 糜蛋白酶 + 庆大霉素雾化吸入，防止黏膜水肿，减少黏液分泌。

**11. 手术治疗**

当吞咽障碍伴有梗阻、严重误吸、声带闭合不全或不能闭合时应考虑手术治疗。常用方法有环咽肌切开术、气管食管分离术、声带闭合手术。

### （二）直接训练

直接训练以安全管理和口腔卫生为基础，随着间接训练带来的功能改善，以阶梯式推进，是一种综合性训练，包括进食体位及姿势调整、食物选择和调配、一口量及食团入口位置、进食速度和进食环境，并注意进食前后清洁口腔、排痰。

（1）开展直接训练的判断依据：意识清醒；格拉斯哥评分大于 12 分；全身状态稳定；能产生吞咽反射；少量误咽能通过随意咳嗽将异物咳出。

（2）在间接训练的基础上，阶段性地增加摄食训练的难度，包括提高食物形态的难度；增加摄取食物的量；增加进食的频率；从进食帮助转变为自我进食；减少进食的代偿性方法（摄入方法、姿势、一口量）。

# 参考文献


[1] 刘初容，曾昭龙 . 神经系统疾病康复评定与治疗 . 郑州：河南科学技术出版社，2022.

[2] 黄煜伦，苏敏，郝永岗 . 神经系统疾病的诊治与实践 [M]. 苏州：苏州大学出版社，2022.

[3] 胡春荣 . 神经内科常见疾病诊疗要点 [M]. 北京：中国纺织出版社，2022.

[4] 宋为群，胡昔权 . 神经康复评定与治疗技术操作规范 [M]. 北京：人民卫生出版社，2024.

[5] 梁燕 . 现代神经内科疾病诊治与手术指导 [M]. 南昌：江西科学技术出版社，2021.

[6] 王伟，卜碧涛，朱遂强 . 神经内科疾病诊疗指南 [M]. 3 版 . 北京：科学出版社，2023 .

[7] 王吉耀，葛均波，邹和建 . 实用内科学 [M]. 16 版 . 北京：人民卫生出版社，2022.

[8] 高中领 . 现代康复医学理论与实践 [M]. 长春：吉林科学技术出版社，2019.

[9] 童宁 . 神经内科疾病诊疗思维与康复治疗 [M]. 广州：世界图书出版广东有限公司，2023.

[10] 孙永海 . 神经病理性疼痛分册 . 北京：人民卫生出版社，2016.

[11] 肖晓鸿，肖源 . 康复工程技术 [M]. 武汉：华中科技大学出版社，2019.

[12] 刘大为 . 实用重症医学 [M]. 2 版 . 北京：人民卫生出版社，2017.

[13] 倪朝民 . 神经康复学 [M]. 3 版 . 北京：人民卫生出版社，2018.

[14] 廖军锋，谢琪 . 神经系统疾病功能康复训练 [M]. 武汉：湖北科学技术出版社，2023.

[15] 牛希华，邵明阳，张丹，等 . 神经系统疾病治疗与康复 [M]. 青岛：中国海洋大学出版社，2022.

[16] 付劭静 . 临床神经内科疾病诊治 [M]. 南昌：江西科学技术出版社，2021.

[17] 李艳丽，张亚娟，郭森 . 神经内科疾病诊断与治疗 [M]. 北京：中国纺织出版社，2020.

[18] 张巧俊 . 脑卒中康复临床实践 [M]. 西安：陕西科学技术出版社，2021.

[19] 蒲传强，崔丽英，霍勇 . 脑卒中内科治疗 . 北京：人民卫生出版社，2016 .

[20] 庞啸虎，包华，李艾帆 . 神经内科疾病临床诊治 [M]. 南昌：江西科学技术出版社，2018.

[21] 郝峻巍，罗本燕 . 神经病学 [M]. 9 版 . 北京：人民卫生出版社，2024.